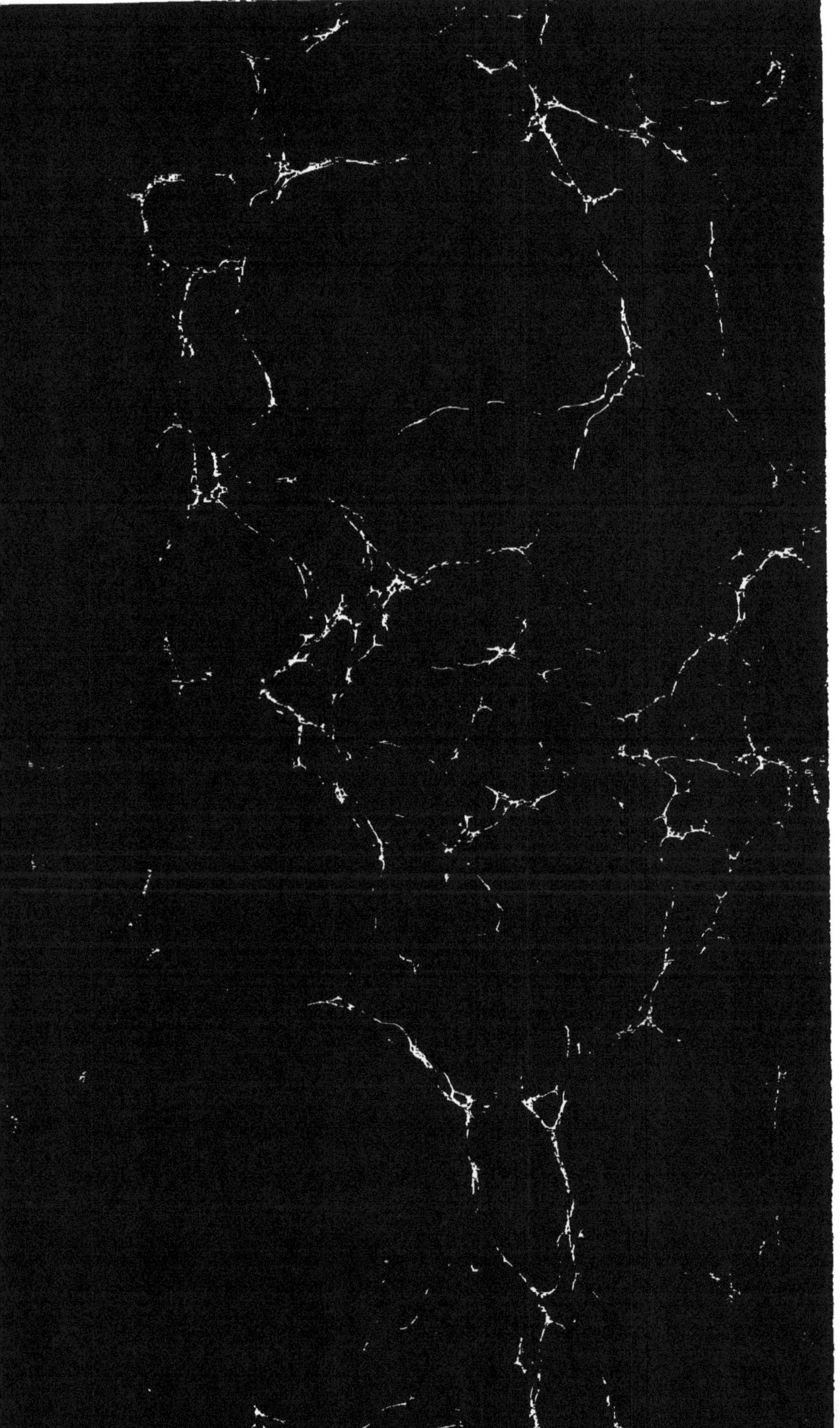

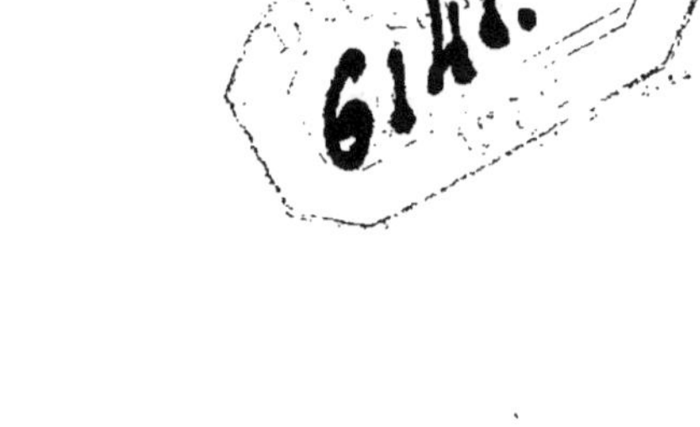

TRAITÉ DE LA VIEILLESSE

HYGIÉNIQUE, MÉDICAL ET PHILOSOPHIQUE.

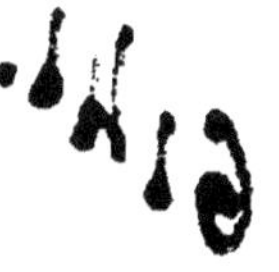

On trouve chez le même Libraire :

PHYSIOLOGIE ET HYGIÈNE DES HOMMES LIVRÉS AUX TRAVAUX DE L'ESPRIT, ou Recherches sur le physique et le moral, les habitudes, les maladies et le régime des gens de lettres, artistes, savants, hommes d'état, jurisconsultes, administrateurs, etc., par le docteur J.-H. Reveillé-Parise. *Quatrième édition*, revue et augmentée. Paris, 1843, 2 vol. in-8. 15 fr.

ÉTUDE DE L'HOMME DANS L'ÉTAT DE SANTÉ ET DE MALADIE, par le docteur J.-H. Reveillé-Parise. *Deuxième édition*. Paris, 1845, 2 vol. in-8. 15 fr.

Nous ne pouvons mieux faire apprécier toute l'importance de cet ouvrage, qu'en indiquant les titres des principaux sujets traités : 1o De la santé. 2o De l'éclectisme en médecine et de ses caractères. 3o Principes généraux et inductions pratiques relatives à la convalescence dans les maladies aiguës. 4o De l'imagination comme cause du progrès scientifique. 5o Mémoire sur l'emploi des feuilles de plomb dans les pansements des plaies et ulcères en voie de cicatrisation. 6o Les deux médecins : la science, la profession. 7o Essai de médecine morale. 8o Mémoire sur une nouvelle méthode de hâter la guérison des plaies récentes. 9o Mémoire sur l'existence et la cause organique du tempérament mélancolique. 10o Hygiène du corset. 11o Base du progrès de la science de l'homme. 12o Galerie médicale: Corvisart, Hallé, Boyer, Chaussier, Bourdois de la Motte, Portal, Dupuytren, Alibert, Desgenettes, Broussais, Marc, Richerand, Double, Larrey, Chervin.

GUIDE PRATIQUE DES GOUTTEUX ET DES RHUMATISANTS, ou Recherches sur les meilleures méthodes de traitements curatives et préservatrices des maladies dont ils sont atteints, par le docteur J.-H. Reveillé-Parise. *Troisième édition*. Paris, 1847, in-8. 5 fr.

HYGIÈNE OCULAIRE, ou Conseils aux personnes dont les yeux sont faibles ou d'une grande sensibilité, avec de nouvelles considérations sur les causes de la myopie ou vue basse, *troisième édition*, par le docteur J.-H. Reveillé-Parise. Paris, 1845, in-12. 1 fr. 50 c.

LETTRES DE GUI-PATIN. Nouvelle édition augmentée de lettres inédites, précédée d'une notice biographique, accompagnée de remarques scientifiques, historiques, philosophiques et littéraires, par le docteur J.-H. Reveillé-Parise, Paris, 1846, 3 vol. in-8, avec le *portrait* et le *fac-simile* de Gui-Patin. 21 fr.

Les lettres de Gui-Patin sont de ces livres qui ne vieillissent jamais; et quand on les a lues, on en conçoit aussitôt la raison. Ces lettres sont, en effet, l'expression la plus pittoresque, la plus vraie, la plus énergique, non seulement de l'époque où elles ont été écrites, mais du cœur humain, des sentiments et des passions qui l'agitent. Tout à la fois savantes, érudites, spirituelles, profondes, enjouées, elles parlent de tout, mouvements des sciences, hommes et choses, passions sociales et individuelles, révolutions politiques, etc. C'est donc un livre qui s'adresse aux savants, aux médecins, aux érudits, aux gens de lettres, aux moralistes, etc.

Paris. — Imprimerie de L. Martinet, 2, rue Mignon.

TRAITÉ
DE
LA VIEILLESSE
HYGIÉNIQUE,
MÉDICAL ET PHILOSOPHIQUE,

OU

RECHERCHES SUR L'ÉTAT PHYSIOLOGIQUE, LES FACULTÉS MORALES, LES MALADIES DE L'AGE AVANCÉ, ET SUR LES MOYENS LES PLUS SURS, LES MIEUX EXPÉRIMENTÉS, DE SOUTENIR ET DE PROLONGER L'ACTIVITÉ VITALE A CETTE ÉPOQUE DE L'EXISTENCE,

PAR LE DOCTEUR

J.-H. REVEILLÉ-PARISE,

Membre de l'Académie nationale de médecine, chevalier de la Légion d'honneur, etc.

« Peu de gens savent être vieux. »
(LA ROCHEFOUCAULD.)

A PARIS,
CHEZ J.-B. BAILLIÈRE,
LIBRAIRE DE L'ACADÉMIE NATIONALE DE MÉDECINE,
Rue Hautefeuille, 19;
A LONDRES, CHEZ H. BAILLIÈRE, 219, REGENT-STREET;
A NEW-YORK, CHEZ H. BAILLIÈRE, 290, BROADWAY.
A MADRID, CHEZ C. BAILLY-BAILLIÈRE, CALLE DEL PRINCIPE, 11.

1853.

R.F.
BIBLIOTHÈQUE NATIONALE

1852

AVANT-PROPOS.

Faire l'histoire de la vieillesse, c'est-à-dire faire le tableau de l'empreinte du temps sur le corps humain, soit dans les organes qui le composent, soit dans son essence spirituelle ; jeter un coup d'œil sur les maladies qui nous assiégent à cet âge et sur leur caractère fondamental ; exposer ensuite, comme une conséquence directe, les règles les mieux fondées sur une expérience positive, pour maintenir le plus possible les forces de la vie dans leur intégrité, afin d'en prolonger l'action, tel est l'objet de cet ouvrage : entreprise aussi grande que difficile ; or, je sens toute ma faiblesse, toute mon insuffisance pour atteindre le but. Cet aveu n'est pas le fruit d'une modestie de préface, qu'on le croie bien, il est la suite de ma profonde conviction sur l'extrême difficulté de traiter le beau sujet de ce livre comme il doit l'être. On l'a d'ailleurs essayé bien des fois ; à différentes époques, quelques savants ont écrit sur la vieillesse avec plus ou moins de succès. Qui ne connaît surtout le dialogue *De senectute* de l'illustre orateur romain ? Quel beau livre que celui de Cicéron ! quel admirable langage ! quelle haute philosophie ! Toutefois, ce n'est au fond qu'une magnifique apologie, qu'une glorification exclusive de la vieillesse, pour tenter d'alléger ce fardeau commun à tout le genre humain. Cicéron n'a envisagé que les beaux côtés du déclin de la vie, il a gardé le silence sur les inconvénients, sur les ennuis, les dégoûts, les souffrances de cette dernière époque de l'existence. En le lisant, comme dit Montaigne, il donne *appétit de vieillir*, mais, malheureusement, l'orateur n'a pas dit toute la vérité. D'ailleurs, si la partie philosophique et politique y est supérieurement traitée, la physiologie, les maladies, et surtout l'hygiène, y sont tout à fait oubliées, ce qui ne doit nullement étonner. L'ouvrage de Cicéron est donc une admirable dissertation sur l'âge avancé de l'homme, mais ce n'est point un traité de la vieillesse, ce n'était pas même l'intention de l'auteur.

Quoi qu'il en soit, loin de moi mille fois la ridicule prétention de vouloir m'égaler à un pareil modèle, seulement, j'ai adopté un autre plan ; j'ai voulu considérer la vieillesse d'une manière plus étendue, l'étudier sous tous ses aspects, la faire envisager, non comme une immense supériorité de l'homme, bien moins encore comme un déclin total, comme une sorte de maladie, d'imbécillité chronique qui ne se termine que par la mort. Mon dessein a été de l'examiner réellement dans ce qu'elle est, dans ce qu'elle a de grand, de profond, dans ce qu'elle a de fatal, de fâcheux et de triste. Le succès a-t-il répondu à mes efforts? je ne sais : quel auteur ne prend confiance dans l'ouvrage dont la composition l'a charmé? Du moins, puis-je me flatter de deux points qui ont bien aussi leur importance ; le premier, c'est que je puis témoigner de mes consciencieux efforts pour rendre cet ouvrage le moins indigne possible du sujet ; il devra ce qu'il peut contenir de bon, de vrai, à l'exactitude des observations, à l'examen scrupuleux des faits, au soin de soumettre au contrôle de l'expérience les préceptes qu'il renferme. Comme la science de la vie ne nous est pas connue en elle-même, il a fallu, bien des fois, se renfermer dans les limites du possible et du vraisemblable, en un mot, s'arrêter où cesse la lumière. Le second point est de n'avoir eu d'autre but que celui d'être utile aux hommes, car La Rochefoucauld, avec sa pénétrante justesse ordinaire, a dit vrai : « Peu de gens savent être vieux. » Il faut donc les guider, les éclairer, leur enseigner ce qu'ils ignorent souvent, ce qu'ils ne comprennent pas ou comprennent mal, leur procurer un avenir de bien-être, une vieillesse saine, vigoureuse, et, s'il est possible, la complète mesure des jours réservés à la race humaine. Je m'adresse particulièrement à ceux qui aiment à descendre en eux-mêmes, dans la vie intérieure, calme et sereine, telle que la vieillesse la promet; à ceux qui cherchent des consolations, des moyens de force, des motifs d'espérer et de croire, des ressources pour écarter les infirmités, prévenir les maladies, enfin, prolonger l'existence et en rendre la fin assez douce pour n'en pas faire trop regretter le terme. Encore une fois, voilà ce que j'ai voulu faire, bien convaincu qu'un bon livre doit être un bienfait public, que tout ouvrage qui n'apprend rien, qui ne persuade pas quelque vérité et ne redresse pas quelque erreur, où l'auteur ne communique rien de profitable aux hommes, n'est qu'un vain jeu de l'esprit, une folie à laquelle on ne connaît pas d'excuse.

Cet ouvrage n'enseigne pas à guérir les maladies

de la vieillesse, mais à les prévenir; il ne dispense donc pas de consulter le médecin quand le mal se déclare, mais il en éloigne certainement la nécessité en enseignant l'art de vivre sainement, longuement, d'adoucir la vie des dernières années que l'homme le plus dur ne peut considérer sans pitié, ni le plus intrépide sans effroi. C'est là ce qui fait que la partie hygiénique de cet ouvrage est la plus étendue. Toutes les applications les plus détaillées des règles de conservation n'ont point été négligées ; il est, en effet, tel précepte de peu d'importance en apparence, qui, longtemps oublié, détériore à jamais l'organisme. Du reste, j'appelle et j'invoque de toutes mes forces l'indulgence du lecteur sur ce livre, mais je demande aussi comme une grâce qu'on le lise avec attention, avec suite, car c'est surtout l'ensemble de l'ouvrage qui doit en faire la force et l'utilité. Il serait mal conçu, plus mal élaboré encore, s'il en était autrement.

Que Dieu veuille bénir ce travail! son objet, j'ose le croire, est digne de grandes et sérieuses méditations. Que désormais aussi ma vieillesse se console et se repose, car quelle que soit, dans le monde, la fortune de ce livre, la pensée du bien qu'il peut faire, des maux qu'il peut prévenir ou soulager, des vérités qu'il peut propager, m'a soutenu et encouragé. C'est une compensation de mes labeurs, ou, si l'on veut, une récompense dont je suis loin de dédaigner la valeur.

Paris, 1er septembre 1852.

TRAITÉ DE LA VIEILLESSE

HYGIÉNIQUE, MÉDICAL ET PHILOSOPHIQUE.

PREMIÈRE PARTIE.

PHYSIOLOGIE. — LA VIE NORMALE.

« Peu de gens savent être vieux. »
(LA ROCHEFOUCAULD.)

CHAPITRE PREMIER.

DE LA VIE. — ÉTROITES LIMITES DE NOS CONNAISSANCES. — CARACTÈRES GÉNÉRAUX.

Tous les êtres organisés sont doués d'un principe qui, communiqué au germe, le féconde et le développe, et, plus tard, l'anime, lui donne la force, la forme, la durée ; en un mot, le fait ce qu'il est et ce qu'il sera. Ce principe est la vie elle-même, dont les degrés d'intensité sont ensuite infinis. Mais quel est ce principe dont le rôle est si grand dans l'univers? Jusqu'à présent la science humaine est restée sans réponse. Un astronome fixe, plusieurs années à l'avance, la fraction et la fraction de seconde où le disque de la lune viendra raser les bords du diamètre solaire, et l'homme ne peut découvrir la cause première du moindre de ses mouvements. L'idée de la vie en elle-même, la corrélation précise des phénomènes à leur principe immédiat nous échappent entièrement ; nous ignorons s'il existe une substance vitale qui circule comme la substance ignée dans la matière, car cette cause ne se perçoit jamais pour nous que sous une enveloppe qu'on nomme *organisme*, *corps* ou *forme*. Nous sentons la vie, nous l'éprouvons, nous en jouissons, et elle reste inconnue dans sa nature, insaisissable dans son essence. Au fond, cela doit être ; car rien n'est perceptible aux sens que ce qui est matériel, et les causes ne le sont pas. La question fondamentale sur ce grand sujet reste et restera, sans nul doute, à jamais insoluble ; et cependant il importe de la poser avec netteté. Ainsi, la force vitale n'est-elle qu'une expression figurée comme un besoin de langage, ou une réalité ? Est-ce un être ou un phénomène de l'être ? Si c'est un être, une entité spéciale, quelle est sa nature ? Si ce n'est qu'une simple formule ou expression des rapports intimes des phénomènes, quels sont ces rapports ? Dire que la vie est un mouvement intrinsèque d'affinités moléculaires, ramener les lois et les phénomènes de tout organisme à un principe unique et fondamental qui serve de base à l'édifice, de lien à toutes les parties, de centre à toutes les actions, c'est reculer la difficulté sans la résoudre, et cette difficulté se représente toujours à l'esprit dans sa force et son obscurité. Toutefois il ne faut pas désespérer que par les travaux des siècles à venir, on ne puisse s'approcher plus ou moins du but ; le cercle de nos progrès futurs n'est pas tellement restreint que le vrai connu soit la limite absolue du vrai possible à connaître.

Il résulte néanmoins de ce qui vient d'être dit, que nous ne pouvons étudier la vie que dans ses manifestations phénoménales, prises même à une certaine hauteur de développement; et quand on dit d'un homme qu'il vit, c'est une expression abstraite pour dire qu'il respire, que le cœur bat, que le sang circule, que le cerveau exerce ses fonctions, etc. Comme tant d'autres grands phénomènes, la vie ne s'explique pas; la vie est, voilà tout. Une chose reste pourtant évidente, c'est que plus un organisme se complique, plus la vie augmente d'étendue, d'éclat et d'intensité, quoique toujours sous la dépendance de la force vitale inhérente aux êtres organisés. Que l'on parcoure l'échelle animale depuis les degrés de composition les plus informes en apparence jusqu'à l'homme, terme supérieur de la gradation organique, et l'on se convaincra de la vérité de cette assertion.

Mais en même temps que l'organo-dynamisme se complique, la tendance à l'unité est de plus en plus remarquable, en sorte que tous les organes, quoique divisés et subdivisés à l'infini, quoique ayant même une sorte d'indépendance, sont entre eux tellement solidaires, que l'*unité multiple* devient le caractère fondamental de l'économie. L'être organisé est à la fois force et matière indivisiblement unies, bien que les modes varient de formes. Ces modes ou organes, isolés ou groupés en appareils, n'en sont pas moins liés ou associés dans une action générale et pour des fins de conservation. L'homme est pour ainsi dire coulé d'un seul jet ; il est un, absolument un. Dans son organisme, tout s'enchaîne sans se confondre, tout se distingue sans se séparer. Une loi commune, une proportion constante, un lien d'absolue nécessité retiennent continuellement distincts, et continuellement unis, les tissus, les organes et les fonctions. C'est là ce qui constitue l'unité vitale, l'organisme en action, unité suprême qui enveloppe toute variété, maintient tout rapport, produit toute harmonie, et le corps humain en est le plus beau comme le plus frappant exemple. C'est ce qui a lieu à toutes les périodes de l'existence, car le principe mystérieux qui, pendant l'acte de la fécondation, imprègne d'énergie vitale un ovule humain, préside ensuite, et avec une *intelligence infaillible*, aux mouvements fonctionnels de tous les organes, en maintient surtout les rapports immédiats et consensuels. Chaque fonction est pour ainsi dire un tribut que la partie paie au tout, et qui à son tour se reflète sur cette fonction par son caractère de sympathie providentielle.

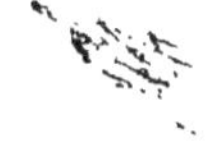

Ainsi, bien qu'on ait divisé, classé les fonctions vitales, elles n'en sont pas moins *unes* dans le fond, quoique modifiées dans la forme. Toutefois ces divisions sont utiles en ce qu'elles facilitent l'étude des phénomènes. On a donc admis trois degrés de vie : le premier, celui de la nutrition, ou la vie intérieure ; le second, celui de l'intelligence, ou la vie expansive et de relation ; enfin le troisième, celui de la génération, ou vie transmise. La nature passe successivement du premier au second, puis de celui-ci au troisième, le plus éminent de tous, et elle s'arrête là, au moins sur la terre. Elle retire ensuite ses dons dans un ordre inverse, la faculté génératrice la première, puis vient l'affaiblissement des forces et de l'intelligence, enfin la vie intérieure ou végétative, l'*ultimum moriens*. D'où il suit que l'action vitale croît, se développe du dedans au dehors, du centre à la circonférence; elle décroît au contraire de l'extérieur à l'intérieur, de la périphérie au centre, son point de départ depuis la fécondation du germe.

Un autre caractère non moins remarquable de la vie, c'est que dans l'organo-dynamisme, ou le corps, d'ailleurs si compliqué, le principe ou la force vitale préformatrice persiste pendant toute une période de durée relative à la vie individuelle, tandis que l'élément matériel se renouvelle incessamment. Sous ce dernier rapport, toute durée vitale est un perpétuel changement. Attirer et rejeter, composer et diviser, identifier et décomposer, détruire et reproduire, avec persistance de l'*unité* vitale, tel est un des plus grands actes de la vie. A chaque instant, des molécules s'en vont et sont remplacées par d'autres, sans aucun changement fondamental de l'être individuel en lui-même. La matière ne fait que passer, pour ainsi dire, dans l'économie et la traverser, elle ne constitue pas essentiellement la force réelle, car celle-ci reste permanente (1). Ainsi, dans la profondeur des phé-

(1) On peut consulter à cet égard les belles et délicates expériences de M. Flourens concernant l'action de la garance sur les os; ce sa-

nomènes de la vie, se montre partout cette loi admirable que les molécules se renouvellent sans cesse et que les formes persistent, ou, en d'autres termes, que la matière s'use et passe, tandis que l'unité reste inaltérable. Cette loi de stabilité, au sein d'une mobilité continuelle, tendrait à faire admettre la réalité d'une force vitale en quelque sorte substantielle. S'il était possible, en effet, de rassembler, à la fin d'une longue existence, toute la matière qui fut soumise à l'action vitale, on serait étonné de ce qu'elle a successivement absorbé et rendu à la masse extérieure élémentaire. Des évaluations approximatives peuvent seules en donner une idée. D'après les calculs de Jean Bernouilli (1), l'homme perd les deux tiers de son corps dans l'espace d'une année, et au bout de deux ans, il n'en reste plus que la quinzième partie. Ainsi, un homme qui vit quatre-vingts années se renouvelle vingt-quatre fois pendant ce laps de temps. De pareils calculs, sans avoir cette rigoureuse précision qu'on désire en pareil cas, prouvent néanmoins combien

vant a considéré, en effet, ce beau sujet sous ses rapports les plus vrais comme les plus élevés. (Flourens, *Théorie expérimentale de la formation des os*. Paris, 1847.)

Un grand écrivain du siècle dernier, Voltaire, a rendu sensible cette double action de l'économie par une heureuse comparaison. « Nous sommes, dit-il, réellement et physiquement comme un fleuve dont toutes les eaux coulent dans un flux perpétuel. C'est le même fleuve par son lit, ses rives, sa source, son embouchure, par tout ce qui n'est pas lui ; mais changeant à tout moment son eau qui constitue son être, il n'y a nulle identité, nulle mêmeté pour ce fleuve. »

(1) *De effervescentia et fermentatione*, p. 294.

sont variés, étendus, les changements de la matière circulant à travers l'économie, et que par delà ce qui est organe et matière, il y a toujours ce qui est *force*. Le corps humain semble n'être qu'une collection de modes changeants, et cependant ce corps humain est une individualité. Pourquoi cela? C'est qu'une loi constante, une proportion durable maintient toutes les parties dans des rapports qui ne changent pas.

Il est encore une remarque à faire sur cet important phénomène, c'est que ces deux mouvements perpétuellement alternatifs de composition et de décomposition, d'attraction et d'élimination, n'ont pas le même degré d'intensité à toutes les périodes de l'existence. Aussitôt que la force évolutive du germe commence à développer ce dernier, l'acte de composition est infiniment supérieur à celui de décomposition. Quand l'œuf humain sort de l'ovaire, il ne pèse guère plus d'un demi-grain, selon l'ancienne mesure. Mais au dixième mois, son poids est de huit livres, c'est-à-dire, au moins 122,880 fois plus considérable qu'il n'était au point de départ, tant la progression organique ou la force plastique a été énergique. Sans être, dans la suite, aussi rapide, cette force conservant son activité, l'équilibre est le même pendant quelque temps; enfin le mouvement de décomposition l'emporte, peu à peu il s'accroît, dès lors le corps se détériore, il faiblit et s'affaisse. C'est néanmoins avec ces deux modes, si différents de l'existence, que se maintient l'unité successive et permanente de l'individu dont il a été question. Ajoutons qu'en raison de ce même *consensus* organique se manifeste une tendance continuelle pour expulser de la sphère vitale tout ce qui peut lui être nuisible, tout ce qui est contraire à ses lois, à ses produits et à ses fins. De là, dans notre économie, une sorte de fatalisme providentiel constituant la *force médicatrice*, dont les manifestations sont si évidentes en certaines circonstances.

On le voit, les efforts de la science n'ont pu encore briser le sceau redoutable qui tient caché le secret de la vie, mais ses actes principaux, mais ses plus importants phénomènes sont connus, appréciés; or, ces phénomènes constituent les bases les plus solides de l'étude de l'homme considéré dans la succession, dans l'ensemble et le déclin de son existence. Toutefois le phénomène qui prédomine est l'*unité* vitale, il en est de notre économie en particulier comme du système général des êtres, et plus on étudie la nature, plus on y voit d'union et d'ensemble; il ne nous manque qu'une intelligence et des expériences proportionnées à la multitude des choses et à la grandeur de tout, pour parvenir à la connaissance des causes comme à leur démonstration.

CHAPITRE II.

PHASES DIVERSES DE LA VIE.

D'après ce qui vient d'être exposé, n'est-on pas nécessairement conduit à considérer la vie comme la résultante d'une force de projection initiale, qui, parvenue à une certaine hauteur, diminue, s'affaiblit, se termine, s'éteint? Depuis le premier linéament vital, ou première cellule embryonnaire, jusqu'au dernier souffle sénile, la vie suit une marche d'ascension et de progrès, puis de déclin et de détérioration ; il y a une période qu'on reconnaît ascendante, et une période descendante : c'est là ce qu'on appelle la *courbe* de la vie, ce qui, en effet, peut en donner l'image la plus juste, le caractère le plus parfait.

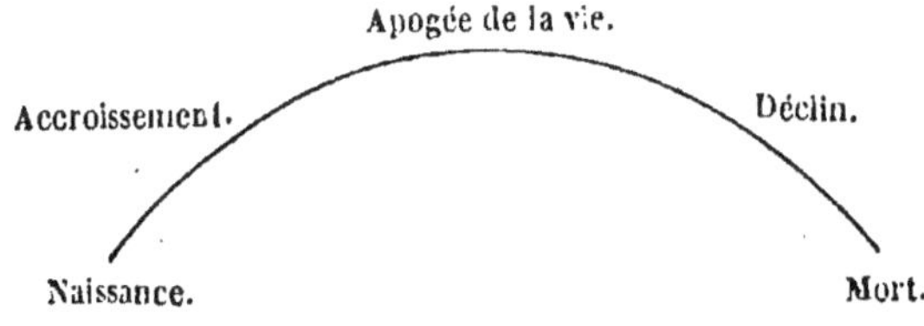

Que prouve ce double effort du principe vital? Un mouvement invariablement progressif de la vie à la mort, en traversant un point de perfection seulement compréhensible pour l'esprit, au delà duquel commence tout aussitôt la détérioration. Ce point de perfection, qu'on a nommé le méridien, ou plutôt le *solstice* de la vie, parce que le mouvement de celle-ci semble stationnaire, est le *summum* de l'action vitale, la mesure de perfection dévolue à l'homme. Immédiatement au delà, il commence à décliner ; jamais il ne lui est donné de persister à ce point culminant d'énergie; dès qu'il y touche, il semble recevoir une impulsion en sens contraire, impulsion dont l'influence se répand dans chaque tissu, dans chaque organe, dans chaque fibre, pour en diminuer la force, pour en ralentir l'action, et, dans tout l'organisme, pour en détendre les ressorts, enfin pour éteindre peu à peu le foyer de la vie allumé dans son sein. De là résultent bientôt cet affaiblissement graduel dans les fonctions organiques, toutes ces modifications physiques et morales qui nous font sentir les ravages du temps, et nous conduisent pas à pas, si ce n'est rapidement, à la vieillesse. Le corps a donc en lui-même la loi continue et palingénésique de son développement et de son déclin. Nous commençons à mourir du moment même où notre accroissement est complet, notre organisation portée au dernier degré de perfectionnement. Et, de même que chaque instant de notre durée est, jusqu'à notre *méridien vital*, un profit réel, un bénéfice effectif dans la vie, de même aussi, depuis le point de perfection atteint, chaque instant est une perte, et conséquemment un véritable pas vers la mort. Ainsi le cours de la vie est composé de deux moitiés successives, quoique diverses, et la durée de la dernière correspond parfaitement à la durée de la première.

Maintenant, on conçoit qu'il est possible d'opérer des intersections dans la *courbe* figurative de la vie sans en rompre l'unité radicale. Ces intersections peuvent même se multiplier, parce qu'il est facile d'en établir les points sur toute l'étendue de la courbe elle-même. On peut donc diviser cette dernière ou la vie elle-même en deux périodes : celle d'accroissement et celle de déclin ; en trois, l'époque de développement, celle de perfectionnement, celle de déchéance; en quatre, la période d'accroissement, celle de progrès, la période de force et celle de faiblesse, division la plus généralement connue et admise; car c'est ce qu'on appelle les *quatre âges* de la vie humaine, l'enfance, la jeunesse, l'âge viril et la vieillesse. Il est possible même de subdiviser encore ces périodes ou degrés de la vie. Ainsi, on pourrait compter rigoureusement le germe fécondé, la vie embryonnaire, l'état de fœtus, la première enfance, la seconde enfance, l'adolescence, la jeunesse, l'âge adulte, l'âge viril, la verte vieillesse, la vieillesse confirmée, la caducité, la décrépitude; en tout, treize périodes.

Ces distinctions sont-elles marquées par des phénomènes particuliers? Non, à parler dans un sens général : car la vie, coulant sans interruption, se modifie par des gradations d'accroissement et de décroissement tellement nuancées, qu'elles sont d'abord insensibles et par conséquent insaisissables. Et pourtant *Corpora vertuntur, nec quod fuimus, sumusve, cras erimus.* « Les corps changent, nous ne serons pas demain ce que nous avons été et ce que nous sommes maintenant. » On peut dire seulement que le corps humain éprouve des modifications continuelles, irrévocablement déterminées à partir de l'ovule fécondé, c'est-à-dire du premier point de la *courbe* figurative jusqu'au dernier point de celle-ci, et ce point touche à la terre.

Toutefois, en éloignant les intersections, c'est-à-dire en considérant la vie à des époques un peu éloignées, on remarque dans l'économie des modifications puissantes dont chaque organe porte l'empreinte profonde et durable. On a dit que de pareilles révolutions avaient lieu de sept en sept ans, on a même fait le tableau phénoménal de ces révolutions *septénaires*, tableau plus ou moins vrai, plus ou moins exact. Mais de toutes, la révolution pubère est certainement la seule qu'il soit impossible de ne pas remarquer, parce qu'il n'en est pas qui amène dans l'économie des changements plus profonds et plus caractéristiques. L'individu est pour ainsi dire transformé, alors que la nature fait entendre sa voix avec plus de force, qu'elle manifeste ses intentions avec plus de précision et d'évidence. Les époques suivantes de la vie sont exposées à des changements moins formels, ou qui du moins ne sont pas si marqués, si profonds. Il en est cependant que l'âge avancé produit plus ou moins directement : c'est ce qu'on a nommé les années *climatériques*, sur lesquelles les anciens et quelques médecins du moyen âge ont répandu des idées passablement superstitieuses, que les progrès de la science ont ensuite rectifiées. Ainsi, la dernière période de la vie, qui devait être paisible dans sa défaillance, éprouve encore des altérations importantes. Mais, pour les apprécier avec justesse, étudions d'abord la vieillesse, tâchons de la connaître dans sa nature intime et dans les phénomènes qui la manifestent.

CHAPITRE III.

CARACTÈRES GÉNÉRAUX DE LA VIEILLESSE.

Facies tua computat annos.
(JUVÉNAL, sat. VI.)

Si nous avons exposé avec fidélité les phases de l'élément vital dans une période de temps donnée, on comprendra facilement que la cause prochaine de la vieillesse consiste dans l'activité augmentée du travail de décomposition, avec des proportions toujours plus grandes en raison de l'âge plus avancé. Mais veut-on pousser la curiosité plus loin, veut-on rechercher l'origine de ce mouvement intime d'altération, il est impossible d'être satisfait. Comment se modifie notre être, par une dégradation insensible et inaperçue? Quelle est la loi secrète de cette dégradation qui, s'emparant à la fois de l'organisation et de l'intelligence de l'homme entier, le conduit au tombeau par un chemin rapide et une pente inévitable? Pourquoi, parvenue à son plus haut point de force et d'équilibre, entre l'action de composition et celle d'élimination, la puissance conservatrice cesse-t-elle de maintenir la balance égale? Comment une existence complète devient-elle une existence qui commence à mourir? En un mot, *comment vieillit-on?* Le problème est tout à fait sans solution. En effet, si l'on suppose que la vie est une force spéciale, une cause interne, inaltérable en elle-même, préexistante au développement organique qui le détermine et le régit, pourquoi cette force faiblit-elle au moment de sa plus grande énergie? Si, au contraire, la vie n'est que le résultat des combinaisons particulières, profondes, atomistiques des éléments devenus matière organique vivante, comment, lorsque cet organisme est sain, vigoureux, parvenu au plus haut point de développement, peut-il se détériorer lui-même sans cause manifeste et appréciable? C'est là un de ces mystères qui tiennent à des lois supérieures d'attraction et de transmutation de la matière qu'il ne nous est pas donné de pénétrer.

Le fait existe néanmoins, et l'homme, comme tous les êtres organisés ayant dépassé son point suprême de perfection vitale, se voit frappé de déchéance organique. Dans le commencement, les progrès sont tellement insensibles, que l'homme n'en éprouve aucun effet; il y croit à peine, il se rassure, car il sent en lui-même une énergie vitale que rien encore n'affaiblit ni ne comropmet. Cependant des signes évidents se manifestent peu à peu; l'altération organique commence à se prononcer plus distinctement. Le sentiment de force stable et de bien-être permanent qui existait naguère ne disparaît pas tout à coup, mais il s'affaiblit graduellement. L'homme le plus vigoureux commence à ne plus se croire invincible, il s'aperçoit que son être est en réalité impuissant et limité; il n'a plus cette confiance sans bornes qu'il avait en lui-même; sa santé qui faiblit, ses maladies qui augmentent, commencent à fixer son attention : il songe, il réfléchit, il calcule, et sa prévoyance s'étend vers l'âge qui s'avance et l'espace à parcourir encore. De cinquante à soixante-cinq ans environ, l'économie se soutient, quoique déjà atteinte par la vieillesse, mais peu à peu il semble que le temps hâtant sa marche, la vie roule et se précipite avec une vitesse toujours accélérée vers cet abîme où toutes les existences passagères vont s'engloutir et laisser aux éléments ce qu'elles en avaient emprunté.

Un des caractères généraux de la vieillesse est l'atrophie ou la maigreur de la plupart des organes, par suite de la prédominance du mouvement de décomposition. Mais en même temps que les parties diminuent de volume, elles deviennent dures, résistantes, sans souplesse, sans élasticité; la plupart s'encroûtent encore d'une matière sèche et gypseuse. Un médecin italien, partant de ce fait, a soutenu que la vieillesse n'était en définitive que l'envahissement, l'accumulation du phosphate calcaire dans l'économie, sorte de pétrification graduelle par *anticipation tumulaire*, selon l'heureuse expression du docteur Michel Lévy (1); mais cette théorie n'est nullement fondée, on a pris quelques effets particuliers pour un état général.

Il est un autre caractère plus essentiel et plus constant de la vieillesse, c'est que la vie semble se retirer de plus en plus de l'extérieur à l'intérieur de l'économie. La vieillesse repousse, pour ainsi dire, peu à peu la vie jusqu'aux derniers replis des viscères intérieurs, d'où elle a commencé à poindre et à rayonner. Toutefois les effets de l'âge avancé se font ressentir sur l'ensemble de l'économie; il n'est pas un

(1) *Traité d'hygiène publique et privée*, 2e édition. Paris, 1850.

organe, pas une partie, pas une fibre, pas une humeur qui n'en porte l'empreinte. Ainsi la sensibilité s'émousse, les forces décroissent et les vieillards tolèrent facilement les stimulants énergiques; malgré la rigidité des parties, la cohésion moléculaire est moins forte, car l'affinité vitale n'imprime plus le même caractère d'élaboration aux fluides destinés à l'entretien de la vie; aussi les solides acquièrent une dureté progressive, la fibre musculaire est sans élasticité, les os deviennent durs et cassants, etc.

D'un autre côté, le sang, cet *organe des organes*, puisqu'il en contient tous les éléments, s'altère également: ses principes constitutifs manquent d'énergie nutritive; il n'a plus de chaleur que dans une proportion rigoureuse pour entretenir la vie; son cours se ralentit et cesse dans les petits vaisseaux; sa couleur devient foncée, même dans les artères, de rutilante qu'elle était dans la force de l'âge. Les humeurs qui en proviennent ou disparaissent, ou diminuent, ou s'altèrent par des sécrétions imparfaites. Les fonctions réparatrices, devenues incomplètes et laborieuses, laissent le corps dans un état toujours croissant de faiblesse; la trame organique manquant de force et de résistance, la sensibilité ayant perdu de sa vivacité, les sensations n'ont ni la même délicatesse ni la même précision qu'autrefois. Si le goût, qui tient immédiatement à la vie nutritive, se soutient encore, les organes de l'ouïe et de la vue éprouvent de tristes changements. Les facultés de l'intelligence participent également à cette détérioration universelle, quelques unes même s'éteignent complétement. Bien plus, les organes de la locomotion se refusent aux ordres de la volonté; les mouvements sont pénibles, difficiles, incertains; une sorte d'engourdissement a saisi le corps et les membres : on dirait une tendance générale au repos, à une sorte d'immobilité. Partout, à peu de chose près, on remarque les harmonies physiologiques en défaut, les phénomènes sans rapports, les organes sans sympathies; en un mot, la machine est ébranlée et discordante.

Mais si ces caractères de la vieillesse sont, pour la plupart, intrinsèques à l'économie, ceux qui sont extérieurs ne tardent guère à être évidents, en raison de la loi de concentration vitale dont il a été question précédemment. Ici encore l'homme doute quelque temps; enfin il arrive un peu plus tôt, un peu plus tard, ce moment redouté où il faut convenir, vis-à-vis de soi-même, que la force vitale n'est plus la même. L'œil garde une certaine vivacité d'expression, la physionomie a encore de l'éclat, les cheveux conservent leur couleur; mais bientôt la paupière va descendre plus molle, cacher la flamme du regard et s'entourer de plis nombreux bizarrement désignés sous le nom de *patte d'oie;* les cheveux s'éclaircissent, et l'on y distingue ces fils d'argent, *première trame du suaire*, comme l'a dit un poëte, ce qui prouve que la vie se retire dans les profondeurs de l'organisme. En même temps que la barbe devient forte, touffue, blanchissante, le front se dévaste, et l'état presque chauve de la tête contraste avec la petitesse de la face, produite par le rapprochement des mâchoires, dû à la perte des dents. D'ailleurs le visage est ridé, maigre ; le teint bruni, jaunâtre et comme terreux, n'offre rien de ce qu'il avait dans la jeunesse ou la force de l'âge, différences qui frappent surtout quand on revoit une personne après un assez long espace de temps. Le corps participe également à cette déformation physique, il s'incline et se courbe ; la poitrine semble rentrée ; la voix s'altère, faiblit, et prend ce caractère qu'on nomme *chevrotant*, par la débilité des muscles du larynx. Le ventre est tantôt maigre et aplati ; d'autres fois l'abdomen proémine, et l'individu *prend du ventre*, selon l'expression vulgaire. Les bras sont faibles, les mains sans agilité, quelquefois tremblantes ; les extrémités inférieures deviennent grêles, ce qui rend la course presque impossible, la marche défaillante, et impose la nécessité de se servir d'une canne ou d'un bâton, tristes signes de décadence et du prochain retour à la terre, notre mère commune.

Ces phénomènes caractéristiques de la vieillesse se manifestent en général plus tôt chez les femmes que chez les hommes, avec les différences qu'y apporte le sexe. Leur apparition, même la plus légère, y fait aussi une impression plus triste encore. Autant que possible, elles se font illusion (1), mais il n'y a pas à

(1) Madame de Sévigné en fait presque l'aveu. « Je ne laisse pas cependant, dit-elle, de faire des réflexions, des supputations, et je trouve les conditions de la vie assez dures. Il me semble que j'ai été traînée malgré moi à ce point fatal où il faut souffrir la vieillesse ; je la vois, m'y voilà, et je voudrais bien au moins ménager de ne

s'y méprendre longtemps. Quelques cheveux argentés mêlés aux flots de ceux qui sont encore pleins de vie, la finesse et l'éclat du teint qui disparaissent, la vivacité des yeux qui diminue, la blancheur de la peau qui s'efface ou passe au blanc mat, l'augmentation progressive des rides, les lignes du corps et des membres manquant d'harmonie et de douceur, les formes devenues maigres ou épaisses, l'allure et la démarche sans grâce et sans légèreté, donnent la cruelle certitude que le temps a marché, et que son empreinte est visible sur chacun des organes. Il arrive pourtant quelquefois que l'embonpoint modéré chez certaines femmes semble donner une espèce de retour de beauté, en soulevant le tissu cellulaire, et faisant obstacle aux rides de la peau : c'est ce qu'on appelle les fleurs de *regain*. Mais il y manque toujours cet ensemble d'éclat, de fraîcheur, de je ne sais quoi qui appartient à la jeunesse ; on voit que la nature n'a employé ni les mêmes couleurs, ni les mêmes pinceaux qu'au printemps de la vie.

Ainsi l'homme meurt à tout ce qui est, chaque année, chaque jour, chaque instant. Aussitôt qu'il est parvenu au sommet de son existence, c'est une action incessante de destruction, c'est un mouvement sans

pas aller plus loin, de ne point aborder dans ce chemin des infirmités, des douleurs, des pertes de mémoire, des *défigurements* qui sont près de m'outrager ; et j'entends une voix qui me dit : Il faut marcher malgré vous, ou bien, si vous ne voulez pas, il faut mourir, qui est une autre extrémité à quoi la nature répugne. » (*Aux Rochers*, 30 novembre 1689.)

interruption qui tend à ce que l'individu rentre dans l'universel, après une période de temps déterminée. Que ce mouvement soit plus rapide chez les uns, plus lent chez les autres, quelquefois sans cause connue, souvent aussi par des différences de constitution, de tempérament, par les circonstances de la vie, la conduite, les habitudes, les maladies, toujours est-il qu'il ne s'arrête jamais et que la grande loi, *vis pour mourir*, s'applique à tous les êtres organisés, mais particulièrement à l'homme, parce que chez lui l'existence physique et morale a plus d'intensité, de force et de durée, en raison de la perfection de son organisation.

Tels sont les caractères généraux de la vieillesse. Mais pour que cette période de la vie soit parfaitement appréciée, approfondie physiologiquement, il faut entrer dans plus de détails relativement au jeu même des fonctions et des organes ; outre que la vieillesse sera mieux connue, c'est aussi le seul, le meilleur moyen de jeter de solides bases pour la guérison des maladies qui l'atteignent, et surtout pour établir les règles d'hygiène qui lui sont applicables.

CHAPITRE IV.

MODIFICATIONS SÉNILES DES ORGANES DE LA NUTRITION.

L'appareil très compliqué qui sert à la nutrition comprend dans l'ensemble de ses divisions tous les organes concourant à l'élaboration complète des substances alimentaires. Cet appareil est d'une grande activité dans l'enfance et la jeunesse, mais quand l'âge est avancé, il faiblit comme les autres, et diminue son activité fonctionnelle. D'abord la mastication, ce premier acte de la digestion, ne s'opère qu'avec difficulté par l'absence des dents, et l'imprégnation de la salive ne se fait que difficilement quand les aliments sont imparfaitement broyés. L'appareil digestif et intestinal lui-même manque de force contractile par l'affaiblissement des plans musculaires qui entrent dans sa composition et concourent à produire les mouvements péristaltiques des intestins. De là des digestions laborieuses, des pesanteurs, des embarras gastriques, dès flatuosités sans cesse reproduites, puis des constipations par atonie ou faiblesse, chez les vieillards, souvent dangereuses et toujours si incommodes. Mais une cause assez fréquente, chez eux, des mauvaises digestions se trouve aussi dans l'état du foie et de la bile qui en est sécrétée. Il existe à cet âge des embarras de circulation dans ce viscère, déterminés par l'abondance et les stases de sang veineux. La bile, dans ce cas, ne coule que difficilement, ou elle acquiert des qualités qui la rendent peu propre à former un chyle complétement élaboré. Il est, eu effet, peu de personnes âgées qui ne ressentent des malaises plus ou moins prononcés dans le bas-ventre, disposition provenant presque toujours du peu d'activité du sang dans les vaisseaux hépatiques, outre que le mésentère et surtout l'épiploon sont chargés de graisse.

Quelquefois encore les digestions imparfaites des vieillards ont pour origine des maladies particulières, mais qui, étant à un faible degré, et par conséquent peu appréciables, se cachent dans les tissus organiques de l'appareil digestif. La *goutte*, le *rhumatisme*, et principalement la première, sont les affections les plus fréquentes dans ce cas. On trouve aussi des commencements de dégénérescence, des ulcérations par suite de l'affaiblissement tonique et organique de l'estomac et des intestins, mais qui réagissent sourdement sur l'ensemble de l'appareil digestif.

Cependant il est remarquable que chez certaines personnes cet appareil se maintient en santé et même en vigueur jusque dans un âge avancé. Qui n'a vu de ces vieillards, gastronomes parfaits, dont le goût exercé, l'estomac actif, ne le cèdent en rien, sous ce rapport, aux individus dans la force de l'âge? Fontenelle, sur la fin de sa vie, avait perdu presque toutes ses facultés, mais l'appétit lui restait, et il arrangeait sa vie en conséquence (1). Toutefois ces excellents estomacs, qui, à peine vieillis, accomplissent leurs fonctions avec tant d'énergie, présentent un danger manifeste. Digérant avec une extrême facilité, ils font trop de sang, c'est-à-dire que ce fluide est hors de proportion avec les besoins de l'économie. Ces indi-

(1) On sait que c'est à cette époque qu'il fit les vers suivants :

Qu'on raisonne *ab hoc* et *ab hac*
Sur mon existence présente ;
Je ne suis plus qu'un *estomac*,
C'est bien peu, mais je m'en contente.

vidus sont, pour ainsi dire *surnourris ;* de là un état pléthorique prédisposant à l'apoplexie, aux inflammations aiguës de la poitrine, à des congestions sanguines sur quelques viscères importants, etc. La production surpasse ici la consommation, et l'équilibre des forces se trouve dès lors rompu. Remarquons que ce sang, bien que parfaitement élaboré par les organes de la digestion, n'a pas néanmoins toutes les propriétés vitales qu'il avait autrefois, et par des causes physiologiques qui seront exposées dans la suite. Ce sang nuit donc à l'économie, et par sa quantité, et par ses qualités, double cause de prédisposition à de graves maladies. Aussi remarque-t-on, chez ces vieillards heureux sous le rapport des facultés digestives, de brusques changements dans leur santé. Ordinairement ils ont de la corpulence, de l'embonpoint, une sorte de turgescence vitale extérieure ; mais les membres restent grêles, les fibres musculaires sont dures et sèches, l'action nerveuse manque d'énergie, d'ampleur et de précision ; lourds, empâtés, obèses, le poids de la vieillesse les opprime autant et plus que les autres ; quelquefois même ils succombent à une mort hâtée sans doute par cette sorte de vitalité sanguine exagérée et contre nature.

CHAPITRE V.

MODIFICATIONS SÉNILES DES ORGANES DE LA CIRCULATION.

Parmi les organes qui portent l'empreinte de l'âge, quelquefois même une empreinte hâtive, il faut remarquer ceux qui concourent à la circulation du sang. Le cœur, son principal moteur, est placé entre la fin du système veineux et le commencement du système artériel : c'est-à-dire, d'une part, au dernier terme d'une série d'actions vitales décroissantes; de l'autre, au point initial d'une série d'actions vitales ascendantes. Ainsi, le cœur se trouve entre deux sphères opposées, l'une d'activité, l'autre de déchéance vitale, comme sur les confins de la vie et de la mort, dont ce noble organe est à la fois le principe, le foyer et le symbole. Mais, avec l'âge, le cœur présente, malgré sa prodigieuse, son incalculable force musculaire, de graves et profondes modifications. Chez les vieillards, en général, il perd de son volume et de sa consistance; parfois aussi il est environné, comme oppressé d'une masse de graisse; dans d'autres cas, au contraire, on le trouve hypertrophié, c'est-à-dire d'une grosseur anormale. Situé, comme on vient de le dire, entre la fin de la veine et le commencement de l'artère, pris dans leur plus grande extension, on conçoit quels troubles les modifications de cet organe doivent apporter dans la circulation. Mais ce qui caractérise surtout les effets de la vieillesse dans ce viscère, c'est l'*ossification* des valvules qui se trouvent à l'orifice des oreillettes et des ventricules. Cette forme de dégénérescence, gênant les mouvements d'abaissement et d'élévation de ces sortes de soupapes, il en résulte de notoires et de graves perturbations dans le mouvement circulatoire du sang, et plus la vie se prolonge, plus cette disposition augmente. Elle est si importante, que de célèbres médecins reconnaissent en elle la cause de la mort sénile ou *physiologique*, si rare d'ailleurs, opinion dont il est facile de démontrer le peu de fondement.

Les deux ordres de vaisseaux sanguins, les artères et les veines qui contribuent à la circulation du sang, présentent aussi de remarquables différences au déclin de l'activité vitale. Dans la jeunesse et la force de l'âge, le système artériel ou à sang rouge a une étendue, une force extraordinaires, surtout chez certains sujets que l'on nomme sanguins : aussi sont-ils actifs, vigoureux, fortement saturés de principes nutritifs ; en eux la vie est extrême, et touche même à l'excès chez quelques uns. Quoique à des degrés très variables, presque tous les jeunes gens montrent cette disposition ; mais peu à peu le système veineux à sang noir augmente et finit par prédominer : or, cette disposition influe d'autant plus sur l'économie, que le principe nutritif et excitant baisse proportionnellement. Ajoutons que, non seulement avec l'âge, les artères diminuent de capacité, de diamètre, mais que leurs parois, sans précisément s'ossifier, se durcissent, s'imprègnent d'une matière ostéo-calcaire ; aussi le pouls d'un vieillard est-il ordinairement dur et résistant. Au contraire, les veines s'élargissent de plus en plus, et restent continuellement gorgées de sang ; leurs parois, loin de durcir, s'amincissent, et nous ne croyons pas qu'aucun anatomiste ait jamais trouvé une veine ossifiée, pas même aux environs du cœur, tandis que les gros troncs artériels, et notamment l'aorte, offrent toujours cette disposition plus ou moins prononcée.

Le système sanguin capillaire, ou celui des surfaces, éprouve des modifications tellement importantes, qu'il tend à s'effacer de plus en plus avec les années. Examinez la peau d'un enfant, quelle chaleur, quelle activité, quelle souplesse, quelle facilité de transpiration ! Ces effets, ainsi que cette teinte animée qui caractérise les téguments dans l'enfance, sont le résultat d'un système capillaire très actif. Au contraire, chez le vieillard, ce système étant oblitéré ou à peu près, on observe des phénomènes opposés. La peau devient terne, jaunâtre, froide, sans activité et peu perspirable. Dès lors se manifestent la facilité du refroidissement, l'extrême susceptibilité aux variations atmosphériques, l'impossibilité d'une transpiration forte, égale, source de maladies particulières dans un âge avancé.

Le sang, ce grand facteur de la vie, au moyen des organes, le sang, *solidum in solido*, d'après Boerhaave, éprouve nécessairement, par suite des altérations précédemment exposées, de notables changements : le contenu, comme le contenant, se ressent des progrès de l'âge. D'abord dans sa marche, la forte impulsion du cœur n'étant plus la même, les ondées de sang moins impétueuses, moins précipitées, annoncent le ralentissement général du mouvement circulatoire. Dans un âge très avancé, ce liquide atteint à peine les extrémités et la circonférence du corps.

Le sang, comme à regret, semble achever son cours.
(Louis Racine.)

Sa progression est en outre gênée par le peu d'élasticité des artères et par la facile distension des veines. D'ailleurs, beaucoup d'organes, de tissus, sont d'une densité si prononcée, que ce liquide ne peut ni les pénétrer ni les nourrir. Or tous ces obstacles, d'abord légers, s'augmentent graduellement, et l'économie, déjà affaiblie, comme placée sous l'effet lent et continuel d'un agent pétrificateur, prouve de plus en plus la diminution de la force vitale. C'est alors que les réparations sont loin de contre-balancer les pertes. D'ailleurs, le sang véritable, produit de l'action successive d'une multitude d'organes, devient à son tour la source où chacun d'eux puise spécialement les matériaux de sa nutrition. Mais, dans la vieillesse, cette sélection des éléments nutritifs ne se fait qu'imparfaitement, disposition qui concourt à la détérioration générale. Bien plus, ce fluide, principe si réparateur de la vie, au sein même de l'appareil vasculaire, tend par lui-même à une sorte de décomposition; ses éléments constitutifs n'ont plus la même homogénéité; il perd en outre de l'oxygène, de l'azote, et devient proportionnellement plus riche en carbone, c'est-à-dire moins propre à nourrir. Le sang veineux, qui a surtout ce caractère, est précisément celui qui prédomine dans la vieillesse. A cet âge on est radicalement débile, parce que le sang lui-même manque de vitalité ; il a cessé d'être en quelque sorte un sang véritablement normal. Comme le dit John Hunter : « Tout se lie dans l'économie ; il est probable que le sang des personnes d'une constitution faible est faible lui-même. » Ce fluide est donc peu riche en principes nutritifs chez les vieillards : c'est cette vérité frappante dans tous les temps qui fit inventer, il y a plus de deux siècles, une opération singulière connue sous le nom de *transfusion.* On s'imaginait qu'en substituant un sang neuf à un sang vieux, à un sang altéré par l'âge le sang d'un jeune animal, profondément imprégné de vitalité, on obtiendrait de complètes réparations du corps. Que n'espérait-on pas? Qui le croirait? il était même question de rénovation perpétuelle, et par conséquent d'immortalité. Étranges rêveries! folles conceptions que l'ignorance des lois de la vie pouvait seule accréditer! En effet, il faut que le sang qui nourrit un animal soit fait par lui-même, préparé, élaboré par ses propres organes ; en un mot, qu'il soit déjà identique avec sa propre nature, que ses molécules, appelées par Tiedemann *formes organiques élémentaires*, aient reçu, par analogie, une tendance attractive pour les tissus qu'elles doivent nourrir : tout autre sang n'est qu'un corps étranger, par conséquent nuisible à l'économie dans laquelle on l'introduit. Aussi les efforts de la transfusion furent-ils désastreux et devaient l'être ; les essais de cette opération, renouvelée à différentes époques, et même de nos jours, n'ont guère eu plus de succès.

Indépendamment de l'altération du sang qu'on remarque dans la vieillesse, il en est encore une des plus importantes, c'est une diminution de plus en plus sensible de la calorification. Ce qu'on appelle si justement et sans trop de métaphore, les *glaces* de l'âge, dépend en grande partie de l'abaissement de la température du sang, soit par lui-même, soit par le ralentissement du mouvement circulatoire. Ainsi la chaleur générale de l'économie diminue, puisque la génération de son principe languit ; les extrémités et la surface du corps demeurent plus ou moins froides, leur caloricité étant à peine entretenue par le foyer intérieur. Il en résulte que le corps résiste peu aux vicissitudes atmosphériques ; aussi les vieillards supportent-ils difficilement un abaissement subit et surtout extrême de la température, beaucoup succombent dans les saisons froides et pendant les hivers rigoureux. En résumant sur ce point ce qui est démontré par l'expérience, on peut dire que les gens âgés manquent de calorique intrinsèque :

1° Parce que le sang artériel, le plus éminemment vitalisé, a diminué.

2° Parce que le mouvement circulatoire étant ralenti, le frottement du sang contre les parois artérielles est moins prononcé.

3° Par l'atonie, l'oblitération du système capillaire cutané.

4° Enfin, parce que l'homme atteint par l'âge ne peut contre-balancer l'action du froid par un exercice actif. On doit remarquer ici un enchaînement de causes et d'effets qui se lient, qui s'enchaînent et se succèdent pour arriver au même but, le refroidissement graduel de l'économie.

CHAPITRE VI.

MODIFICATIONS SÉNILES DES ORGANES DE LA RESPIRATION : SONT-ELLES LE POINT DE DÉPART DE LA VIEILLESSE?

De tous les organes qui entrent dans la composition de notre économie, il n'en est peut-être pas de plus complexe, de plus délicat, de plus sensible que le poumon. Sa structure anatomique est tellement fine et subtile, tellement disposée, qu'elle occupe un grand espace avec très peu de substance réelle. Les poumons remplissent presque en entier la vaste capacité de la poitrine, à peine si leur poids est d'un demi-kilogramme, car il entre dans leur composition dix-neuf vingtièmes d'air et un vingtième seulement de parties solides. Leur texture réticulo-celluleuse présente si peu de densité, que Némésius, médecin du IIIe siècle, appelle le tissu pulmonaire *une chair écumeuse*, expression parfaitement juste, mais dont l'exactitude serait encore plus grande si l'on comparait ce tissu à une éponge pour la légèreté, sa facile extension, son incomparable perméabilité et son état habituel de saturation d'air et de sang. Les poumons, en effet, ne sont autre chose qu'une immense collection de cellules disposées dans un ordre particulier pour la fonction à laquelle ces organes sont destinés. Le nombre de ces cellules a été évalué, sans doute d'une manière approximative, à 583,000. Toutes communiquent entre elles, ainsi qu'avec les canaux aérifères, la trachée-artère, les bronches et les ramifications de ces dernières, dont elles sont la terminaison. On prétend que la surface de ces cellules a donné 47,949,000 mètres carrés, formant ainsi une immense surface de voies aériennes en contact avec l'air atmosphérique, surface qui répond à trente-trois fois l'étendue de la surface du corps. Il faut encore ajouter que, dans un temps donné, même assez court, tout le sang de l'économie traverse les poumons. Mais pourquoi cet immense développement de surface? Pourquoi cette étonnante et subtile complication de structure pulmonaire? C'est pour opérer une des fonctions les plus essentielles de l'économie, la *revivification* du sang par l'oxygène de l'atmosphère et l'exhalation de l'excès de carbone de ce fluide, ce qui fait tout à la fois du poumon une sorte de tissu *hématogène* ou producteur du sang, un organe assimilateur et un vaste émonctoire de l'économie. « De toutes nos cavités, dit Pariset, celle où, après la cavité cérébrale, se consomment les phénomènes les plus importants, les plus délicats, c'est la cavité thoracique : les plus délicats, ai-je dit, car ils se passent entre l'air et le sang, de molécule à molécule, à travers des pores imperceptibles qui les unissent et les séparent; les plus importants, car, pour peu que ces phénomènes soient arrêtés, la vie s'éteint. C'est donc là que la vie, sans cesse menacée, se renoue sans cesse ; c'est là que s'opère de moment en moment une sorte de résurrection que l'on pourrait appeler perpétuelle. J'ajoute que c'est de là que part, pour être distribué dans toute l'économie, le liquide éminemment réparateur, le sang ARTÉRIEL, que ces phénomènes préparent, et qui sert peut-être moins encore à la nutrition des organes qu'à l'excitation du système nerveux, c'est-à-dire du système qui vivifie tous les autres. » (*Éloge de Laënnec.*) Ainsi l'objet, le but unique de cette éminente fonction est que le sang veineux, arrivant au poumon, passe de la couleur noire, indiquant son caractère *asphyxique*, impropre à la nutrition, à la couleur rouge, artérielle, manifestant qu'il est régénéré, stimulant et *vivifiant.* Novalis, cette belle et étrange imagination germanique, définissait la vie une *oxydation forcée.* Il y a du vrai dans cette définition, quoique évidemment trop générale. Sans connaître avec précision ce phénomène d'oxydation que subit le sang dans les poumons, on sait seulement qu'il s'opère alors dans la nature de ce fluide une sorte de transformation sans laquelle la vie ne pourrait continuer; car, outre que, dans cette opération chimico-vitale, le sang devient plastique, riche en principes nutritifs, il est certain que la calorification ou l'acte électro-thermal moléculaire ne peut avoir lieu, du moins pour la plus grande partie, sans l'absorption et la combustion de l'oxygène dans les poumons. A ces phénomènes il faut ajouter les relations intimes des poumons avec le système nerveux, quoique encore bien peu connues. Les physiologistes s'accordent à considérer le *bulbe rachidien* (l'extrémité supérieure de la moelle épinière) comme le foyer central, l'organe régulateur des mouvements de la respiration. Le savant M. Flourens a même précisé d'une manière rigoureuse le point qu'il qualifie de *premier moteur du mécanisme respiratoire*, point qui a environ 2 *millimètres* d'étendue.

D'après la rapide esquisse que nous venons de faire du système physiologique de l'organe pulmonaire, il est aisé de présumer que ce même organe éprouve de graves altérations dans la période décroissante de l'activité vitale. Rien de plus démontré que plus l'âge s'avance, plus la poitrine et les organes qu'elle renferme se détériorent. On a remarqué que la plénitude d'étendue respiratoire, dans les deux sexes, appartient à l'âge de trente ans, période qui correspond avec le complet développement de l'appareil nerveux, vasculaire et aérien du poumon. Cet état d'énergie fonctionnelle se soutient pendant quelques années; mais peu à peu les rameaux et les ramuscules bronchiques s'élargissent et présentent une sorte d'atonie. Les poumons ont alors, et graduellement, moins de volume et de pesanteur spécifique, il y a même dans leur tissu une sorte de raréfaction. Perdant de leur activité, de leur élasticité, les cellules aériennes qui les composent s'élargissent ; leurs parois s'amincissent, quelques-unes même se rompent, une partie de l'air inspiré pénètre dans le tissu cellulaire général de l'organe, et il est à remarquer que presque toutes les maladies du poumon, même passagères dans la vieillesse, hâtent ce genre de détérioration. D'ailleurs, des mucosités de plus en plus abondantes tapissent, obstruent les ramuscules des conduits aérifères, s'interposent entre l'organe et l'air, ce qui rend l'absorption et l'assimilation de celui-ci difficiles et imparfaites. Outre cette disposition catarrhale permanente, les vaisseaux s'engorgent de plus en plus ; la circulation du sang pulmonaire devient lente, pénible et embarrassée. La poitrine même participe à ces changements : elle se déforme, elle s'aplatit. Les mouvements d'abaissement et d'élévation des côtes éprouvent de la difficulté. Le diamètre du thorax étant diminué, le diaphragme contribue seul, dans certains cas, à accomplir l'acte respiratoire. Il en résulte que l'expansion pulmonaire, si ample, si facile autrefois, devient gênée, oppressive, surtout dans une marche rapide, quand il s'agit de monter ou pendant l'exercice prolongé de la voix. Ne cherchez plus chez le vieillard ce souffle moelleux, cette respiration douce, égale, si bien caractérisée par l'expression des pathologistes modernes, *murmure* vésiculaire. La respiration est, au contraire, rude et inégale, l'inspiration bruyante et saccadée, rarement exempte d'un peu de toux, même dans l'état le plus ordinaire. Ainsi les poumons éprouvent, au déclin de l'âge, des altérations de plus en plus prononcées, dans leur volume, dans leur composition, dans leur énergie, ce qu'on peut considérer comme causes déterminantes de troubles fonctionnels d'une incontestable gravité. A tous les âges, mais particulièrement dans la vieillesse, le poumon doit donc être considéré comme prédisposé à une foule de maladies : on dirait une sorte d'*atrium mortis* constamment en action.

Ces troubles sont particuliers ou généraux. Un des plus remarquables parmi les premiers est l'altération de la voix, altération qui commence même d'assez bonne heure. La voix faible, cassée, chevrotante des vieillards, n'ayant jamais de sonorité pure et bien prononcée, est assez connue, ce qui, joint à la perte des dents, ôte à la parole sa force, son accent, sa netteté. Un autre effet de l'affaiblissement pulmonaire consiste dans la difficulté de respirer librement, largement, par suite de l'embarras circulatoire ; puis vient la surabondance de mucosités bronchiques, qui prédisposent à l'état catarrheux, dont les progrès, l'intensité, les nuances, déterminent des maladies plus ou moins graves, plus ou moins variées, et toujours menaçantes.

Mais de toutes les conséquences produites par la *détérioration sénile* de l'organe pulmonaire, la plus importante comme la plus fâcheuse est évidemment l'obstacle qu'elle présente à l'*hématose*, c'est-à-dire à la revivification complète du sang par l'air atmosphérique inspiré. En effet, la force active du poumon étant inférieure aux fonctions qui lui sont départies, il en résulte nécessairement des produits altérés, autrement dit, un sang moins imprégné d'oxygène, de calorique, d'électricité, peu vitalisé, dès lors nullement en rapport avec les besoins de l'économie. Selon John Hunter, le sang est la *matière première* de la vie, et il n'est point de phénomène physiologique qui ne confirme cette assertion. Le principe vital a donc ses racines dans le sang ; dès lors quand celui-ci est pauvre, la vie est et doit être en déchéance. Cette vérité est tellement certaine à mes yeux, que je suis dans la pleine, dans l'entière conviction que le commencement de la *période décroissante* de l'économie est dans l'appareil même de la respiration ; en un mot, que c'est là l'origine première, le point de départ de la vieillesse (1). Quelques physiologistes ont pensé qu'il fallait chercher cette origine dans le cœur, qui faiblit, il est vrai, d'assez bonne heure, d'autres dans le cerveau. Mais si l'on réfléchit que le sang est le seul aliment, l'unique excipient contenant la substance première de tous les organes ; qu'en lui seul réside la source des réparations et des nutritions ; que quand il est sain, vigoureux, plastique, riche en principes alibiles, la vie organique s'accroît et se soutient ; qu'au contraire elle s'use, s'affaiblit ou cesse d'être quand le sang est altéré dans sa composition intime,

(1) Il est à remarquer que les mots ψυχη, πνευμα, *spiritus*, *anima*, expressions grecques et latines qui désignent le principe vital, font toutes allusion à la respiration et coïncident avec cette expression hébraïque, le *souffle de la vie*.

on sera forcé d'admettre l'opinion que l'âge de déclin général *commence* avec le déclin du poumon; que le premier est une conséquence du dernier. Un homme, toutes choses étant égales d'ailleurs, consomme par heure à peu près 40 grammes d'oxygène, c'est-à-dire 960 grammes par jour, et par conséquent environ 350,000 kilogrammes par an. Or quand, d'une part, cette quantité diminue par l'atonie de l'appareil respiratoire ; de l'autre, que ce qui est inspiré n'est qu'imparfaitement absorbé et assimilé, il doit s'ensuivre nécessairement de graves altérations dans l'économie. Les aliments, dit-on, font le bon chyle, et celui-ci fait le bon sang, nul doute ; mais les aliments suffisent-ils à la complète *vitalisation* du sang? On sait parfaitement le contraire. Les gens riches âgés n'ont rien à désirer sous ce rapport, en supposant même un excellent estomac. Que leur manque-t-il donc? Un appareil respiratoire capable comme *autrefois* de donner au sang d'éminentes qualités vitales indispensables à l'économie. Si à l'époque de la force de l'âge, vous introduisez dans le sang un principe septique, des miasmes, un poison quelconque, même à très petite dose, tout aussitôt de graves maladies se déclarent ; que sera-ce donc quand l'altération est générale, quand la source n'en fournit plus qui soit complétement vivifiant, comme il arrive dans la vieillesse ? N'est-ce pas atteindre les racines mêmes de la vie et les frapper d'impuissance ? Si l'influence délétère n'est pas immédiate, si les maladies, si les désorganisations ne se déclarent pas sur-le-champ, c'est que l'altération du sang est progressive, correspondant proportionnellement à celle de l'organe.

Non-seulement par l'effet de la détérioration de l'organe pulmonaire, le sang se trouve dépouillé des propriétés roborantes et excitantes qu'il avait précédemment, mais la calorification générale cesse d'être la même, et ce phénomène est des plus importants. La chaleur est pour l'économie le radical des stimulants; quand elle s'affaiblit, que l'élément phlogistique du sang est en moindre quantité, tous les actes vitaux, même les plus profonds, les plus intimes, doivent nécessairement en ressentir une fâcheuse atteinte. C'est là précisément ce qui arrive, quand les poumons ne pouvant plus décomposer entièrement l'air atmosphérique, la dose du calorique produit reste insuffisante. La moyenne thermométrique du calorique dans l'homme est évaluée à 38 degrés centigrades, mais elle diminue dans la vieillesse. Le sang dès lors est peu actif, la température de l'économie baisse, la force diminue, et avec elle le caractère de la vitalité. Qui ne sait que *chaleur* et *vie* sont synonymes dans toutes les langues? Concluons que l'affaiblissement graduel de l'appareil respiratoire, son imperméabilité relative par l'enduit muqueux qui s'interpose entre l'air et la surface absorbante, en imprimant au sang une altération dans ses éléments constitutifs, préparent et hâtent la période de décroissement, ou la seconde section de la *courbe* figurative de la vie. La *raison organique* du commencement de la vieillesse se trouve donc dans les poumons, et l'on s'en convaincra par l'examen des phénomènes dont il a été question, par leur succession, leur ensemble et leurs résultats. En supposant que l'on pût trouver un organe supplémentaire au poumon, ou bien plutôt un procédé, un moyen quelconque de faciliter la décomposition de l'air atmosphérique, de manière à maintenir l'oxygénation et la vitalité du sang, on prolongerait certainement la vie humaine bien au delà du cercle où elle est maintenant circonscrite. Mais gardons-nous de nous perdre dans de chimériques espérances, de croire qu'il soit possible de ravir à la nature les secrets de son éternité. N'oublions pas que la transfusion du sang d'un jeune animal, bien plus que l'inspiration de l'oxygène pur, a été suivie de graves accidents, d'autant plus qu'il y a dans la fonction respiratoire un acte chimico-vital dont l'accomplissement intime, parfait, complet, est encore à l'état de question scientifique. Au fond, ce n'est qu'en se conformant aux lois de la vie, à leur direction, à leurs exigences, qu'on peut se flatter d'obtenir dans le grand art de vivre des résultats heureux et constatés. Toutefois, en réfléchissant à l'étendue de la surface pulmonaire, bien autrement vaste que celle des voies digestives; en se rappelant que certaines vapeurs, certains gaz, introduits dans les poumons, produisent d'étonnants effets, car les uns tuent immédiatement, les autres donnent à la vie, à la circulation, aux centres nerveux, une activité extraordinaire et générale, tandis qu'il en est, comme l'éther, le chloroforme, qui frappent momentanément le sens intime de paralysie, on se demande s'il est impossible de trouver une substance éthérée ou gazeuse qui, également introduite dans les poumons, facilitant l'hématose ou la sanguification, ne maintienne très longtemps l'activité vitale. Je ne sais et je n'avance rien à cet égard ; les faits connus n'autorisent pas même suffisamment ce qu'on peut espérer sur ce grand objet. Je dirai seulement qu'on ne saurait affirmer quelles sont les bornes de l'intelligence humaine en matière d'observation et d'expérience, ce qui signifie qu'on ne saurait dire ce que l'esprit d'invention, de découverte, peut ou ne peut pas faire dans le sujet qui nous occupe : les siècles futurs en décideront.

CHAPITRE VII.

MODIFICATIONS SÉNILES DE QUELQUES ORGANES SÉCRÉTEURS.

Ces organes sont en grand nombre dans l'économie, tous influent sur l'harmonie des fonctions en général. Cependant il en est d'une importance très remarquable et dont les altérations, par suite de l'âge, augmentent et aggravent plus directement le déclin de l'organisme. Parmi ces derniers, il faut ranger le foie, destiné, comme on sait, à sécréter la *bile*, qui joue un si grand rôle dans la digestion. Le foie chez les personnes âgées, surtout quand elles approchent d'une vieillesse extrême, est ordinairement flétri, rapetissé, un peu décoloré. Sa substance intérieure est d'une couleur moins vive que dans les âges précédents.

Quelquefois on le trouve d'un volume assez considérable, ce qui est toujours l'effet d'un engorgement morbide; souvent encore on remarque dans son parenchyme des dégénérescences dont il est difficile de remonter à la cause. Mais ce qui arrive le plus ordinairement dans la vieillesse, c'est l'embarras circulatoire du sang dans ce viscère. Le système sanguin hépatique est pour ainsi dire un système à part, le mouvement sanguin n'y est jamais très vif. Or, quand ce mouvement se ralentit dans l'économie entière, qu'on juge de ce qui doit arriver dans les vaisseaux du foie. La gêne, les embarras, les stases de sang dans l'abdomen, et par conséquent les hémorrhoïdes, si fréquentes à l'époque d'un âge avancé, sont attribués, non sans raison, à ces altérations organiques. Aussi un ancien a-t-il dit de la veine porte, *porta malorum*, expression qui ne manque pas de justesse.

La bile, sécrétée par le foie, présente aussi de notables altérations; elle semble plus foncée, plus épaisse, et les concrétions biliaires sont en effet plus communes dans la vieillesse que dans les autres âges, à moins d'une disposition particulière. Toutes ces altérations, qui varient d'après les périodes mêmes de la vieillesse et d'après les individus, influent sur les digestions, par conséquent sur le chyle et le sang, bien qu'il reste à cet égard des données scientifiques assez vagues.

Il n'en est pas de même des reins, et en général de l'appareil urinaire, comme de ses produits. Cet appareil est un de ceux dont les altérations, à l'âge de retour, sont très fréquentes ; beaucoup même de ces altérations se manifestent de bonne heure, surtout chez l'homme. A peine a-t-il passé quarante ou quarante-cinq ans, que déjà il s'aperçoit de l'affaiblissement plus ou moins prononcé des organes qui concourent à la sécrétion et à l'expulsion des urines, la santé étant d'ailleurs pleine et entière. Les reins, devenus mous, pâles, moins vasculaires qu'autrefois, ont dès lors moins d'activité, leurs actes sécrétoires se font avec moins d'énergie ; la vessie surtout, ce réservoir des urines, éprouve avec l'âge de notables altérations dans sa texture, dans son action, dans sa capacité, dans sa sensibilité. Cet organe diminue d'étendue, il se rapetisse, et souvent ses parois s'épaississent. A l'intérieur, la membrane rouge, vasculaire pâlit, et les mucosités qui la tapissent deviennent de plus en plus abondantes ; un degré de plus d'irritation, et il y a un catarrhe de la vessie, maladie très commune dans l'âge avancé. La diminution de l'action contractile de la vessie est surtout remarquable : manquant de tonicité, le jet de l'urine est nécessairement moins fort, moins rapide, moins continu qu'autrefois ; il est bien rare que la vessie se vide entièrement, de là ces fréquentes envies d'uriner (dysurie) qui se font sentir dans la vieillesse, disposition qui ne fait que s'accroître par la progression de l'âge et qui détermine des infirmités dont il sera parlé dans la suite.

L'urine présente aussi des caractères différentiels qui méritent d'être remarqués. Qu'on examine celle d'un enfant et celle d'un vieillard, on croirait difficilement que ce sont les produits d'un même appareil organique. L'urine, dans l'enfance, est abondante, presque inodore et d'une grande limpidité; chez le vieillard, au contraire, l'urine est diminuée dans sa quantité, elle est d'ailleurs odorante, très colorée : tout annonce que les principes qui la constituent ont une concentration qui ne fait que s'augmenter et devient l'origine d'une foule de maladies et d'infirmités.

CHAPITRE VIII.

MODIFICATIONS SÉNILES DES ORGANES DE RELATION.

Partout où il y a une molécule vivante dans les êtres animés, il y a une molécule nerveuse qui accroît sa vitalité. On peut poser comme fait incontestable ce principe de haute physiologie. Mais la période d'activité de notre vie étant limitée, les ressorts de l'économie s'affaiblissent, et ce dépérissement graduel, comme nous en avons fait la remarque, se manifeste d'abord sur les organes de relation, c'est-à-dire ceux qui rattachent notre vie à la vie universelle dans laquelle nous sommes plongés, organes par lesquels nous sentons, nous connaissons, nous agissons. Lors de la projection vitale première, à partir de la fécondation du germe, tout ce qui tient à la vie de relation semble rapidement se manifester. Il le fallait pour que l'être organique pût développer son instinct, accroître ses idées et former son intelligence. Les précieuses années pendant lesquelles l'homme fait son corps, son être, son intelligence, quand l'action nerveuse qui *éclaire* tout dans l'animal vivant, selon l'expression de Bordeu, agit avec force, en sont des preuves évidentes et multipliées. En effet, le progrès des facultés est aussi l'aiguille qui indique le progrès des organes. Malheureusement ce progrès a un terme; la force de développement épuisée, tout aussitôt les organes de la vie de relation baissent exactement dans la même proportion, et la prédominance de l'animalité intérieure reparaît, de sorte que, quand l'homme a parcouru le cercle entier de la vie, il revient pour ainsi dire à son point de départ, la pure sensibilité latente, et presque par les mêmes degrés qu'il s'en était éloigné.

L'action nerveuse n'est-elle donc que l'action électrique *animalisée?* Il y a des preuves en faveur de cette opinion, il en est de plus fortes qui lui sont opposées. Une chose certaine, c'est qu'il existe dans les nerfs un courant quelconque, rapide, continuel, de l'extrémité central à l'extrémité périphérique, et réciproquement. Ce qu'il y a de non moins évident, c'est qu'à l'époque de décadence, les organes chargés d'exercer, d'entretenir, de propager la sensibilité, soit dans les centres, soit dans les divisions et les ramifications de l'arbre sensitif, ressentent de bonne heure les effets de la détérioration vitale. Sensibilité physique et morale, excitations et aptitudes des sens, action et réaction des centres nerveux, activité, mobilité de l'agent de transmission, force de concentration ou heureux épanouissement du système sensible, rapides sympathies des différentes parties qui composent ce système, pour en assurer la centralité unitaire, tout s'affaisse, tout diminue, et toujours à des degrés relatifs à ceux du déclin de la vie. Plus l'âge s'avance, plus le voile s'épaissit entre le monde et le vieillard. Fichte établit que, pour chacun de nous, l'existence entière de l'univers procède de l'action de son âme, ou, comme il le dit, de son *rayonnement intellectuel.* Mais que devient ce dernier quand les organes sont affaiblis et détériorés ?

Le cerveau, ce merveilleux appareil, centre et dispensateur de la sensibilité, s'altère évidemment dans son volume, dans sa substance et dans son système sanguin. Il paraît bien constaté que la masse encéphalique diminue dans la vieillesse approchant de la caducité, soit que cette diminution ait lieu dans la pulpe cérébrale elle-même, soit par l'épaisseur croissante des parois du crâne. Le *retrait* du cerveau, sans être d'une évidence incontestable, est donc un phénomène qui réunit les conditions d'une grande probabilité. On a pesé des cerveaux à certaines époques de la vie, puis dans la vieillesse, et toutes choses étant égales d'ailleurs, on a trouvé que son poids avait diminué dans l'âge avancé. On croit également que les anfractuosités qui étendent la surface de cet organe sans en augmenter le volume, n'ont pas la même profondeur dans la vieillesse extrême qu'aux époques précédentes de la vie.

Bien qu'on ne connaisse pas la nature de la trame

première et constitutive du cerveau, on peut néanmoins, si l'on en juge par l'extérieur, admettre que cette substance éprouve, par l'effet du temps, d'importantes modifications. En général, elle semble plus ferme, plus consistante que dans les périodes antérieures de la vie. Cependant il n'est pas rare de la trouver, sur quelques points, ramollie et même diffluente, espèce de dégénérescence organique qui prédispose à de graves maladies. D'ailleurs les membranes ou méninges qui enveloppent l'encéphale, qui le pénètrent, perdent leur souplesse, leur élasticité ; on y remarque même quelquefois des points d'ossification, notamment dans la *faux*, vaste repli de la dure-mère, qui sépare les deux lobes du cerveau depuis la région frontale jusqu'à l'occiput. Les nerfs qui partent du cerveau présentent aussi des altérations : ils sont durs, rapetissés ; leur enveloppe, ou *névrilème*, a acquis une certaine consistance, mais relativement aux changements qu'éprouve leur substance intime, on en ignore complétement la nature.

Quant aux modifications du système sanguin cérébral, dans la vieillesse, toutes sont dignes de remarque. Le cerveau remplit des fonctions si essentielles à la vie physique et morale, il a tellement besoin de sang, et du sang le plus pur, le plus animalisé, qu'il en est pénétré, imprégné jusque dans les dernières profondeurs de sa substance. En outre, les vaisseaux qui le contiennent forment une infinité de lacis, de réseaux, de divisions particulières. Il en résulte que, par la disposition même des parties, la circulation est pénible, par cela même les congestions sanguines deviennent fréquentes, même chez les enfants, où ces mêmes vaisseaux jouissent de toute leur tonicité. Mais dans l'homme fait, plus encore chez le vieillard, fatigué par l'âge, par un long exercice des facultés intellectuelles, la circulation sanguine du cerveau devient, d'année en année, lente et difficile, d'autant plus que la pléthore veineuse prédomine à cet âge, tandis que la contractilité artérielle a beaucoup diminué. On croirait que les accidents cérébraux sont moins à craindre dans la vieillesse, le sang n'étant plus lancé par le cœur dans les artères carotides et de là dans le cerveau, avec la même impétuosité qu'autrefois : cela est vrai ; mais en revanche, les veines, et surtout les *sinus*, précieux réservoirs du sang ménagés par la nature pour faciliter la marche du sang, ne se dégorgent pas facilement. De là des obstacles multipliés à la marche du sang. A un certain âge, la tête du vieillard est toujours lourde, comme embarrassée, parce qu'il n'y a jamais de proportion normale dans la quantité de sang qu'elle doit contenir. On remarque, en outre, une disposition continuelle à la somnolence, manifestant la gêne et l'affaiblissement de l'activité cérébrale. Aussi, à l'exception de certains vieillards maigres et décharnés, voit-on la figure des gens âgés se colorer facilement dans quelques circonstances, comme l'application de l'esprit, ou bien lorsque la tête a été baissée un peu de temps, enfin pendant le travail de la digestion.

En même temps que le cerveau s'altère dans son

volume et dans sa structure, les organes sensoriaux éprouvent de graves modifications relativement à leur composition et à leurs fonctions ; l'œil perd de son éclat, de sa vivacité, il s'enfonce dans l'orbite ; les milieux qui le composent perdent de leur transparence habituelle et notamment le cristallin ; l'iris et la choroïde ont notablement pâli. Le point de vue s'allonge et la presbytie se prononce. L'oreille devient immobile, le conduit auditif externe s'oblitère souvent par l'accumulation d'un *cérumen* épais et condensé. Les cavités intérieures ou labyrinthiques sont desséchées, privées de la lymphe de Cotunni si nécessaire à la perception des ondes sonores, et dès lors l'ouïe perd de sa finesse ; le vieillard est souvent *dur* d'oreille, et la surdité devient parfois complète. L'imperfection de la vue gêne l'exercice du toucher en lui enlevant une multitude d'occasions de s'exercer, indépendamment que ce sens est oblitéré par la difficulté des mouvements de la main, par l'épaisseur du derme qui ôte à la sensation du tact sa finesse et son activité. On peut dire que, dans la plupart des cas, le vieillard ne touche plus que pour assurer sa position, sa marche et ses mouvements. Toutefois si la vue et l'ouïe s'affaiblissent notablement, le goût et l'odorat se maintiennent quelque temps : le vieillard flaire et savoure avec plaisir les aliments. Lorsqu'il semble déjà étranger à tout ce qui l'environne, le goût lui reste encore, et, comme le dit Bichat, c'est *le dernier fil auquel est suspendu le bonheur d'exister.*

Mais si les organes des sens rapportant au moi les

impressions extérieures présentent de remarquables changements, ceux qui transmettent au dehors les décisions de la volonté éprouvent aussi d'éminentes dégradations. Le larynx, devenu très vaste et presque osseux, présente une cavité dont les diverses pièces soudées entre elles sont entièrement immobiles, or cette disposition jointe à la faiblesse des muscles de la poitrine, diminue le volume, l'intensité de la voix chez le vieillard. La parole même, *animi index et speculum*, « l'expression et le miroir de l'esprit, » comme dit un ancien, la parole, signe sensible de l'intelligence de l'homme, moyen de sa sociabilité, premier instrument de son industrie, caractère incommunicable de sa prééminence (1), ne réfléchit qu'imparfaitement les pensées de celui qui a longtemps vécu. Le vieillard peut être causeur, mais les efforts de poitrine et de parole qu'exigent le professeur, l'acteur, l'orateur, lui sont interdits, bien plus encore ceux du chanteur ; la note peut encore être donnée par l'âme, mais la force n'y répond plus.

Les organes de la locomotion participent égale-

(1) Le cardinal de Polignac voyant un orang-outang, ce singulier *fac-simile* de notre être, faire quelques actions qui semblaient le rapprocher de l'homme, s'écria : « Parle, et je te baptise. » Mais rien de semblable ne pouvait avoir lieu ; l'orang-outang ne parlera jamais, car il faudrait, chose impossible, qu'il passât du règne animal au règne *hominal*. Qu'on se figure bien que l'intelligence humaine la plus faible sera toujours supérieure à l'animal le plus parfait. Le philosophe Laromiguière a raison : l'enfant ne dit pas encore, mais il dira bientôt *je suis faible* ; le lion ne dira jamais en lui-même *je suis fort.*

ment à la décadence de l'économie. C'est ordinairement après quarante-cinq ans que l'on commence à remarquer les altérations du système osseux. On sait que les os croissent par des couches qui s'appliquent à leur extérieur et qu'ils se dissolvent par leur intérieur, les os longs par la cavité médullaire, les os courts, les os plats par leur tissu spongieux et diploïque ; la moelle qu'ils contiennent devient jaune et consistante. Leur substance même s'altère, elle devient friable par la prédominance relative du phosphate calcaire sur la substance cellulaire et vitale. L'ensemble des os ou le *squelette* présente aussi des différences importantes. Les articulations et les ligaments n'ont plus cette souple vigueur d'autrefois (1), beaucoup de cartilages sont ossifiés. Le squelette même se raccourcit, la colonne épinière ne présente plus les mêmes courbures que dans la jeunesse. La cavité thoracique ou la poitrine diminue par le rapprochement des côtes, par l'ossification de leurs cartilages, par l'enfoncement du sternum à sa partie inférieure. On a calculé que le poids d'un squelette préparé depuis quelque temps n'excède guère le poids d'un enfant après sa naissance.

Les muscles devenus roides, compactes, n'obéissent qu'avec difficulté aux ordres de la volonté ; et leur motilité se perd d'autant plus vite que l'influence nerveuse s'y fait moins sentir. Aussi les membres

(1) Les anciens n'ont pas oublié ce phénomène articulaire. Horace engage ses amis à se divertir *dum virent genua* (lib. v, ode XIII), « tandis que leurs genoux ont encore de la vigueur. »

manquent-ils de force et d'ensemble dans leurs mouvements; par les extrémités supérieures, le bras n'a plus de tension, de vigueur, c'est Priam lançant le *telum imbelle sine ictu ;* par les extrémités inférieures, on remarque une débilité qui ôte au corps son aplomb, sa solidité. L'enfant court, le jeune homme s'élance, l'homme marche et le vieillard se traîne. Ces expressions peignent avec assez de justesse les différences profondes qu'amènent les progrès de l'âge dans les phénomènes de la locomotion. Si l'on voit encore des vieillards lestes et dispos, c'est qu'ils sont dans des conditions exceptionnelles ; encore n'observe-t-on ces conditions que dans cette période de la vieillesse, exempte d'une radicale défaillance. Le corps lui-même dans son expression générale présente des phénomènes indiquant son déclin. La beauté, l'élégance de ses formes, la souplesse de ses mouvements s'effacent insensiblement. La taille se rapetisse par l'aplatissement des corps fibro-cartilagineux inter-vertébraux, elle perd de sa flexibilité par la disposition croissante de ces mêmes corps à s'ossifier ; elle se courbe, car les muscles de la colonne vertébrale manquent d'énergie pour la maintenir et l'érection verticale n'est plus possible. Ainsi l'homme accablé par la vieillesse, brisé, plié par le temps, n'a plus les yeux tournés vers le ciel ou vers l'horizon, il reste penché vers la terre d'où il sort et où il va bientôt rentrer vaincu par les années.

CHAPITRE IX.

MODIFICATIONS SÉNILES DES ORGANES DE LA GÉNÉRATION.

L'animalité avec unité multiple, dont l'homme est sur cette terre l'échelon le plus élevé, se manifeste surtout dans la génération, mystère inconcevable qui fatigue l'admiration sans pouvoir l'assouvir. Dès le principe de l'évolution du germe fécondé, on voit se former les organes de la nutrition, premier travail de la nature, puis se dessinent et se fortifient les organes de la vie de relation, second travail du principe formateur ; enfin apparaissent les organes de la génération, dernier et suprême effort de la puissance vitale. Nous avons déjà fait remarquer ces trois termes d'accroissement de la vie dans son entier développement. Toutefois, le dernier est le plus remarquable en ce que non seulement il tient radicalement à la vie, mais qu'il renferme le magnifique don de la communiquer à d'autres et d'assurer la perpétuité de l'espèce ; aussi, victorieuses des éléments, du temps et de la mort, les espèces se conservent et le temps de leur durée nous est absolument inconnu. Cependant la nature, dans sa générosité intéressée, met à ses largesses individuelles une condition assez dure, c'est l'extrême limitation de durée de la faculté procréatrice, limitation facile à concevoir néanmoins par la nécessité d'un excès de vitalité indispensable à cette même faculté ; c'est pourquoi elle ne se manifeste que la dernière, c'est-à-dire quand le corps a acquis sa complète vigueur ; son apparition est pour ainsi dire le couronnement de l'accroissement organique. Pendant sa courte période, la vie semble en effet dans tout son éclat, l'individu dans la pleine possession de son existence. Cet excès de vie étant borné, la faculté génératrice disparaît la première ; c'est là un symptôme qui annonce tout d'abord que la vie est sur son déclin, et qu'il ne reste de son principe que le *nécessaire* à l'entretien des forces. Il y a donc dans l'économie sous le rapport de la puissance génératrice deux époques très différentes. Nous ne décrirons pas la première, elle n'entre pas dans notre cadre. Nous rappellerons seulement qu'à la révolution pubère dans les deux sexes, des organes jusqu'alors inertes se développent rapidement. L'économie se transforme, pour ainsi dire, sous le rapport physique et moral, de nouveaux besoins, de nouvelles tendances se manifestent, et l'être organisé a acquis en quelques années cet éclat de force, cette beauté de formes annonçant une activité suprême du principe qui l'anime. L'autre époque se présente avec des phénomènes entièrement opposés ; lentement, graduellement, mais irrévocablement, la faculté de procréer diminue alors même que les forces générales paraissent encore se maintenir dans un certain degré d'énergie (1). L'af-

(1) Il est même des êtres qui ne semblent exister pendant quelque temps que pour cette fonction. « Presque tous les insectes, dit Ch. Bonnet, s'épuisent par l'acte de la génération, au point qu'ils meurent bientôt après.. Tel est surtout le cas de cette mouche singulière que la courte durée de sa vie a fait nommer *éphémère*, et

faiblissement des facultés génératrices paraît varier selon les individus et quelques circonstances particulières, mais on a remarqué qu'il se prononce chez les femmes de meilleure heure que chez les hommes. Dès l'époque de quarante-cinq à cinquante ans environ, le flux menstruel diminue, se supprime, les seins se flétrissent et l'utérus perd de sa sensibilité. Bientôt le corps lui-même participe à cette détérioration. La nature, qui a tout fait pour la femme dans sa jeunesse, semble la traiter durement, presque en marâtre au déclin de l'âge. On dirait que n'étant plus propre à remplir ses vues, la propagation de l'espèce, elle lui retire impitoyablement tous ses dons ; une vieille femme n'est pour la nature qu'un être dégradé, parce qu'il lui est inutile. Heureusement que la société balance ce triste état de chose par d'autres prérogatives, en accordant à la femme, même sur le retour, ce doux empire domestique par lequel seul elle devient tout à la fois respectable et touchante.

Chez l'homme, la faculté génératrice s'affaiblit et se perd un peu plus tard. C'est ordinairement de cinquante à soixante ans que se fait ce changement physiologico-organique. A cette époque, l'homme, si

ce nom ne rend même que très imparfaitement l'extrême brièveté de cette vie. L'éphémère, en effet, ne vit guère que quatre à cinq heures ; et jamais une mouche de cette espèce n'a vu lever le soleil... Une mouche si pressée de vivre n'a pas de temps à perdre ; à peine est-elle née, qu'elle se délivre de deux grappes qui contiennent chacune plus de trois cents œufs ; elle pond donc en un instant plus de six cents œufs. » (*Considérations sur les corps organisés*, t. II.)

fier de sa puissance virile, élevée jusqu'au caractère sacré de la paternité, la sent pourtant décroître et presque avec un sentiment d'indignation. Ce degré de faiblesse lui annonce qu'il n'est plus aussi homme que par le passé, qu'il y a déchéance de sa force, par conséquent de son pouvoir. Il peut en retarder l'effet, jusqu'à un certain point, mais non entièrement, la loi doit avoir sa pleine et entière exécution, *dura lex, sed lex.* Bientôt les organes générateurs diminuent d'activité, la fonction baisse, languit et cesse entièrement. D'ailleurs, les désirs et le besoin n'étant plus les mêmes, l'imagination n'exerce pas, sur ces mêmes organes, sa puissance et sa fascination ordinaires. Dans l'appareil génital, le sang n'afflue qu'en petite quantité, la sensibilité devient obtuse, se réduisant à celle qui est indispensable à la nutrition des parties. La corrugation du scrotum ou des bourses n'a presque plus lieu, les testicules s'atrophient, l'inextricable tissu vasculaire qui les compose se flétrit et s'oblitère ; le sperme, cette sécrétion toute particulière des éléments du sang, est non seulement moins abondant, mais il a perdu de sa consistance, de sa force, de son principe virtuel de prolification. Les animalcules ou *zoospermes* qui constituent sa nature ou son essence, loin d'être comme autrefois nombreux, pressés, actifs, sont au contraire rares et languissants ; ils finissent même par disparaître entièrement, et l'on ne trouve plus dans les vésicules séminales des gens très âgés qu'une matière muqueuse, sans principe de fécondité.

L'économie elle-même fléchit de toutes parts. Et remarquons ici une suite de causes et d'effets très importants : l'affaiblissement du corps influe successivement sur les organes de la génération dont il prépare, et quelquefois dont il hâte la détérioration. De même aussi, ces derniers manquant d'énergie, ne réagissent plus qu'imparfaitement, soit par eux-mêmes, soit par leur produit sur l'organisme. C'est avec raison qu'on attribue les effets avantageux de la révolution pubère à la sécrétion du sperme, et sans doute aussi à sa réabsorption dans l'économie. La puissance de la liqueur spermatique dont les émanations refluent dans le sang, lui communique certainement un caractère plus stimulant et plus actif ; mais le contraire a lieu quand cette sécrétion du sperme et sa réabsorption diminuent ou cessent tout à fait : c'est une double cause de débilité. Dans l'homme adulte et sain, la substance spermatique toujours présente, toujours active et vivifiante, opère, pour ainsi dire, dans chaque partie, dans chaque fibre ; mais à l'approche de la vieillesse, ce ressort secret n'existant plus, la détérioration organique n'en est que plus rapide. Conclusion : plus un homme conserve de force dans l'âge avancé, plus il prolonge sa faculté génératrice ; et réciproquement, plus celle-ci se maintient avec une certaine énergie, plus la force vitale intrinsèque se prolonge dans l'ensemble organique.

CHAPITRE X.

DIFFÉRENCES QUE PRÉSENTENT CES DIVERSES MODIFICATIONS SÉNILES.

Tous les êtres organisés et vivants, sont, par cela même, condamnés à mourir, sans pourtant que le temps de leur existence soit égal en durée. L'homme est peut-être celui dont la vie se prolonge davantage, encore remarque-t-on beaucoup de différences parmi les individus dont l'ensemble forme l'humanité entière. Il en est qui succombent de bonne heure, il en est qui résistent plus longtemps; on en voit, enfin, qui poussent leur carrière aussi loin qu'il appartient à notre espèce. Dans cette course plus ou moins rapide de la naissance à la mort qu'on appelle la vie, il s'en faut donc beaucoup que tous parviennent à toucher l'extrême limite. Quelle en est la raison organique? Rien de plus difficile que de la déterminer avec précision. Sans doute que les causes extérieures, que la multitude infinie de ces mêmes causes, bien plus, que la manière de diriger l'existence, de ralentir ou de surexciter l'action organique, ont une part d'influence incontestable; mais il est bien difficile de la reconnaître, et surtout de l'évaluer. La science ne possède à cet égard que des données assez vagues fournies par l'expérience, mais non pas toujours ratifiées par les lois physiologiques. Car, de deux individus, exposés à l'action des mêmes modificateurs de l'économie, toutes choses étant égales d'ailleurs, au moins en apparence, l'un reste inébranlable, ces causes l'effleurent à peine, tandis que l'autre succombe en peu de temps à leur action. Pour connaître la vérité dernière sur ce point important, il faudrait pouvoir estimer, d'une part, les forces de l'économie, de l'autre, celles de chaque organe en particulier, et même la disposition de ses principes élémentaires, science, dit Galien, *qui nous égalerait aux dieux*, mais que nous sommes loin de posséder. Tout ce qu'on peut dire, c'est que dans l'organo-dynamisme qui constitue le corps humain, il est indispensable que chaque partie ait sa part exacte et proportionnelle de force, de puissance et d'activité, qu'elle ne la perde que faiblement et dans des circonstances extraordinaires, que l'équilibre de l'ensemble soit toujours conservé, ou du moins qu'il revienne à son point *medium* avec facilité et persistance. Or cet état, comme on le sait, le *temperamentum temperatum* des anciens ne saurait exister. C'est un idéal physiologique que l'on conçoit comme un summum, un point de perfection dont on approche plus ou moins, mais qu'on n'atteint jamais. Si l'on considère l'innombrable quantité de parties tant solides que fluides composant le corps humain ; le jeu continuel de cette multitude de ressorts, tous nécessaires, tous importants, quoique dans des proportions différentes ; cette immense variété d'actions, de réactions, de rapports, de sympathies, de mouvements, d'affinités chimico-vitales qui concourent à produire la vie, on ne sera pas surpris des grandes différences qui s'observent sur les détériorations organiques séniles et les énormes différences de longévité qu'on remarque individuellement, sans qu'on puisse néanmoins en assigner la cause première. Ce qu'il y a de certain, c'est que chacun de nous a ses organes faibles et ses organes forts, d'où il résulte que la balance d'action ne saurait être égale entre eux. Les premiers résistent peu, tandis que les seconds acquièrent une prédominance qui, en s'accroissant, finit par rompre l'équilibre et déterminer des affections pathologiques, pour ainsi dire spéciales. Ces différences organiques, comme il est aisé de le croire, sont toutes primitives, originelles; elles se forment dans l'individu, croissent et finissent avec lui. D'ailleurs ce sont là des dispositions fixes qui semblent essentielles à l'existence même, et que les impressions des corps extérieurs et les habitudes mêmes ne modifient que jusqu'à un certain point. Quoique nombreuses et variées, puisque chaque individu a sa manière d'être à lui, son type particulier, ces différences peuvent néanmoins se classer en trois divisions fondamentales.

1° *Les tempéraments.* Quelque définition qu'on en donne, on est forcé d'admettre qu'il y a toujours, dans un tempérament quelconque, un système prédominant, et que ce système est d'autant plus important qu'il entre dans la texture intime de toutes les parties de l'organisme, comme les systèmes vasculaire, lymphatique, nerveux, etc. Or, cette prédominance n'est nullement incompatible avec la santé jusqu'à un certain point. Toutefois, il est évident qu'une pareille disposition donnant aux actes vitaux une direction particulière et toujours la même, finit, si elle n'est combattue, par altérer le bien-être de l'économie, surtout en avançant dans la carrière de l'existence. Sans donner à ce sujet des détails plus étendus et qu'on trouvera dans des ouvrages spéciaux, on peut poser en principe que le tempérament est une forme individuelle d'organisation qui influe sur chacun des phénomènes de la vie, sous la condition toutefois de limitation de cette influence. Maintenant existe-t-il un tempérament, une constitution plus propre qu'une autre à maintenir les actes vitaux dans un degré de puissance et d'activité capable de prolonger la vie plus qu'un autre? rien n'est moins probable, et l'expérience confirme cette assertion. En effet, outre l'activité prépondérante d'un système quelconque, la sensibilité générale plus ou moins prononcée, cause si profondément cachée dans les secrets de l'organisation cérébrale, apporte une influence considérable dans l'énergie vitale de l'économie. Viennent ensuite les modifications extérieures telles que le régime considéré dans ses écarts ou sa régularité, les milieux atmosphériques, l'éducation, les préjugés, les habitudes, les professions, et cette foule de causes que la nature, la fortune et la société jettent avec tant de profusion dans la carrière des hommes pour retarder ou précipiter la vieillesse.

2° *Les organes particuliers.* Quelle que soit la forme du tempérament déterminé par la prépondérance d'un système général, il est encore des organes ou appareils d'organes qui, dans la formation et le développement du fœtus, ont aussi une influence presque décisive sur l'enfance organique, soit par leur volume, soit par leur degré d'excitabilité. C'est là ce qu'on nomme la constitution spéciale, tout à fait individuelle, autrement dit l'*idiosyncrasie.* Chez l'un c'est le poumon, chez l'autre c'est le cerveau, c'est le foie, c'est le cœur, etc., dont l'action se fait le plus particulièrement sentir. Qui ne sait que, dans ce cas, ce même organe devenant centre d'action, il en résulte une disproportion sensible et progressive avec les autres organes, disproportion qui, influant sur la somme totale des forces, en amène forcément l'inégale répartition. Ce n'est pas que la santé ne puisse encore se soutenir quelquefois longtemps avec une pareille disposition organique, mais il faut des circonstances bien favorables, car l'équilibre est toujours prêt à se rompre, malgré l'unité radicale du principe de la vie. En général, l'*extrême* d'un tempérament quelconque touche de près à la maladie, et ce principe peut s'appliquer à l'influence illimitée d'un organe ou d'un appareil important ; la prédominance excessive du système musculaire chez les athlètes en est un exemple frappant. En définitive, nul homme ne ressemble complétement à un autre homme par le tempérament, comme il ne lui ressemble ni par la physionomie, ni par le caractère, véritable physionomie de l'âme.

3° *Les sexes*. C'est dans cette division que se trouve peut-être la différence la plus caractéristique, soit à cause de leur constitution presque toujours lymphatique et nerveuse, soit à cause de leur faiblesse naturelle ; l'expérience démontre que les femmes vieillissent plus vite que les hommes. La peau qui se ternit et contraste si fortement avec cet éclat du teint qui appartient à la jeunesse, le tissu cellulaire qui s'affaisse et produit des rides hâtives et prononcées sur différentes parties du corps, tantôt une maigreur extrême, tantôt un embonpoint excessif, en sont des preuves manifestes. On remarque pourtant que les cheveux se conservent plus longtemps et qu'ils blanchissent beaucoup plus tard que chez les hommes. Les tissus intérieurs se conservent également mieux, ils gardent longtemps un certain degré de souplesse et de facile mobilité. Les muscles ont peu de force, mais ils sont sans aucune roideur ; les os ne sont ni aussi durs ni aussi cassants que dans l'autre sexe, car le phosphate calcaire ne semble pas s'y accumuler en aussi grande quantité. Ces dispositions organiques font que si les femmes vieillissent plus vite, elles vivent ordinairement plus longtemps. La vie moyenne gagne beaucoup chez elles, surtout quand elles ont passé ce qu'on appelle, et non sans raison, l'*âge critique*, époque de la suppression menstruelle. Depuis cette époque, l'altération sénile des organes semble s'arrêter, et la durée de leur existence se prolonge bien au-delà de celle du sexe masculin. En général, si la jeunesse de la femme est plus courte, plus brillante, sa vieillesse est plus longue et plus fâcheuse que celle de l'homme.

La différence de masse proportionnelle du corps ne paraît pas influer d'une manière directe sur la marche des altérations séniles des organes. Toutes choses égales d'ailleurs, on a calculé que l'homme atteint le maximum de son poids vers quarante ans, et qu'il commence à le perdre d'une manière sensible vers soixante ans, en raison de la loi de décomposition dont il a été question. A l'âge de quatre-vingts ans, il a perdu environ 6 kilogrammes de son poids. Sa taille a aussi sensiblement diminué, et cette diminution a été évaluée à 7 centimètres. La femme, à moins de circonstances provenant de sa constitution, parvient au maximum de son poids plus tard que l'homme; c'est vers l'âge de cinquante ans qu'elle pèse le plus.

Il est encore une différence très remarquable au déclin de l'âge entre les deux sexes, c'est que le caractère physique de la vieillesse chez la femme est tout à fait disgracieux. Une fois le teint devenu terne, les formes épaissies, la beauté effacée, on est frappé des progrès de l'âge, et l'on voit du temps l'*irréparable outrage*. Certes la dégradation organique n'est pas aussi sensible chez l'homme, surtout quand les traits de la figure ont une certaine proportion d'élégance, et que l'individu entre à peine dans la première période de la vieillesse. Bien plus, à cet âge, la vieillesse acquiert un genre d'attrait physionomique indépendant de l'affaiblissement vital. Un front large et dépouillé, ou encadré de cheveux blancs, est une sorte de magnificence de la nature. A voir certaines belles têtes de vieillards, on dirait que le temps leur prête en dignité tout ce qu'il leur ôte de jeunesse et d'éclat; ainsi l'homme conserve jusqu'au bout ses perfections typiques, seulement elles sont autres, on y distingue l'empreinte du temps et non celle d'une complète dégradation. Il est surtout des figures qui semblent embellir en vieillissant, ce sont celles des hommes célèbres dans les arts, les sciences ou le gouvernement des États. Qui n'a pas remarqué souvent dans leur physionomie une sérénité parfaite, une sorte de gravité et presque de majesté sénile? On y découvre cette satisfaction intérieure qui se montre toujours au déclin des grandes existences dignement remplies. Louis XIV, Racine, Franklin, Washington, Newton, Montesquieu, Buffon, Turgot, etc., furent dans ce cas. Socrate, que la nature avait disgracié sous ce rapport, n'avait-il pas acquis dans sa vieillesse, par la force de son génie, une physionomie spirituelle? Elle devint même magnifique quand il fut condamné à boire la ciguë pour satisfaire aux lois de son pays.

Ces grandes figures de vieillards ont un tel caractère d'élévation et de dignité qu'à toutes les époques et chez presque tous les peuples, ce sont elles qui représentent les dieux sur la terre : le Jupiter des anciens, le Jéhovah des Hébreux, le dieu des chrétiens, ont toujours les traits et la forme d'un vieillard à longue barbe. C'est là le signe de la puissance comme de la sagesse éternelle et suprême. En général, l'âge n'ôte presque rien à la figure humaine du noble caractère qui en fait pour ainsi dire l'essence. « J'ai vu, dit Lavater, les hommes les plus pervers, je les ai vus dans le moment du crime, et toute leur méchanceté, et tous leurs blasphèmes, et tous leurs efforts pour opprimer l'innocence ne pouvaient éteindre sur leur visage les rayons d'une lumière divine, l'esprit de l'humanité, les traits ineffaçables d'une perfectibilité éternelle ; — on aurait voulu écraser le coupable, et l'on aurait encore embrassé l'homme. »

CHAPITRE XI.

DE L'EXTINCTION GRADUELLE ET PHYSIOLOGIQUE DU PRINCIPE DE VIE.

L'homme commence à l'état *gélatineux*, et il finit à l'état *osseux*. Bien que cette assertion n'ait pas, sous quelques rapports, ce caractère de sévère exactitude si recherché dans les sciences, elle n'est cependant pas tout à fait dénuée de vérité. Qu'est-ce, en effet, que l'économie du vieillard parvenu à la phase extrême et dernière de la vie? Un corps sursaturé de matière qui s'éloigne de plus en plus de ce point suprême fixé par la nature, où les forces organiques, s'équilibrant mutuellement, produisent la vie dans toute son énergie et son intégrité. Mais avant de passer du premier état au second, celui d'une agrégation moléculaire de moins en moins vitalisée, l'organisme éprouve des modifications graduelles et infinies. Dans l'enfance, à l'époque de la période ascendante de la *courbe* de la vie, tout est en progrès, en accroissement de substance, de force et de puissance, tandis que, dans l'âge de retour, ou la période descendante de cette même courbe, à partir du sommet, tout se détériore et s'affaisse, jusqu'à l'extinction du principe vital, jusqu'à la destruction entière des organes, enfin jusqu'à la disgrégation intime des parties concourant à la formation du corps. Telle est cette terrible loi du destin dont l'homme cherche et cherchera en vain l'insoluble pourquoi. Ainsi une existence complète est une existence qui commence à mourir; ainsi le corps vivant commence à se détruire partiellement, lentement, imperceptiblement, enfin totalement; il s'affaiblit, il se décompose, il devient *cadavre;* puis celui-ci se transforme en *ce qui n'a pas de nom dans aucune langue*; et ce qui, en effet, ne pouvait en avoir, parce qu'il y a complète cessation de cohésion entre les principes élémentaires du corps préexistant. Mais ces mêmes principes, en raison de ce *vis abdita*, ou force cachée qu'ils renferment, se recomposent ensuite sous d'autres formes; de là de nouveaux corps, d'autres végétaux, d'autres animaux, soumis aux mêmes lois, aux mêmes successions organiques. La vie de chacun de nous est donc un domaine disputé par d'autres êtres ou pour d'autres êtres, qui toujours se forment et se développent, lorsque les causes de leur procréation entrent en action, quand cela convient à la nature et à l'exécution de ses lois.

Aussi voyez un homme à dix ou quinze ans de distance, quoiqu'il soit d'ailleurs sain et bien portant : on reste frappé de la différence de ce qu'il est avec ce qu'il était. Que si le progrès de l'âge est plus marqué encore, on se sert alors d'une expression vulgaire, mais qui n'est pas sans vérité, on dit que cet homme *baisse* beaucoup. Demande-t-on pourquoi? C'est, ajoute-t-on avec non moins de justesse, qu'il se trouve dans *l'âge de retour*, retour à quoi? Aux éléments dont il est une fraction momentanément isolée, animée, à la terre dont il est issu et où il va rentrer. Notre organisme est donc toujours et immédiatement placé sous l'empire d'une puissance ou force supérieure, qui le transforme à chaque instant, depuis la naissance jusqu'au point où, terminant son individualité physique, il cesse d'être par lui-même en quelque sorte, et fait partie des cycles éternels des transformations de la matière. Encore une fois, qu'on ne demande pas la raison organique de ces étonnantes et continuelles variations du corps, car les causes et les fins de tout nous échappent entièrement. Toutefois, comme dit Herder : « Partout nous apercevons que la nature doit détruire puisqu'elle reconstruit, qu'elle doit diviser pour réunir; que des lois les plus simples, comme des formes les plus grossières, elle s'élève aux plus complètes, aux plus savantes et aux plus délicates, et si nous avions un sens pour apercevoir les formes primitives et les premiers germes des choses, peut-être découvririons-nous dans le plus petit point la série progressive de la création. »

A la vérité, tous les êtres organisés sont soumis aux changements dont nous avons parlé; mais il y a cette différence heureuse ou funeste entre les animaux et l'homme, c'est que les premiers ignorent tout à fait la loi de dégradation, puis du non-être qu'ils ont à subir; tandis que le second en a la conscience, le sentiment, la fatale prévision. Les animaux qui meurent de vieillesse meurent comme ils sont nés, sans s'en apercevoir; pour eux, les derniers degrés de la descente de la vie sont d'une pente aussi douce que ceux de la montée. Tel est le destin de l'animal qui passe quelques jours sous le soleil, pour rentrer à jamais dans la nuit éternelle. L'enfant qui a encore tout l'écheveau de sa vie à dévider plus ou moins joyeusement, peut mourir également sans que rien l'avertisse de sa destruction. Le jeune homme même, qui sent encore l'action immédiate de l'énergie créatrice, comprend à peine la loi du destin qui doit l'atteindre; mais il n'en est pas ainsi de l'homme ayant dépassé le point de perfection de l'énergie vitale; la mort pour lui est *comprise* et *sentie*. Pour peu qu'il s'observe, qu'il réfléchisse, il en ressent les continuelles atteintes; car, dans chaque organe qui se détériore, dans chaque fonction qui s'affaiblit, il y a la part de la mort toujours dans une proportion relative à la durée de l'existence. Il faut pourtant avouer qu'en raison d'une loi bienveillante de la nature, la pente semble insensible jusqu'au dernier terme. Dans la *mort sénile* ou physiologique, l'organisme diminue d'activité d'une manière tellement graduée, qu'on ne peut en apprécier les effets qu'en les examinant à distance d'époque. On dirait que les oscillations du pendule se sont rapprochées, par un mouvement de plus en plus ralenti, du point central où elles doivent enfin s'arrêter. Non, le centenaire, ruine de soi-même, n'a point senti la mort gagner de proche en proche, d'organe en organe, de la périphérie au centre, jusqu'aux sources de la pensée comme du sentiment, et cependant il aurait pu dire : Je suis mort d'un an, je suis mort d'un mois, d'un jour, d'un instant. Bien plus, passé une certaine limite de longévité, on ne vit plus que d'une sorte de vie végétative ; l'homme alors sent à peine son existence, et *les glaces de l'âge* l'ont déjà préparé au froid du tombeau. Il est donc vrai de dire que la vieillesse, cette mortelle ennemie de l'homme, que chacun espère, que chacun craint tout à la fois, n'épuise pourtant la coupe de l'existence que dans certaines proportions très modérées de faiblesse et d'insensibilité. Cette extinction graduelle de la vie s'opère dans la caducité sans maladie aucune. Tantôt elle a lieu, ce qui est plus rare, avec conscience, et constitue l'*euthanasie*, c'est-à-dire la mort douce, sans agonie et sans douleur, tantôt elle survient brusquement, sans que l'individu s'en aperçoive ; quelquefois même, pendant son sommeil, il passe du temps dans l'éternité.

On le sait, la mort sénile ou physiologique semble, comme une espèce d'exception, un rare privilége dans la grande majorité des hommes. Soit par une disposition originelle, soit par des circonstances extérieures, l'ordre normal des actes vitaux est interrompu, brisé, changé violemment. Il en résulte des maladies, qui tantôt hâtent la mort, tantôt usent plus ou moins rapidement les ressorts de l'organisme, en précipitent la fin avant le terme ordinaire fixé par la nature. Qu'on se garde bien de croire néanmoins, comme on le répète sans cesse, que *la mort sénile* est une chose infiniment rare, et presque une sorte d'idéal; cela n'est pas. Un examen réfléchi des faits prouve évidemment que, lorsqu'un homme a vécu quatre-vingt-dix ans et plus, il meurt certainement de vieillesse, quoique en apparence de maladie; c'est qu'alors la plus petite cause a déterminé la chute d'un édifice depuis longtemps ruiné. On se figure toujours que, dans cette mort *lentement prolongée*, tous les organes éprouvent une diminution uniforme, simultanée, de puissance, d'activité, et dans des mesures isochrones; que semblable à un flambeau, la vie brûle insensiblement, également, la combustion ne s'éteignant que faute de combustible. Cette comparaison manque de justesse. Toujours, dans l'homme très âgé, il est des organes qui ont péri pour ainsi dire les premiers, et beaucoup d'autres dont l'atonie est extrême, tandis qu'il en est encore qui maintiennent, quoique faiblement, l'exercice de la vie. Quand le centenaire Fontenelle sentit la *difficulté d'être*, qui annonçait sa fin, beaucoup d'organes en lui avaient déjà failli. Sa poitrine était très faible, depuis longtemps il éprouvait des défaillances et des espèces de convulsions avec perte de connaissance. Sa surdité, devenue complète, ne lui permettait que difficilement de vivre avec sa société ordinaire ; enfin à peine comprenait-il ses propres ouvrages qu'il trouvait toujours trop longs. La trame de sa vie était donc plus qu'entièrement, quoique inégalement usée, rompue, bien avant qu'il expirât. Si l'on recherchait chez les hommes qui ont vécu le plus longtemps les causes de leur mort dernière et complète, on trouverait, en effet, des lésions organiques qui ont préparé de loin la cessation totale de leur existence, et cependant tous succombent avec les caractères de la *mort sénile* ou physiologique, tous vécurent *âge d'homme*, dans toute l'étendue de l'expression.

Quant à l'ordre de succession ou plutôt d'extinction des phénomènes qui signalent la période de déclin dans la verte vieillesse, puis dans la caducité, enfin dans la décrépitude et la mort, il est facile de l'établir généralement. Le phénomène prédominant de la mort sénile, nous l'avons déjà remarqué, c'est qu'elle se fait graduellement et d'une manière presque insensible ; de là ce beau vers que les jésuites avaient fait graver au-dessous du cadran d'une de leurs églises :

Ut cuspis, sic vita defluit, dum stare videtur.

« Comme cette aiguille, la vie s'écoule, quoiqu'elle semble immobile. »

Ensuite, c'est que cette mort procède toujours de la circonférence au centre. Ce sont les organes chargés de la vie intérieure ou purement animale, qui se conservent les derniers. Tout est déjà presque mort à la surface et aux extrémités, que ces organes agissent encore, quoique bien faiblement. Les poumons mêmes ont éprouvé depuis longtemps une détérioration funeste : il en résulte que le sang, ne jouissant plus de la richesse des qualités vitales qu'il avait précédemment, tous les organes en ressentent nécessairement l'atteinte. Or, plus on avance en âge, plus cette atteinte est profonde et mortelle. Ainsi, de plus en plus, le cercle vital diminue d'étendue et de puissance ; le foyer de l'existence, loin de rayonner à l'extérieur, est concentré sur quelques organes principaux. Bientôt le cerveau ne remplit que difficilement ses fonctions, puis elles s'interrompent ; dès lors plus de sensibilité générale et partielle, plus d'excitabilité organique. La respiration s'altère profondément et cesse, puis l'action du cœur, et l'homme a cessé d'être ; *conclamatum est*, comme disaient les anciens. C'est dans cet ordre que les trois appareils d'organes qui président sans interruption à l'existence cessent leur action ; une *expiration* est le dernier acte apparent de la vie ; encore, comme on l'a remarqué, n'est-elle que l'effet physique du retour élastique des parois de la poitrine sur elles-mêmes.

Dans la *mort sénile* ou physiologique, à peine le dernier soupir est-il exhalé que déjà le cadavre est froid, bien que sa décomposition soit tardive. D'une part, ce cadavre présente un état d'émaciation, de dessèchement auquel une vieillesse prolongée a réduit le corps; d'autre part, il n'offre plus aucun vestige d'actions vitales, surtout de calorification, d'humidité, toutes les forces de la vie ayant été épuisées dans la longue existence qui a précédé. Néanmoins le mouvement intestin de putréfaction ou de décomposition finit par s'établir, et la disgrégation moléculaire, arrêtée, contenue, pendant la vie, par un reste d'énergie, s'opère enfin complétement. Ces phénomènes cadavériques annoncent *l'empire absolu* de la nature universelle, qui se ressaisit des dons qu'elle avait fait temporairement à l'individu ; *generatio præterit, generatio revertitur.* Il n'y a rien de plus productif que la mort en raison des lois générales de relation, de fécondation qui lient entre eux tous les principes, toutes les substances, tous les éléments, tous les êtres de la nature. Cependant nous sommes bien loin encore de connaître l'identité du principe vital du corps humain et celle du principe vital de notre planète. Combien de travaux, combien d'efforts, de recherches, de méditations, doit faire encore l'esprit humain pour parvenir à ce but suprême qui ouvrirait à nos connaissances, peut-être à notre avenir, des horizons aussi vastes que lumineux !

DEUXIÈME PARTIE.

PSYCHOLOGIE. — LA VIE DE L'ESPRIT.

Nam quicumque senex, sensus senilis in illo est.
(SÉNÈQUE.)

CHAPITRE PREMIER.

RAPPORTS PSYCHO-ORGANIQUES DANS LA VIEILLESSE.

S'il est une vérité démontrée, irréfutable, vulgaire même, c'est que les phases de l'intelligence se manifestent, se développent proportionnellement aux degrés successifs de l'organisme et de la vie. L'esprit subit comme le corps ces lenteurs mesurées de progrès, d'accroissement et de déclin, auxquelles celui-ci est assujetti d'après les lois qui le régissent. Depuis l'apparition du globule sphérique nerveux qu'on voit se mouvoir dans les premiers temps de l'incubation, jusqu'à l'entier développement de l'appareil cérébro-spinal, d'ailleurs si compliqué chez l'homme, on observe parallèlement les périodes de faiblesse, de force, d'éclat, puis d'affaiblissement ou du moins de certaines modifications de l'intelligence. Les altérations physiques et les troubles fonctionnels du cerveau ont des rapports constants, faciles même à saisir et à constater dans quelques circonstances. Ainsi l'esprit est enfant dans un corps enfant ; il est viril dans l'âge de la force ; il s'affaiblit sous quelques rapports dans la vieillesse ; il devient caduc quand le corps est usé, brisé par les années. On est forcé de reconnaître cette vérité ou de nier les coordinations *psycho-organiques* les plus évidentes. Sans cette loi, en effet, on ne trouverait aucune différence dans les manifestations de l'intelligence à toutes les époques de la vie. Or, cette intelligence, dans ses diverses transformations, ne se limite que par la vieillesse et par la mort. L'homme est en cela soumis à tout ce qui régit les corps organisés, autrement il serait en dehors des lois de la nature, et une pareille aberration ne peut ni exister, ni même se supposer.

La fonction dépend immédiatement de l'organe, rien de plus certain, mais celui-ci, dans ses variétés de forme, d'étendue, de volume, de perfection de ses principes élémentaires, présente des différences d'actions individuelles très nombreuses, en sorte que l'inégalité native des intelligences peut être considérée comme la conséquence de l'inégalité des organisations cérébrales. Cet élément d'une haute philosophie, le crâne d'une tête humaine et la délicate substance qu'il renferme, expliquent jusqu'à un certain point les modifications, plus ou moins profondes, du principe intelligent. « Quand toutes les âmes, dit le pieux Bonnet, seraient exactement *identiques*, il suffirait que Dieu eût varié les cerveaux, pour varier toutes les âmes. Si l'âme d'un Huron eût pu hériter du cerveau de Montesquieu, Montesquieu créerait encore. » Cette lumière d'un point et d'un moment qu'on appelle notre esprit, paraît, brille, s'éclipse, s'éteint ou se modifie selon le mouvement, selon la transformation de la substance organique. Ainsi, à ne considérer que les phénomènes patents, sensibles, on est forcé d'admettre que l'intelligence ne fait aucune opération que par l'intermédiaire, ou par un *medium* substantiel qui est le cerveau ; qu'elle se proportionne chez tous les individus au plus ou moins de perfection de cet appareil ; qu'elle se développe et baisse avec lui ; qu'elle dévie de ses lois quand il s'altère ; qu'elle s'affaiblit quand il se dégrade ; que tout ce qui influe sur le cerveau agit sur l'intelligence, que tout ce qui le trouble la trouble ; qu'elle sommeille quand il dort ; qu'elle déraisonne quand il est ivre ; qu'elle cesse subitement d'agir quand il est violemment comprimé ; enfin qu'elle dépend de lui pour toutes ses manifestations, pour tous ses actes et qu'elle le suit invariablement dans toutes ses modifications normales ou irrégulières. Est-il maintenant nécessaire de démontrer l'incessante action de cette cause sur l'intelligence dans la vieillesse ? Et puisque c'est dans la perfection de l'instrument qu'il faut chercher la perfection de la fonction, il est facile de comprendre les différences de l'esprit à cette période dernière de la vie, en les comparant avec celles des années précédentes.

Cependant il ne faut pas pousser ces rapports jusqu'à l'*unité* substantielle, organique et mentale, ce serait élargir au-delà du vrai la sphère de l'existence animale. D'ailleurs, on serait arrêté de tous côtés par des difficultés sans fin. Dans la profonde nuit où nous sommes des causes, le grand et profond mystère de la transsubstantiation des idées nous échappe entièrement ; nous ne savons et nous ne saurons jamais peut-être en quelle proportion chaque partie, chaque fibre du cerveau contribue au mouvement générateur de la pensée, à son élaboration, ni à son expression ; comment le dynamisme intellectuel se trouve lié au dynamisme vital, comment l'être esprit peut agir sur l'être matière et réciproquement. Or, c'est là ce qu'on nomme la *théorie de l'union*, principe et source de l'essence de notre être (1). On voit dès lors comment la recherche du siége ou de la *localisation* de l'âme, est vaine, combien, à cet égard, les résultats seront toujours vagues et stériles. Pour pénétrer dans cet abîme, il manque à l'homme des organes que Dieu n'a pas voulu lui donner.

En cherchant à démontrer les rapports psycho-organiques, est-ce donc subordonner entièrement le principe de l'intelligence aux combinaisons accidentelles de la matière? Est-ce là établir la doctrine de la souveraineté de l'organisation? En aucune manière, c'est seulement constater l'influence de cette dernière et faire voir que, dans tout acte moral, il y a une

(1) Les anciens en jugeaient comme nous, et nous ne sommes pas plus avancés qu'eux. Saint Augustin a raison quand il dit : « La manière dont les esprits sont unis aux corps est tout à fait merveilleuse, elle ne peut être comprise par l'homme, et cette union est pourtant l'homme même. » *Modus quo corporibus adhærent spiritus, omnino mirus est, nec comprehendi ab homine potest*; *et* HOC IPSE HOMO EST. (*De civit. Dei*, XXI, 10.) Ce qui n'a pas empêché Descartes de placer l'âme dans la glande *pinéale*, c'est-à-dire que, selon lui, le spirituel, l'inétendu, a son siége dans le corporel et l'étendu.

nécessité organique, et que même en ce qui concerne l'intelligence la nature lie *anatomiquement* l'homme au reste des animaux. Lorsque Bossuet dit : « Il y a dans toutes nos opérations *quelque chose de l'âme* et *quelque chose du corps*, » son assertion est parfaitement juste et vraie. Il ajoute ensuite : « La volonté n'est point attachée à nos organes, elle préside à leur action. » Sans doute, peut-on répondre, à condition que l'organe cérébral jouisse de toute son intégrité, de toute son activité, autrement la volonté n'est pas libre et l'âme ne serait, selon Leibnitz, « qu'un automate spirituel. » Conclure donc des faits physiologiques sinon à leur identité, au moins à leur association avec les faits psychologiques, c'est conclure d'après les faits bien observés. Sans examiner, ce qui n'entre nullement dans le plan de cet ouvrage, s'il faut considérer le cerveau comme *moyen* ou comme *cause* de la pensée, si l'on peut dire mon cerveau est à *moi*, mais n'est pas *moi*, en un mot si le cerveau n'est qu'une machine à notre service, il n'en est pas moins vrai que l'âme humaine a besoin d'un instrument pour ses manifestations, qu'elle s'adapte, qu'elle se moule, pour ainsi dire, aux formes variées de cet instrument, et qu'elle en subit les modifications diverses. Cette âme s'élève dans l'homme, au-dessus de tous les autres êtres animés, mais aussi elle plonge, pour ainsi dire, par ses racines, par ses liens, dans les régions inférieures de la vie animale. C'est là ce qui fait la nature mixte de l'homme, destiné à l'infini de la misère et à l'infini de la grandeur. La vie bornée et fugitive de l'organisme prouve évidemment dans toutes ses périodes la force de cette loi des rapports psycho-organiques et notamment dans la vieillesse, dont la vie de l'esprit diffère d'une manière si frappante, si positive de celle des âges précédents.

On dit qu'il y a des vieillards d'une intelligence aussi saine que vigoureuse, et rien n'est plus vrai. Bien plus on en remarque dont le corps est débile, usé, et qui n'en conservent pas moins un esprit supérieur, agissant sur des ruines dans sa force et sa plénitude d'action. Que prouvent de pareils exemples ? Que chez ces individus, le cerveau conservant son intégrité, conserve également son activité ; c'est là ce qu'on appelle une tête forte et *bien organisée*. Ainsi la santé du cerveau fait la santé de l'esprit. Mais que l'âge augmente, que la maladie se fasse sentir jusque dans le parenchyme cérébral, bientôt l'intelligence participe au désordre, elle faiblit comme l'organe et dans les mêmes proportions, bien qu'il soit impossible d'en déterminer rigoureusement les rapports. Ainsi l'esprit ne vieillit ni plus ni moins vite que son enveloppe et son support. Sans reconnaître ce matérialisme d'amphithéâtre, autrement dit, ce matérialisme organique et atomistique de quelques savants d'aujourd'hui, loin de croire à l'*âme-cerveau*, de penser qu'il n'y a entre l'animal et nous que *le plus* ou *le moins*, ce qui a fait dire à un philosophe que la proportion entre son *chien* et *lui* était à peu près celle de *un* à *cinquante*, calcul faux, car l'analogie est inexacte et défectueuse, il n'en faut pas moins admettre le corps, la force vitale et l'âme, comme formant dans leur indécomposable unité notre être ici-bas. Que le principe mental soit immanent, inétendu, inaltérable, que l'organe soit *l'util* de l'âme et l'âme *l'util* de Dieu, ainsi que dit Plutarque, nous le croyons, nous l'espérons, c'est un dogme saint et consolant appuyé sur des idées d'un ordre supérieur. Il n'y a pas à en douter, l'homme n'est point un animal, il est l'homme : l'étudier dans le cadavre, c'est le chercher où il n'est plus, de même que prétendre le connaître d'une façon abstraite comme un esprit, c'est le chercher où il n'est pas encore. Cependant en l'étudiant dans la ferme intention de le comprendre, il ne faut jamais perdre de vue que les modifications organiques influent sur les phases et les manifestations de l'intelligence. Il ne servirait de rien de se voiler la face et l'esprit pour ne pas voir ce qui est, car cela ne l'empêche pas d'être. Du reste, la science humaine, il faut l'avouer, est forcée, tout en s'écartant du terrain métaphysique, de se maintenir souvent dans le doute et le possible ; il y a ici des vérités ni complétement ténébreuses, ni complétement rayonnantes. Cependant la loi fondamentale du rapport entre les modifications cérébrales et l'intelligence n'en est pas moins formelle, et le *sensus senilis* dont parle un ancien, a son principe et sa fin clairement démontrés. Toutefois qu'on se garde de croire que cette forme de la pensée, quoique sénile, soit toujours celle de l'abaissement, de la faiblesse, et même de l'incohérence, comme on le répète sans cesse, et depuis des siècles.

Cette forme a ses caractères particuliers, son type distinct, sa direction spéciale, c'est ce que nous allons essayer de prouver dans les pages suivantes.

CHAPITRE II.

FACULTÉS INTELLECTUELLES DANS LA VIEILLESSE. — PERTES ET GAINS.

Une des formes particulières et pour ainsi dire fondamentales de la vie de l'esprit dans l'âge avancé et bien connue, c'est la gravité, disons même la pesanteur de ses actes : se hâter lentement en toutes choses, voilà ce qui la caractérise. Cet état mental est en tout conforme à l'état organique. Le cerveau a diminué de volume et augmenté de densité ; l'excitation qu'il reçoit d'un sang moins chaud, moins oxygéné, moins rapide, a baissé dans des proportions relatives, dès lors son activité vitale étant moindre, toutes les manifestations intellectuelles ont une certaine empreinte de langueur et d'engourdissement ; il leur faut de vives stimulations extérieures pour qu'elles se développent avec une certaine énergie. Cependant, qu'on ne s'y trompe pas, cette lenteur n'est pas de la défaillance, car les résultats le démontrent évidemment. Qui ne connaît l'affligeant tableau que fait Lucrèce de l'esprit de l'homme au déclin de sa vie (1)? On dirait que le poëte veut nous faire renoncer à vivre dans la crainte de vieillir. Mais ce tableau, pour être éminemment poétique, n'en est pas plus vrai ; Lucrèce n'a peint que l'extrême période de la vie, la caducité, autrement dit, quand la mort s'approche et que déjà sa faux est levée. Alors, en effet, il y a une telle dégradation des forces organiques et intellectuelles que l'homme, n'étant plus rien de ce qu'il était, a nécessairement abdiqué sa puissance morale. Mais, dans la verte vieillesse, c'est-à-dire de cinquante-cinq à soixante-quinze ans, et quelquefois au delà, c'est-à-dire pendant près de vingt ans, la vie de l'esprit a une étendue, une consistance, une solidité remarquables, c'est véritablement l'homme ayant atteint toute la hauteur de ses facultés, c'est-à-dire dans la force de sa raison et de son jugement, dans la plénitude de cette vitalité morale qui donne à tout sa valeur réelle et positive, en sorte qu'on pourrait dire avec Buffon que, dans l'âge avancé, il y a plus de gain au moral que de perte au physique. Sous quelques rapports, cette époque peut être considérée, en effet, comme le point de perfection de l'homme ; il a senti, il a vu, il a expérimenté, il a réfléchi, il a passé par l'épreuve des passions, des évé-

(1) Post ubi jam validis quassatum viribus ævi
Corpus, et obtusis ceciderunt viribus artus,
Claudicat ingenium, delirat linguaque, mensque :
Omnia deficiunt, atque uno tempore desunt.
(*De nat. rerum*, lib. III.)

nements, des chances de la fortune, en un mot, il sait ce que c'est que la vie, il peut donc la peser, l'apprécier, la chiffrer au plus vrai, la ramener en tout au juste et au réalisable. Or, croit-on que l'esprit n'acquiert pas, dans une pareille gymnastique, une incalculable puissance, en raison même de son activité et de son plein développement? Tout cela, il est vrai, se concentre au dedans, se recouvre du voile de la prudence, la fidèle compagne du vieillard, mais n'en est pas moins réel. Y a-t-il en cela le moindre signe de déchéance morale? Qui n'a reconnu, dans certaines occasions, la pénétration, la sagacité, la finesse d'esprit de beaucoup de gens âgés? Sans distinction de période, on veut toujours voir le vieillard touchant à la dernière limite de son existence, ou bien quand il est atteint par la maladie; alors *claudicat ingenium*, comme dit Lucrèce, *omnia deficiunt;* mais examinez-le en dehors de ces deux situations, vous trouverez un esprit sain, n'ayant rien perdu de son énergie; quelquefois même, du reste, frappé de la vigueur d'une vieille âme fortement trempée de philosophie, et qui le prouve quand la fortune l'exige. C'est là ce qui fait que la vieillesse est peut-être l'âge le plus convenable aux grandes connaissances, à la politique et au gouvernement des affaires. Combien d'exemples ne pourrait-on pas citer à l'appui de cette assertion? Et n'est-ce pas auprès du vieillard tel qu'il doit être, c'est-à-dire ayant une longue portée de vue pratique, que nous allons sans cesse puiser les avis de l'expérience, les leçons de la sagesse, le goût des sciences, des lettres, des arts, et notre perfectionnement en toute chose?

L'homme considéré dans le cours entier de son existence doit contenir tous les modes actuels et futurs qui tour à tour se développent en lui, au moral comme au physique, car l'âme humaine n'est point une *lyre* qui n'a qu'une corde et ne rend qu'un son. Ainsi l'intelligence dans la vieillesse ne perd rien de sa force intrinsèque; ses facultés mêmes s'étendent sur un plus vaste horizon que dans les âges précédents, à cause des *acquis successifs* faits dans les périodes qui ont précédé. Le vieillard que le temps n'a point abattu en a reçu des présents que le temps seul peut faire, une pénétration, une sagacité presque infaillibles. N'y trouve-t-on pas souvent ce sens droit, cette rectitude de jugement qui, plus habile et plus sûre que toutes les combinaisons de l'esprit, guide toujours dans les circonstances difficiles? La vie de l'esprit se fait donc voir sous un autre aspect, sans interrompre son activité; il y a transformation, il n'y a point détérioration. Si des pertes ont lieu, on a fait aussi des conquêtes; si des facultés ont baissé par suite de la modification organique, d'autres se sont perfectionnées précisément en raison de ces mêmes modifications. En pesant, en estimant les résultats avec sincérité, peut-être trouvera-t-on, en effet, que la vieillesse a plus gagné que perdu. Voyons toutefois et prenons la balance d'une main impartiale.

Dans l'enfance et la jeunesse, la pulpe cérébrale est d'une texture singulièrement molle et perméable ;

les extrémités sentantes nerveuses, dans un état d'épanouissement extrême, sont pour ainsi dire avides d'impressions; il en résulte que celles-ci se multiplient, se varient à l'infini; toutes pénètrent profondément dans le cerveau, dans l'intelligence, et elles y gravent de profondes empreintes. L'énergie de la sensibilité n'éprouve aucune résistance, les mouvements, les sensations, les impressions sont rapides, faciles, de là cette masse d'idées qui s'amassent, s'agglomèrent de plus en plus dans l'esprit. Aussi la *mémoire*, cette faculté précieuse, est-elle très grande chez les enfants. La nécessité de cette faculté était évidente dans les premières années, et la nature y a généreusement pourvu. Dans la vieillesse, les conditions organiques étant inverses, la mémoire diminue; cela doit être, la récolte est faite. Cependant si la mémoire des mots, des noms et des dates a faibli dans le vieillard, ne conserve-t-il pas la mémoire des choses avec une remarquable ténacité? Ce qu'il a vu, ce qu'il a senti dans le cours de sa vie, même de l'époque la plus reculée, redevient le présent; le nom des acteurs a pu s'effacer, mais les scènes de la vie se représentent à son esprit avec une précision, une étonnante force de réalité: c'était hier. C'est là ce qui rend les souvenirs du vieillard si vivants, si précieux. C'est pour lui une sorte de vie rétrospective évoquant les printemps, les plaisirs, les événements d'autrefois à travers les froides brumes de l'âge. Quand Montaigne dit: *les ans m'entraînent, mais à reculons*, il peint avec cette manière vive et originale qui lui est particulière, ses souvenirs qui doublaient, pour ainsi dire, son existence. Tous les vieillards ont cette heureuse prérogative, quoiqu'à des degrés différents. Il en est pourtant qui, se rejetant en arrière, comparent perpétuellement et avec amertume ce passé brillant et fugitif avec le présent qui leur paraît sombre et triste. Parlant sans cesse du premier, si leur tête s'affaiblit, ils tombent dans ce qu'on nomme le *rabâchage*, défaut tant reproché à cet âge. C'est que ces vieillards n'estiment que les qualités perdues, c'est qu'ils ignorent les qualités acquises par la vieillesse ou ne leur donnent que peu de valeur, ou bien c'est que, n'ayant eu que les facultés de la jeunesse, leur intelligence n'a jamais atteint son complet développement. C'est là le vieillard triste, morose, qui, n'étant bon à rien,

Traîne les longs moments d'une inutile vie.

Cependant, qu'on ne s'y trompe pas, cette mémoire, quelque débile qu'elle paraisse, reprend tout à coup une grande activité chez l'homme âgé, quand il est ému par un sentiment très vif, ou poussé par un grand intérêt. Cicéron en fait la remarque : « Je n'ai jamais ouï dire qu'entre tous les vieillards un seul ait oublié l'endroit où il avait caché son trésor. Ils se sont toujours souvenus des objets de leurs soins, des échéances de leurs dettes, des noms de leurs débiteurs, de ceux de leurs créanciers (1). »

(1) « Nec vero quemquam senum audivi oblitum quo loco thesaurum oblivisset. Omnia quæ curant meminerunt ; vadimonia » constituta ; qui sibi, quibus ipsi debeant. » (*De senectute*, cap. 7.)

L'*imagination* est aussi une faculté qui faiblit avec l'âge, et il est aisé d'en concevoir le motif. Il faut l'avouer, le temps blanchit et appesantit les ailes de l'imagination. Les idées sont moins effervescentes, moins animées, moins vives; ces courants rapides et secrets de la pensée qui soutiennent et ravivent ce qu'on nomme la verve, n'existent plus ou n'apparaissent qu'à longs intervalles; l'*assimilation intellectuelle* ayant diminué, la fécondité de l'esprit est moins active. Mais qui remplace cette brillante et dangereuse imagination? Une faculté contre laquelle rien ne saurait prévaloir, c'est-à-dire la plus parfaite, la plus noble, la plus utile, la maîtresse des affaires humaines, en un mot, la raison. L'homme, ce *moi* habillé de chair et d'os, comme l'a dit Leibnitz, ne vaut en effet que par cette faculté; or, qu'on juge de sa puissance quand elle a toute sa force, son ampleur, sa consistance, quand elle se trouve appuyée par l'expérience, fortifiée par les épreuves, éclairée par la connaissance des hommes et des choses, tribut forcé qu'apportent les années et qui remplit le trésor de notre intelligence. La vieillesse est l'âge mûr de la raison, parce qu'elle brille alors de tout son éclat, parce qu'elle maintient les facultés intellectuelles dans cet équilibre salutaire qui est la sagesse même, c'est-à-dire l'énergie morale tempérée par la lumière, le bon sens et la vérité. La raison toujours en exercice donne même aux gens âgés cette espèce d'éducation de l'intelligence qui ne s'arrête jamais, chez les hommes supérieurs, que sur les limites de la dernière vieillesse ; ils grandissent à mesure qu'ils avancent, ils ont un guide qui ne les abandonne jamais. D'ailleurs, quand on dit que l'imagination baisse et s'assombrit à l'époque de la vieillesse, il faut prendre cette assertion dans un sens très général, car chez beaucoup d'hommes âgés quelque furtive étincelle du feu sacré se manifeste dans plus d'une occasion : il y a encore des cœurs chauds et vivaces sous l'armure bien trempée de la raison. On voit, il est vrai, des jeunes gens doués prématurément d'un jugement consommé ; mais aussi combien de vieillards conservent une certaine ardeur d'imagination qui contraste avec la défaillance apparente de leurs organes ; on sent que sous les *glaces de l'âge* le volcan n'est pas encore éteint. C'est surtout parmi les gens de lettres, les artistes, les savants, qu'on trouve ce curieux phénomène. J'en ai cité ailleurs des exemples remarquables (1). Certes si Raphaël présente de bonne heure un rare modèle de perfection dans son art, le vieux Titien, le vieux Michel-Ange, n'annoncent aucune décadence dans leurs derniers ouvrages. Platon, Cicéron, puis, dans nos temps modernes, Lesage, qui termine son *Gil Blas* à soixante-sept ans, La Fontaine qui à soixante ans publia le second recueil de ses *Fables*, Bossuet, Huet, J.-J. Rousseau, Buffon et une foule d'autres, ont prouvé que l'âge n'avait presque point amorti l'ardeur qui les animait. Qui pourrait oublier

(1) Voyez *Physiologie et hygiène des hommes livrés aux travaux de l'esprit*, etc., 4e édition, t. Ier, p. 234 et suiv.

ce feu d'esprit, ce torrent de saillies, ces éclairs d'imagination hardie et pénétrante qui caractérisaient Voltaire, quand déjà sur la trame de son existence,

> La Parque, de ses vilains doigts,
> Marquait un sept suivi d'un trois ;

et bien au-delà, quoique très âgé, brisé par la maladie, il travaillait sans relâche; son corps n'était, pour ainsi dire, qu'un fantôme animé par l'esprit et l'imagination. Il en est de même pour les savants : écoutons Fontenelle parlant de Duverney l'anatomiste. « Il reprit, à quatre-vingts ans, des forces, de la jeunesse, pour revenir dans nos assemblées, où il parla avec toute la vivacité qu'on lui avait connue, et qu'on n'attendait plus. Une grande passion est une espèce d'âme immortelle à sa manière et presque indépendante des organes (1). »

Il faut pourtant en convenir, des hommes de cette trempe sont assez rares. Dans l'ordre général, c'est le jugement, le sang-froid, la réflexion, qui dominent chez le vieillard ; ce sont ces qualités qui le rendent si propre à bien diriger ses affaires, celles de sa famille,

(1) Il ajoute plus bas : « Il avait entrepris un ouvrage sur les insectes qui l'obligeait à des soins très pénibles. Malgré son grand âge, par exemple, il passait des nuits dans les endroits les plus humides du jardin (des plantes), couché sur le ventre, sans oser faire aucun mouvement, pour découvrir les *allures*, la *conduite* des limaçons, qui semblent en vouloir faire un secret impénétrable. Sa santé en souffrait, mais il aurait encore plus souffert de rien négliger. » Ce que dit Fontenelle de Duverney est applicable à beaucoup de savants très âgés.

et, dans une sphère plus élevée, à la direction des intérêts publics. Entre un jeune et un vieux roi, entre un jeune et un vieux ministre, la différence est souvent énorme dans les résultats de l'administration ; or de ces résultats dépendent souvent la prospérité ou la décadence des nations. Certes, dit Cicéron, ce n'est ni par la force, ni par la vitesse, ni par l'agilité, que se traitent les grandes affaires; c'est bien plutôt par la prudence, par l'autorité, par les bons avis, toutes choses qui, loin de manquer aux vieillards, se trouvent chez eux à un degré supérieur (1). On cite des jeunes hommes qui, tout d'abord, se sont mis au premier rang de la politique, mais ce sont de glorieuses exceptions! Napoléon fit à vingt-sept ans la conquête de l'Italie, Pitt fut nommé chancelier de l'échiquier à vingt-quatre ans; mais combien de vieillards ont été placés dans les rangs supérieurs de la société pour l'éclairer et pour la diriger! C'est qu'en eux se trouvent presque toujours cette modération puissante de pensée, cette logique solide, cette éminente justesse de pressentiment de l'avenir, quelque chose, en un mot, de ce sens intuitif du possible, du réel, qu'on pourrait presque appeler la faculté du succès. Un grand avantage de l'homme qui a vécu, c'est qu'il sait attendre. Le temps éclaircit bien des questions, l'expérience donne la raison de beaucoup de choses, la pa-

(1) « Non enim viribus, aut velocitatibus, aut celeritate corporum » res magnæ geruntur; sed consilio, auctoritate, sententiâ, quibus » non modo non orbari, sed etiam augeri senectus solet. » (*De senectute.*)

tience et la persévérance aplanissent bien des difficultés, et ce sont là les priviléges exclusifs de la vieillesse. Un homme âgé, instruit, judicieux, tel est l'homme qu'il faut consulter; or le bon conseil est la vie de toute affaire. C'est un sage qui, connaissant la faiblesse et l'imbécillité de la plupart des hommes, faisant toujours tantôt plus, tantôt moins, presque toujours autrement qu'ils ne veulent, voit de loin, sans s'émouvoir, descendre et monter la marée des événements, et cela dans toutes les conditions de la vie et à tous les rangs de la société. Qu'on se persuade bien que le passé est un maître qui donne d'excellentes leçons pour le présent et pour l'avenir : or le passé appartient à la vieillesse; n'a-t-elle pas payé ce don d'une partie de sa vie?

A ces qualités il faut en joindre une autre essentiellement inhérente à l'âge mûr : c'est l'esprit d'ordre et de suite. La vieillesse donne plus de sobriété dans les conjectures, plus de maturité dans les jugements, plus d'unité dans l'ensemble des vues. On reconnaît encore que la raison froide, posée, est la véritable raison, parce qu'elle marche sans se précipiter jamais et mesure tous ses pas. Le génie de l'ordre supplée en quelque sorte au temps, puisqu'il n'en perd jamais; il s'appuie d'ailleurs sur l'expérience si bien nommée par un ancien, *magistra vitæ*. C'est là ce qui constitue l'esprit de suite qui fait ménager, rassembler, consolider les forces pour les employer à propos, qui ne laisse perdre ni un instant ni un effort, porte la simplicité dans la multitude, la facilité et la sécurité dans l'action. On ne saurait disconvenir que ce mode essentiel de l'intelligence et de ses applications infinies appartient à l'âge mûr. En général, dans la jeunesse et même dans la virilité, on voit parfois les choses très nettement, on saisit les principes et les conséquences, mais on veut trop hâter les solutions; on ne sait pas assez prévoir faute d'avoir assez vu, et l'on frappe fort en attendant de frapper juste. Qu'on ne perde pas de vue néanmoins qu'il ne s'agit ici que des traits généraux et nullement des individualités; il serait aisé de trouver des exemples contraires à ces assertions. Non, les cheveux blancs ne préservent pas toujours de la folie, et il s'en faut que les rides soient une marque assurée de la sagesse. Les illusions de l'amour-propre aveuglent certains hommes d'un âge avancé et que rien n'a pu corriger. Il est aussi des vieillards faibles, ineptes, ayant cette indocte arrogance, cette loquacité menteuse et fanfaronne de l'homme qui croit savoir seulement parce qu'il a vécu. Mais en étudiant l'histoire de leur vie, que trouverait-on? qu'ils n'ont jamais varié, que la sottise née avec eux, mourra avec eux; assurément c'est moins l'effet de l'âge que celui d'un cerveau à petit diamètre, par les fruits on peut juger de l'arbre.

L'esprit, dans la vieillesse, présente aussi un caractère particulier, c'est une réserve, une circonspection qui approche de la timidité. En général, le vieillard est craintif, défiant, méticuleux; il estime le passé, veille sur le présent, ne sacrifie rien à la chimère, se gardant d'escompter l'avenir; il croit beaucoup à l'expérience, assez peu aux vertus humaines, bien moins encore aux utopies prétendues progressives. Peut-être a-t-il trop de confiance dans ce qu'il a vu, ce qu'il a fait, senti, éprouvé. D'ailleurs une crainte secrète, un pressentiment et comme une saveur mortuaire l'avertissent qu'il n'a plus droit à cette sorte de fatalisme optimiste qui entraîne la plupart des hommes. Cette disposition mentale tient à deux causes, à la faiblesse physique et à l'expérience qu'on a de l'incertitude de tout dans les choses de la vie ou naturelle ou sociale. Alors l'homme commence à avoir moins de confiance en lui-même, et, par une conséquence nécessaire, bientôt il perd une grande partie de celle qu'il avait dans les autres; de là sa réserve, sa prudence et presque sa dissimulation. Le sage dit que *la langue parle de l'abondance du cœur;* il est certes plus d'un vieillard qui ne met point une pareille maxime en pratique. Cette défiance, cette irrésolution, sont liées évidemment à l'insuffisance des moyens dont on est pourvu à cet âge. Pénétré de cette éternelle vérité qu'on ne fait rien de grand sans de grands efforts, on se sent incapable de ces derniers. C'est alors que, se méfiant de ses forces, on sent la nécessité de n'en négliger aucune, de s'aider de tous les secours, de toutes les ressources que la science de la vie, l'observation et l'expérience peuvent fournir. Aussi les déterminations sont-elles mûrement pesées, longuement réfléchies, car la plus grande crainte qui tourmente les faibles est la crainte de l'inconnu jointe à la force des habitudes. Toute entreprise effraie, toute nouveauté répugne, tout changement se présente avec une multitude d'obstacles.

La jeunesse a, pour ainsi dire toute fraîche, cette provision de forces que Dieu donne à chacun pour accomplir le grand voyage de la vie; ayant la conscience de ce qu'elle est et de ce qu'elle peut; souvent, poussée en dehors de toute mesure, elle s'avance sans cesse, car elle ne doute de rien; ne sent-elle pas en elle trois grandes puissances qui ne sauraient faillir, la vigueur physique, la force morale et l'avenir? Avouons que dans l'une et l'autre période de la vie on retrouve toujours les défauts des qualités de ces deux âges. Si le vieillard reste en deçà du but, l'homme plus jeune et plus énergique ne le dépasse-t-il pas souvent? Si le premier est trop prévoyant, trop hésitant, le jeune homme, même l'homme fait, n'est-il pas trop enclin à s'abuser sur sa force? Si l'un ne se confie que le moins possible à la fortune, l'autre sait à peine qu'elle est aveugle et changeante; si l'un tâtonne sans cesse, l'autre s'élance parfois un bandeau sur les yeux. Le vieillard est froid, calculateur, sans enthousiasme, grossissant toujours les difficultés, voyant sans cesse le pour et le contre. Ne point s'occuper des choses auxquelles on n'a pas un intérêt immédiat, positif, voilà sa règle; n'aimer la vérité que pour ses applications, de même que la bonne conduite que pour ses fruits : voilà parfois sa pratique. Mais l'homme dans la force de l'âge, bien plus encore s'il est jeune, ne prévoit pas, ne combine que superficiellement les moyens de succès; rarement poursuit-il une entreprise avec constance et opiniâtreté, il n'est pas toujours *tenacem propositi.* On peut voir dans les plateaux de cette balance que tout n'est pas avantage pour la jeunesse ni défavorable à la vieillesse, qu'elle n'est pas une ruine sans utilité. Qu'on ne cherche pas chez les vieillards la fièvre du grand, de l'impossible, cette noble passion capable de soulever toutes les puissances de l'âme, d'allumer, d'incendier un cerveau, d'accord; mais aussi on n'en trouvera pas qui soient capables de renverser, de détruire pour satisfaire leur ambition, leurs caprices, leurs passions; peut-être ont-ils essayé de jouer ce rôle avant qu'ils soient courbés par l'âge, jamais depuis cette époque. C'est qu'il y a presque toujours en eux un sentiment de force, d'activité, modéré par une raison éclairée, par une juste et sage appréciation de ce qui est possible et faisable.

Quand on veut critiquer la vieillesse, on dit qu'avec elle il n'est pas de progrès à espérer. Il y a du vrai dans ce reproche, pourvu qu'on ne tombe pas dans l'exagération. Cependant si la vieillesse ne se prête pas toujours au progrès, en elle réside le principe de la *stabilité*, qui a bien aussi sa valeur, comme ses applications pratiques. La jeunesse est pleine d'audace, parce qu'elle est au début de sa carrière; pleine d'une espérance infinie, parce qu'elle n'a pas encore subi les déceptions de l'expérience; pleine d'une fierté confiante et naïve, parce que ses rêves d'avenir sont encore loin des épreuves de la réalité. Mais celui qui a acquis la lumière de l'âge ne se laisse pas facilement emporter à l'attrait menteur du paradoxe, de l'innovation brusquée ; il veut des preuves multipliées, des essais longtemps répétés. Pour l'homme sensé, le progrès indéfini n'est pas ce progrès impossible cherchant à anéantir les bornes dans lesquelles l'éternelle volonté, disons mieux, l'éternelle sagesse, a renfermé notre nature, mais le libre développement de nos facultés et de leur emploi. Or, beaucoup de vieillards adoptent et suivent cette ligne de progression. Cherchez et vous trouverez que dans les sciences, dans les lettres, dans la philosophie, beaucoup de découvertes, de perfectionnements, de vues nouvelles et profondes sont dus à des hommes d'un âge mûr. Il y a beaucoup de ces vieillards aux idées saines, toujours prêts à tendre la main à l'avenir. A la vérité, il en est qui se refusent à tout progrès scientifique ou social ; inébranlables routiniers, ce qu'on sait de leur temps est à leurs yeux les dernières limites du savoir humain. Mais la remarque faite précédemment peut encore s'appliquer ici ; c'est que la vie entière de ces hommes atteste qu'ils furent toujours des esprits médiocres et à courte vue ; il y a des exceptions, mais elles sont rares. Toujours est-il qu'en général, dans la vieillesse, il y a une force mentale permanente, solide, éprouvée, qui rend propre à creuser, à approfondir, à séparer le vrai du faux, l'apparent du réel. Un vieux et illustre savant disait : Plus je vieillis, plus j'observe et moins j'explique, précisément en raison de l'étendue de mes aperçus. Dans la jeunesse l'erreur éblouit, la vérité passionne ; mais dans la vieillesse, par l'expérience on écarte l'une et on se laisse guider par l'autre. On conçoit difficilement que David Hume affecte de dire, en racontant l'histoire de sa vie, *j'étais*, lorsqu'il est question de ses années précédentes, et il n'avait que soixante-cinq ans ; n'est-ce pas là un étrange mécompte ? Combien à cet âge, celui de la verte vieillesse, ne voit-on pas d'hommes actifs, livrés aux affaires publiques, aux travaux scientifiques, en raison même de cette froide raison, de cette opiniâtre lenteur qui seule recherche, entrevoit et découvre les grandes vérités ? L'âge mûr est l'âge de la génération intellectuelle, comme la jeunesse est l'âge de la génération matérielle ; car, ainsi qu'on l'a dit, c'est après l'âge des passions que les grands hommes ont produit leurs chefs-d'œuvre, comme c'est après les éruptions des volcans que la terre est plus fertile. Qu'est-ce que l'équilibre moral regardé à juste titre comme le plus haut état de l'intelligence humaine ? Pas autre chose que la domination de la raison, c'est-à-dire de la seule faculté qui ne se trompe pas sur d'autres facultés qui se trompent si souvent. La raison est, en effet, la faculté mère de l'entendement, elle en manifeste mieux que toute autre l'ensemble harmonique. Que servirait-il de citer des hommes âgés, ineptes, idiots, impotents de l'esprit comme du corps ? c'est que la maladie les a atteints, c'est que leur tempérament moral ne fut jamais vigoureusement constitué, ou bien qu'épuisés de bonne heure par le travail, par le plaisir, par l'adversité, chez eux le corps est brisé, le cerveau dans l'affaissement, l'intelligence obs-

BIBLIOTHÈQUE IMPÉRIALE

curcie. C'est donc se placer en dehors de la vérité de conseiller la retraite absolue à un homme âgé, de le persuader que la nature lui dit : Mets-toi à l'écart, tu n'es bon que là, et qu'il doit avoir le bon sens de comprendre sa voix. Non, ce n'est pas la voix de la nature, cet homme possède au contraire une faculté éminemment précieuse à l'humanité, une haute et ferme raison munie d'une longue expérience. Bien entendu qu'il faut s'en tenir à la période de l'âge précédemment assignée ; il en est de la vie mentale comme de celle du corps, il faut la prendre à son point d'apogée, de perfection, et ne pas trop en exiger. Si l'on peut parvenir dans un plein exercice de l'intelligence jusqu'à soixante-quinze ans, certes on ne doit pas se plaindre, c'est avoir une magnifique chance dans celles de l'humanité ; tout le monde ne saurait avoir le gros lot, comme Fontenelle, Voltaire, Kant et d'autres fort peu nombreux.

Rien n'est donc plus évident que si l'esprit éprouve comme le corps des variations par l'effet des années, il ne faut pas les confondre avec une décadence prononcée, il n'est point autre, il est seulement modifié : c'est un astre qui, en parcourant le complément de son orbite, présente des aspects différents. S'il a perdu sous quelques rapports, il a gagné sous d'autres non moins importants, et la compensation maintient l'équilibre. Tantôt secondé ou excité par l'organisme, l'activité, l'énergie, une sorte de fougue ont lieu dans les facultés intellectuelles ; tantôt retenu, quelquefois trahi par ces mêmes organes, la prudence, le jugement, la circonspection prédominent, qualités qui sont loin d'avoir un caractère de détérioration ; celle-ci n'a lieu, en effet, que quand on est parvenu à cette extrême limite qui sépare la vie de la tombe. Toutes les facultés mentales de l'homme qui a vécu sont éminemment utiles à l'humanité, car la vieillesse, soit par elle-même, soit par son prudent conseil et son expérience si chèrement acquise, rend de continuels services à la société et aux hommes. Le proverbe dit : *Si jeunesse savait, si vieillesse pouvait*, mais la science est au-dessus de tout, notamment quand elle est appuyée, éclairée, conduite par l'expérience. Les vieillards savent plus et souvent ils font mieux. Eh quoi ! pour faire du bien aux hommes suffit-il donc de les aimer ? Non sans doute, il faut les connaître, il faut savoir apprécier ce qu'ils ont d'aveugles croyances, d'aveugles passions, d'aveugles folies et d'aveugles joies ; or, cette science n'est réservée qu'à l'homme dont les années se sont accumulées, parce que, dégageant sans cesse sa raison de son imagination et de ses passions, il s'attache en tout à la recherche de ce point milieu, véritable point de vue de la vérité. On a dit avec raison que ceux qui ont une longue vieillesse sont comme purifiés du corps (1). Qui ne sait que chez les peuples sauvages comme chez les nations les plus avancées dans la civilisation, les assemblées auxquelles est confié le plus haut

(1) Selon Cardan, si un homme dont la prudence dirigerait toutes les actions vivait quatre cents ans, il deviendrait le maître de l'univers.

degré du pouvoir furent toujours composées de vieillards ; ces *pères conscrits* formant le sénat ne furent-ils pas l'âme de cette politique forte, habile, profonde, qui donna à Rome l'empire du monde? L'aréopage n'était formé que de vieillards. Les temps modernes, et certainement ceux qui sont les plus illustres, présentent les mêmes phénomènes. La vieillesse dans sa verdeur, dans sa prévoyance perspicace, dans sa prudente fermeté, est le fondement de la sagesse et de la prospérité des nations : les vieillards sont, pour ainsi dire, la majesté du peuple. Bien plus, Dieu lui-même, le principe et la fin de toutes choses, n'a d'autre symbole parmi nous que la forme d'un vieillard. L'esprit de l'homme, dans sa plus haute conception, n'a pas été plus loin pour représenter la souveraine sagesse. Or, comment imaginer l'être-cause, l'être divin et parfait sous la forme qui annonce la décadence de l'homme? Ce serait une absurde inconséquence, un odieux sacrilége, si cette forme ne représentait, il est vrai, dans la proportion du fini à l'infini, la sagesse parvenue à un point suprême de force et de perfection.

CHAPITRE III.

LE SENTIMENT, LES PASSIONS, LE MOI, AU DÉCLIN DE LA VIE.

Le même changement qui se remarque dans l'intelligence, alors que le temps a marché, se fait voir également dans les *sentiments* et les *affections*. L'organisme ou la forme s'altère, l'enveloppe de l'être commence et finit, l'être reste, mais ses manifestations ne sont plus les mêmes. Le dynamisme intellectuel et moral se modifie d'après les phases de la constitution, notamment du cerveau ; de même que l'esprit n'a plus cet éclat, ce feu, cette vivacité qu'il eut jadis, de même aussi, à parler en général, les affections ont baissé d'énergie, peut-être même dans une proportion plus marquée, plus évidente. Le sentiment semble manquer de vie, de chaleur, et surtout d'élan extérieur. Une nécessité fatale replie sans cesse le vieillard sur lui-même. Les passions, car il en existe toujours, ne se montrent plus avec cette exubérance d'ardeur qui les a fait déborder dans les âges précédents ; elles peuvent aller jusqu'à la préoccupation exclusive, très rarement vont-elles jusqu'à l'emportement, jusqu'au délire. Les désirs brûlants, les sentiments extrêmes, les affections vives, ces redoutables causes d'inquiétude, d'excitation, de malaise dans la vie, n'existent plus au même degré ; avec la flamme de la vie, le sentiment paraît avoir diminué d'étendue et d'intensité : rien de plus rare qu'un sexagénaire exalté. Aussi Montaigne dit que la vieillesse nous fait passer des passions ardentes aux passions *frileuses*. Il ne dit pas néanmoins que les passions ont disparu, mais qu'elles sont remplacées par d'autres ayant un caractère particulier que l'âge leur imprime. Le cœur se modifie dans son expression comme le corps dans sa forme. Ainsi que les facultés intellectuelles, les passions, les affections s'affaiblissent, quelques unes même disparaissent pour faire place à d'autres ayant une profondeur, une ténacité des plus remarquables. Si l'amour, si l'ambition ne se voient plus dans l'homme atteint par la vieillesse, ou ne s'y voient que par exception, l'avarice, la personnalité et une foule d'autres sentiments s'y manifestent; or tous occupent, agitent la vie dans une mesure conforme à l'état des forces. C'est donc se tromper, c'est méconnaître la vieillesse que de ne voir toujours en elle qu'un esprit éteint, un cœur ossifié, de trouver un vide immense que ne remplissent plus ni les passions, ni les affections, ni les intérêts de la famille et de la société; c'est aller trop loin, et surtout contre l'expérience. Toujours prédomine cette fausse idée de ne voir dans la vieillesse que la décadence de l'être, qu'une sorte de spectre tremblant que la vie fatigue et que la mort épouvante; non, la vieillesse n'ôte point toute prétention aux affections de l'âme, parfois même assez vives. Ce besoin de vivre dans un autre, véritable complément de la vie humaine, se retrouve assez souvent chez les vieillards qui n'ont pas trop à se plaindre des hommes; les ans ne leur ôtent pas complétement cette sainte jeunesse du cœur, si féconde en sentiments élevés.

A la vérité il ne faut pas chercher, comme dans l'homme au printemps de sa vie, cette fraîcheur de sentiments et d'idées, cette force d'enthousiasme, d'espérance, qui entraînent et subjuguent, mais aussi qui conduisent beaucoup de *ces heureux fous du bel âge* à de coupables erreurs ou à de fausses appréciations de la valeur des choses. Tout est soumis, chez le vieillard, à la réflexion ; on reconnaît, jusque dans les affections de l'âme, ce jugement, cette prudence, cette fleur d'or du bon sens, résultat d'une expérience consommée et quelquefois chèrement acquise, car on n'apprend bien la vie qu'en vivant. A l'avantage de tout sentir avec force a succédé l'avantage de tout analyser et apprécier avec vérité. Aussi, dans la plupart des événements de la vie, dès malheurs, des contre-temps fâcheux, l'homme qui a vécu est-il doux, résigné, car il a appris beaucoup de choses qu'il ne saurait oublier. On trouve néanmoins des vieillards dont les opinions, pour ainsi dire trempées au fixe, présentent, dans l'occasion, une fermeté d'âme inébranlable. Le courage qui dicte une grande résolution à l'aspect d'un grand danger n'est pas rare chez ceux qui ont longtemps vécu. *La tête froide et le cœur chaud*, il en est beaucoup qui montrent ce caractère. Qu'on ne croie donc pas, comme dit Montaigne, que la vieillesse donne toujours une *vertu lasche et catarrheuse*, c'est plutôt un caractère individuel que général. L'indécision, la lenteur des résolutions ne sont souvent qu'apparentes, car la véritable force est dans la mesure. D'ailleurs, quand on a la pratique de la vie, l'expérience des hommes, ce qui paraît de la faiblesse n'est souvent qu'un calcul de prudence dont les données sont puisées dans ce qu'on a fait, senti, éprouvé antérieurement. Les leçons du grand maître de ce monde, le malheur, n'ont-elles pas été données à la foule de ceux qui ont vécu? Il y a telle vie de vieillard qui a été un combat perpétuel, rien n'y a manqué; la pauvreté, le travail, le dégoût, l'espérance, la fortune, les honneurs, les faiblesses, les douleurs physiques et morales, rude mais profitable école. Chaque jour enlève une illusion de la jeunesse et apporte un enseignement ; aussi, dans les grandes affaires ou dans les circonstances épineuses de la vie ordinaire, les hommes âgés, doués de sens et d'instruction, sont-ils loin d'avoir perdu la vigueur morale indispensable dans cette circonstance. Leur cœur a encore assez de vie pour communiquer de l'éloquence à leurs paroles, comme de la fermeté à leurs actes. Ah! je le demande, qui de nous ne se rappelle ce qu'il fut autrefois; qui de nous ne conserve en soi quelque étincelle des vieilles ardeurs de la lutte, et que l'occasion peut encore ranimer? L'histoire n'est-elle pas remplie d'exemples de dévouement donnés par des hommes d'un âge plus ou moins avancé? On sait les paroles de l'illustre Molé sous le poignard des assassins ; Malsherbes ne s'est-il pas sacrifié à la défense de l'infortuné Louis XVI? On demandait à Lafayette ce qu'il avait fait pendant le règne despotique de Napoléon, il répondit : *Je me suis tenu debout.* Il faut aussi remarquer que les vieillards, en raison de leur faiblesse physique, ne recherchent point les occasions de faire preuve de la force de leur caractère ; philosopher et patienter, ces deux grands synonymes, sont toujours à leur usage. La modération des actes vitaux chez eux les conduit à celle des actes moraux. La vie sociale, c'est l'agitation, c'est le combat, l'effort perpétuel contre l'obstacle ; c'est la défaite ou la victoire de chaque jour : or, l'homme qui a vécu s'est mis à l'écart sous bien des rapports ; tout annonce en lui une tendance au calme, une disposition à temporiser que l'on prend trop souvent pour de la mollesse et de l'inertie. Arrivé à cette époque de déclin où les ardeurs de la virilité sont assez amorties pour que l'on puisse, sans regret, sortir de la mêlée, où les torpeurs de la vieillesse sont encore assez loin pour que l'on sache jouir du repos, on évite, autant que possible, les circonstances difficiles, pénibles, où la force d'âme est indispensable.

Mais un reproche éternellement fait à la vieillesse, c'est le sentiment exagéré de la personnalité. Le *moi*, dit-on, est centuplé chez le vieillard ; de là l'indifférence, l'égoïsme, qui, dit-on, le caractérisent ; de là encore, et par une conséquence immédiate, l'*avarice*, passion tenace et profonde parmi les hommes au déclin de leur carrière. On ne saurait nier qu'il n'y ait quelque chose de fondé dans cette espèce d'accusation répétée d'âge en âge, et qui semble, par cela même, être l'expression de la vérité. Sans doute, quand les années ont apporté plus de calcul dans l'esprit et moins de séve dans le cœur, une longue prévoyance est indispensable et elle est parfois outrée. Mais la vieillesse qui n'est faite que pour *le bon sens*, ne se laisse pas facilement emporter par l'intérêt du moment, elle songe à se prémunir contre les événements futurs et probables. D'ailleurs ne dirait-on pas que dans les âges précédents les hommes sont des modèles de désintéressement et de générosité? Est-il, par exemple, un être plus absolument, plus complétement égoïste que l'enfant? Si ce sentiment se tempère plus tard, il ne reste pas moins très actif encore chez le jeune homme et l'adulte, parce que c'est au fond le ressort principal de nos pensées, de nos actions; la vertu, c'est-à-dire l'effort violent de la volonté contre la détermination instinctive ou la passion, peut seule triompher, et les vainqueurs sont assez rares pour qu'on les admire.

L'homme mûri par l'âge, soumis à de longues épreuves, se livre volontiers à l'esprit d'ordre, d'économie, dont l'excès est l'avarice. Presque malgré lui, il réfléchit, il prévoit, il combine, il calcule les chances du présent et de son court avenir. Ne retrouvant plus l'énergie qu'il avait jadis, il se retire en lui-même, s'y fait un abri, un refuge pour combattre ce qui peut lui arriver de fâcheux. C'est dans son *avoir* qu'il cherche une protection, un appui contre les événements, un ami dans le malheur, une consolation dans les maux qui peuvent l'atteindre, une défense contre la misère qu'il redoute par dessus tout. La vieillesse, la pauvreté, la maladie, n'est-ce pas le comble des malheurs de l'homme? Faut-il donc le blâmer de combattre ces trois douleurs par une prévoyante sagesse? D'une part, que peut-il espérer de la destinée? Maintenant spectateur désintéressé de la comédie humaine, tout ce qu'il a pu faire, ne l'a-t-il pas fait? tout ce qu'il pouvait espérer, ne l'a-t-il pas obtenu? *Spes et fortuna valete*, telle est désormais sa devise. De l'autre, son corps épuisé, son bras sans vigueur, annoncent que la mort s'approche; et cette mort qui est encore rêve et fantôme pour le jeune homme, devient certitude et réalité pour l'homme qui a vécu. L'aiguille du temps ne rétrograde jamais: le vieillard le sait, alors il songe aux ressources qu'il a précédemment ménagées et qu'il ménagera encore de plus en plus par nécessité, quelquefois aussi par habitude. Quand les infirmités menacent ou se font sentir, ce qui ne tarde guère dans l'âge avancé, c'est alors qu'on reconnaît le prix d'une sage épargne, car qui sait la nature, la durée de ces infirmités? D'ailleurs, la vie si courte des hommes est encore d'une plus longue durée que les sympathies et les affections de leurs contemporains. Le vieillard ira-t-il implorer le respect qu'on lui doit, la tardive commisération des autres? Triste et vaine ressource! Il connaît un lien bien autrement fort pour captiver les humains, c'est l'intérêt, dont les effets sont toujours certains: or le vieillard tient cette puissance à sa disposition par les richesses qu'il a ou qu'on lui suppose. Est-ce sa faute ou celle du cœur humain? Il fait ce qu'il doit faire d'après son expérience; n'est-il pas forcé de prendre les hommes tels qu'ils sont, et non tels qu'ils devraient être?

Cette connaissance acquise par le temps contribue certainement à produire l'avarice dans la vieillesse. Selon Varron, « le sage sait beaucoup de choses dont il n'a conversé avec personne. » C'est là ce qui compose la fine et profonde science de quiconque a vu, réfléchi, expérimenté. Il y a un immense trésor de savoir dans le cœur de celui dont la carrière s'avance; c'est un savoir inspiré par la défiance, mais souvent d'autant plus utile qu'il y a sur beaucoup de visages un masque à soulever, et dans chaque parole une pensée qui se déguise. Les hommes jouant presque toujours avec des dés pipés, comment veut-on que le vieillard ne se mette jamais en garde, ne cherche pas à s'appuyer sur sa fortune acquise? Si l'homme courbé par l'âge est souvent l'objet de pieux attachements, de soins délicats et touchants, parfois aussi on le met à l'écart; il importune, et, à la honte de l'humanité, on ne lui pardonne pas de vivre. Aussi devient-il quelquefois haineux, froid calculateur, inexorable dans sa parcimonie; il ne pense qu'à conserver ce qu'il possède jusqu'aux derniers moments, fidèle à ce principe de prudence excessive, *qu'il ne faut pas se dépouiller avant de s'aller coucher.* Vieux, par un esprit trop clairvoyant pour se laisser aller à de généreuses chimères, vieux, par le cœur qui a trop bien appris par l'expérience à connaître la valeur et la durée de certaines sympathies, presque étranger à ses contemporains, comment osera-t-il s'abandonner sans armes, sans défense, à ceux qui l'entourent? Mais que ceux-ci, à défaut de *piété domestique*, craignent la volonté d'un testateur, volonté inflexible, car *le mort saisit le vif*, tout aussitôt les sentiments changent ou du moins se fardent, et l'homme qu'on aurait délaissé, devient un objet de caresses, de soins, de prévenances sans fin. Je n'excuse pas l'avarice, je l'explique.

A la vérité, il est des vieillards durs, sans pitié pour les malheureux et même pour leurs proches; pour eux, l'expérience de la vie matérialise tout. Mais étudiez-les, une épaisse croûte d'avarice a dès longtemps pétrifié leur cœur; seulement le mal a fait des progrès avec l'âge, il date de loin, peut-être même depuis la jeunesse, car un des effets de la vieillesse est de donner au caractère un relief plus saillant, plus accusé. C'est un arbre qui ne produit plus que des fruits dégénérés, mais ils sont toujours de même nature. La vieillesse, en général, est rarement aimable, parce que c'est l'époque de la vie où il n'est plus possible de cacher aucun défaut; toutes les ressources pour faire illusion ont disparu; il ne reste que la réalité des sentiments et des vertus. Si dans la force de l'âge on a été égoïste et surtout avare, on le devient davantage aux approches de la vieillesse. Ajoutons que, pour certains hommes âgés, le plaisir d'amasser est la seule volupté qu'ils connaissent et dont ils se soucient. Chacun a son mode de jouissances et de plaisirs. On sait qu'un riche banquier, parlant de l'or qui remplissait ses coffres, disait : « Quelque plaisir qu'aient mes héritiers à le dépenser, jamais ils n'en auront autant que j'en eus à l'accumuler. » L'avarice a plus d'une cause, et il en est d'assez bizarres.

Un autre caractère de la vie de l'esprit dans la vieillesse, consiste dans un fond de tristesse qui, dépassant certaines limites, se change parfois en humeur chagrine, en morosité habituelle. Cet effet, qu'on ne saurait nier en général, tient à la loi de décadence qui frappe tout être ayant dépassé le plus haut point de perfection auquel il a droit de prétendre ; on n'envisage dès lors que le côté sombre et attristant de la vie. Dans notre espèce sur laquelle une multitude de causes physiques, intellectuelles et morales agissent continuellement, cette disposition à la mélancolie devient plus remarquable encore. L'humeur fâcheuse des vieillards semble inhérente à leur nature, c'est-à-dire qu'elle est d'abord radicalement organique. Quant aux influences morales, elles ne sont que trop nombreuses. Comptez parmi elles le relâchement des liens les plus chers à nos cœurs, la faiblesse, le peu de consistance des affections humaines, les amis qu'on perd, les proches qui meurent, la santé qui s'affaiblit, les années à venir qui diminuent, l'horizon qui se rétrécit de toutes parts, tout ce qu'il y a enfin de sombre, d'incertain, d'inquiétant dans notre destinée. Allons plus loin encore, le spectacle des choses humaines n'est certes pas fait pour inspirer à l'homme sensé qui a vécu une pleine satisfaction de l'âme. Il est seul ; la terre qu'il foule est pleine des dépouilles de tout ce qui lui fut cher ; trop souvent il traîne son fardeau à travers des tombes, cherchant la sienne et frémissant de la trouver. Dans le cours de sa vie, il a forcément étudié les hommes, il les voit comme ils sont, sans prestige et sans illusion ; son enthousiasme juvénile s'est éteint par les mécomptes, par les injustices, par les misères de la vie positive, par ce qu'il a vu, ce qu'il a souffert : *Caïn tue son frère tous les jours*, comme il a été dit. Avouons-le très humblement, très douloureusement, la vie est amère, la tristesse y est durable, la joie éphémère. On est effrayé de cette horrible dissonance des maux sans fin de l'humanité avec l'existence d'une providence supérieure. Où sont-ils, en effet, les heureux parmi ceux dignes de l'être? Qui donc n'a jamais vu la fortune, cette sotte déesse, distribuant ses faveurs si aveuglément, si injustement, si grossièrement, qu'on ne sait plus où est l'équité? La force et le droit sont-ils donc toujours unis et solidaires? L'injustice victorieuse manque-t-elle jamais de lâches qui la servent, de courtisans qui la flattent, de vils sophistes qui la justifient? C'est précisément cette lèpre morale du cœur humain, vue de près et souvent qui faisait l'*horrible certitude* dont Fontenelle parlait à quatre-vingt-dix ans ; or il n'est pas de vieillard, et dans toutes les classes de la société, qui n'ait été frappé de ces désordres. Que si l'on ajoute les ébranlements politiques, les principes sociaux méconnus, oubliés, outragés, la triste doctrine de la nécessité admise par les gouvernements et les partis ; avec quelle difficulté le bien germe et prospère, tandis que la semence du mal semble étonnamment vivace et prolifère, on expliquera facilement le scepticisme, la tristesse indifférente de la plupart des hommes au déclin de leur carrière. Selon eux, le plus sûr peut-être est de s'arrêter à la superficie des choses honnêtes, de peur d'en perdre l'illusion.

En supposant même que ces causes n'aient qu'une action très limitée sur le cœur de certains hommes, est-ce que le changement des mœurs, des coutumes, des modes, du langage même, de cette foule de choses auxquelles on attachait jadis du prix, changement inévitable, n'imprime pas à l'âme du vieillard un sentiment profond de tristesse? Dans cette perpétuelle mobilité d'idées, de sentiments, d'opinions, qui fait que rien ne dure, que rien ne se perpétue, sinon ce mouvement d'éternel changement, il en résulte que le vieillard est, pour ainsi dire, étranger à ses contemporains; ils ne se comprennent plus mutuellement. Dès lors retentit au fond de lui ce cri d'un cœur solitaire auquel rien ne répond, cause profonde de découragement, d'isolement, de pessimisme. De là encore cette satiété, cette lassitude incurable, surtout des choses humaines. Le vide au fond de tout, et la mort après, est une cause fréquente de cette espèce de spleen philosophique dont ne peuvent se défendre les hommes de l'intelligence la plus élevée. Le vieillard sourit quelquefois, bien rarement il rit aux éclats, c'est une observation facile à vérifier dans le monde. Poussés par ce sentiment de sourde mélancolie, on voit même quelques hommes âgés, qui d'ailleurs font de la vertu le douloureux exercice de la vie présente, et du bonheur la condition de la vie future, se séparer presque tout à fait de la société, rester le moins possible en contact avec les hommes nouveaux dont les usages, les opinions leur semblent si étranges, qu'ils ne peuvent ni les concevoir, ni les admettre.

Cependant qu'on se garde bien de confondre la gravité, la froideur apparente de la vieillesse avec le chagrin et la mélancolie ; on en juge trop par l'extérieur. Sous cette couche de tristesse se cachent parfois de ces âmes affectueuses, de ces natures bienveillantes qui comptent dans leur propre bonheur le bonheur d'autrui. Là se trouve la vieillesse qui plante l'arbre pour les générations suivantes, satisfaite de pouvoir dire :

Mes arrière-neveux me devront cet ombrage (1).

Tel vieillard froid, réservé, devient bon, affectueux dans mainte occasion, et l'on en trouve beaucoup de ce caractère parmi les hommes instruits, laborieux, qui, dans leur longue carrière, restèrent toujours fidèles au devoir et à l'honneur. S'il y a des vieillards moroses, pleins d'une aigre jalousie contre ceux qui ne sont pas de leur âge, regardant presque comme ennemi tout ce qui est jeune et fort, tout ce qui est beau, combien aussi n'en trouve-t-on pas qui, doux, modérés envers les jeunes gens, les éclairent de leurs lumières, les protégent de leurs bienfaits. Doués de cette gaieté naturelle, signe certain de la sérénité de l'âme, ils ont un charme attirant dont la source vient

(1) *Serit arbores, quæ alteri sæculo prosint.* Vers de Stace dans les *Synéphèbes*, et cité par Cicéron.

d'un bon esprit et d'une belle âme. Les nobles cœurs sont comme les bons fruits, *plus ils sont mûrs, plus ils sont tendres.* Ces paroles, d'un auteur du moyen âge, ont quelque empreinte d'exagération, mais sans être dépourvues de vérité. Il est certain qu'un vieillard judicieux, spirituel, aimable, essentiellement bon et affectueux, est une sorte de providence terrestre; dans la sainteté de son ministère, il semble porter avec lui comme une pure auréole, l'expérience d'un père, la sagesse qui en est le fruit, le calme inaltérable d'une vie dignement remplie. Il est des gens qui ne voient dans celui que le temps a blanchi et courbé, qu'un amas d'humeurs dégénérées, d'organes à demi décomposés, une machine usée dont le frêle assemblage croule de toutes parts, et ils ne font pas attention à tout ce qu'ont produit des hommes âgés, dans les arts, dans les sciences et dans la politique. Il en est qui s'obstinent à ne considérer les hommes d'un autre âge, que comme des étrangers dont les opinions, les affections cessent d'être en rapport avec le cours ordinaire de la vie humaine; rien de moins exact. Pour être moins vifs, les sentiments des vieillards n'ont-ils pas leur source dans l'âme humaine, toujours la même? Tous aiment, craignent, espèrent, tous en effet ne sont-ils pas époux, pères, aïeux, citoyens, amis? Les liens de l'humanité sont-ils donc rompus pour eux à cause de quelques années de plus? Ne ressentent-ils pas, quoique à des degrés divers, cette séve universelle d'affection qui circule dans la nature intelligente? Beaucoup, au contraire, parlent comme cet excellent vieillard, qui, en mourant, ne regrettait que deux choses : « Ne plus faire le bien et ne plus voir le soleil. » La vérité est que tant que le cœur humain bat, il peut souffrir et aimer. Comment Charron a-t-il pu dire qu'il n'est point d'âme vieillie *qui ne sente l'aigre et le moisy*? Principe évidemment trop absolu, par conséquent sans fondement, et le vertueux théologal de Condom en fut lui-même une preuve manifeste.

Mais ce qui contribue le plus, selon l'opinion vulgaire, à assombrir l'imagination à l'âge de retour, c'est la menace continuelle des atteintes de la maladie, et surtout la certitude d'une fin qui ne saurait être éloignée. En effet, l'idée cruelle d'exister un moment pour cesser d'être à jamais est bien propre à inspirer la mélancolie ; il n'est pas de remède contre cette formidable éternité qui vient sans qu'on l'attende, et qui vient pourtant si vite. De pareilles craintes, toujours sur le point de se réaliser, doivent porter dans l'âme de tristes pressentiments, *hæc data, pœna diù viventibus*. Oh! c'est alors que le bonheur semble une chimère, nos désirs des piéges, et la vie une complète déception. Cependant, comme je tâcherai de le prouver plus tard, il est encore un baume de consolation à verser sur ces plaies. A aucune époque, l'homme n'est déshérité de jouissances, de bien-être, et chaque saison de sa vie peut avoir sa part des joies bénies du Ciel, pourvu qu'elles soient conformes aux lois de l'être qui les accepte. On est obligé de reconnaître que les sentiments de l'homme sont soumis à l'action d'un travail caché organique qui les modifie; ce travail dissipe certaines illusions, modifie nos cœurs comme il change nos cheveux, mais aussi il amortit les passions ; il nous fait voir ce qui est réellement, il dispose à cette grande loi de savoir souffrir ce qui est inévitable, enfin il nous ouvre d'autres horizons, et, comme l'a dit un illustre écrivain, « c'est le ressac des flots du temps contre le rivage de l'éternité. » Faut-il donc s'en plaindre ? Le vieillard renfermé en lui-même qui sait ce que c'est et ce que vaut la vie, qui sait que nous perdons en espérances la moitié de nos jours et en regrets l'autre moitié, que l'espérance même s'achète souvent au prix du sacrifice, perd-il donc beaucoup en se laissant aller paisiblement à la marche du temps et de la destinée? Il ne s'agit pas de jouer le rôle de l'*impavidum* sous des ruines, mais l'esprit de l'homme judicieux et qui a vécu, n'ayant plus à se torturer pour comprendre et pénétrer le sens de bien des choses, doit donc se reposer dans ses acquis, dans sa raison et dans ses œuvres; il ne lui reste plus qu'à vivre, croire et espérer ; oui, espérer jusqu'au bout, jusqu'à ce moment suprême où il va mêler sa poussière à cette poussière universelle d'où sortent successivement toutes les générations.

Au reste, ce fond de gravité triste qu'on remarque en général, dans l'âge avancé, offre beaucoup de variété parmi les hommes. Il en est même qui se présentent sous un tout autre aspect que celui dont il a été question. Sans parler de ces vieillards crédules, légers, d'une insipide loquacité, qui cessent d'être par l'esprit quand le roman de leurs jeunes années est arrivé à sa dernière page, n'en est-il pas d'autres qui, lancés sur la pente de l'existence, n'en charment pas moins par une joyeuse animation de caractère, par une sorte de vivacité, d'entrain, dont beaucoup de jeunes gens manquent totalement, surtout à notre époque de calcul et d'âpres convoitises? Sans être Anacréon par le génie poétique, on peut avoir sa bonhomie, la douce sérénité de son âme. Ce petit Coulanges, dont parle madame de Sévigné, si gai, si ami du plaisir à soixante ans qu'il soupçonnait toujours une *grosse erreur* dans son extrait de baptême, en est un des meilleurs types. Heureux tempérament de l'économie, plus heureuse disposition de l'esprit qui écarte, autant que possible, les épines de la vie, neutralise par de doux plaisirs l'amertume cachée au fond du cœur de celui qui a lutté contre le destin, qui peut compter vingt ans d'illusion et cinquante pour la réalité ! Il ne faut pas croire que cette facilité de se laisser vivre, ce régime de gaieté, le meilleur de tous, soient la preuve d'un caractère superficiel qui, glissant sur toutes choses, n'aperçoit pas l'abîme où peut-être il va tomber dans un instant ; loin de là, c'est aussi le caractère d'une philosophie pratique capable, en vivifiant les forces, de prolonger la vie, et même de *désenlaidir* la mort, selon l'expression de Montaigne. N'étant plus de force à se *colleter* avec la fortune, lassé, découragé, l'homme arrive parfois, sans s'en douter, à ce point culminant d'une haute raison, vivre gaiement, librement, et laisser faire aux dieux. Toutefois, il faut l'avouer, il n'est pas donné à tous de posséder, au déclin de la vie, cette douce et heureuse insouciance ; une certaine disposition de caractère tenant elle-même à la trame organique du tempérament est indispensable. On ne se prescrit pas à volonté de la joie, du laisser-aller, de l'insouciance : c'est la trempe de notre âme qui nous fait heureux ou malheureux. On trouve partout le bonheur... quand on le porte avec soi.

La vieillesse nous arrive, pour ainsi dire, toute faite, ou plutôt telle que nous nous la sommes faite. Dès qu'elle nous a une fois comme enveloppés de ses liens, dès qu'elle ne nous laisse plus voir devant nous qu'un étroit et court espace à parcourir, ce dernier bout de chemin qui reste à faire se colore nécessairement des reflets de la vie passée. Ainsi on peut vieillir abattu, morose, s'entourer de débris, boire tristement la lie de son vin ; on peut vieillir serein, doucement animé, environné d'espoir et dans une sorte de dignité patriarcale. Il y a des vieillesses avec un sombre reflet d'humeur noire et chagrine ; il y a de ces vieillesses vénérables, toujours douces et bienveillantes, lors même que les forces tombent et que les sources de la vie s'épuisent. C'est surtout parmi ces dernières qu'on trouve ce plein calme de la résignation, qui adoucit le présent et jette un voile protecteur sur l'avenir. En général, ce sont les hommes voués toute leur vie aux inspirations supérieures de l'abnégation et du dévouement qui ont la vieillesse la plus douce et la plus heureuse : une bonne conscience et l'estime des autres, telle est la double source de la paix dont ils jouissent, courbés sous le faix des années. Il faut aussi compter ceux, quoique plus rares, dont les travaux, les découvertes ont été appréciés, célébrés par leurs contemporains. Graver son nom dans l'histoire des sciences, des arts ou des lettres, comme dans le cœur de ses amis, est un moyen à peu près certain d'écarter les soucis de l'âge. Chez beaucoup d'entre eux vous n'y trouverez pas ce *moi* haïssable dont parle Pascal ; on y remarque au contraire cette indulgence constante, inaltérable, parfois aiguisée d'une pointe d'ironie, qui rend la vie douce et aimable, natures excellentes qui, comme les vins généreux, s'améliorent, se bonifient encore par les années. Quelle différence de ces hommes que le temps semble épargner avec tel vieillard triste, envieux, jaune de teint, sec de corps, méfiant, dissimulé, à quintes bilieuses, humoristiques, disant : j'ai horreur de la société depuis que je la comprends. Certes une pareille physionomie-psychologique annonce évidemment une *lacune d'organisation* réagissant sans cesse sur le caractère, et ce phénomène est d'autant plus remarquable que l'empreinte, devenue plus dure, est ineffaçable. Toujours est-il que la bonté, cette grâce de la vieillesse, se trouve souvent sous des dehors graves et sévères, car la première tient du cœur, et les seconds de l'être physique nécessairement détérioré. Heureux le vieillard qui possède ce don précieux de la bonté, véritable moyen d'être utile aux autres et plus encore à soi-même. C'est ainsi qu'il est donné de vieillir en paix, de s'acheminer doucement vers le dernier terme, et de pouvoir dire quand on le touche, comme Ch. Devilliers, ce gracieux vieillard âgé de quatre-vingt-deux ans :

« O mort! frappe, il est temps, puisque l'on m'aime encore. »

CHAPITRE IV.

LA PASSION DE L'AMOUR A DEUX POINTS DE VUE OPPOSÉS.

Lucrèce, voulant peindre par une image sensible cette succession des êtres vivants qui conserve éternellement les espèces, a recours à une figure poétique aussi hardie que noble. Les hommes, dit-il, ressemblent à des coureurs qui se transmettent l'un à l'autre le flambeau de la vie :

Et quasi cursores, vitaï lampada tradunt.

Rien ne peint mieux, en effet, l'action mobile et transitoire d'un principe vivifiant, espèce de *transcréation* accordée aux êtres organisés, puisque l'immortalité individuelle leur a été refusée. Ainsi la vie passe des germes vivants développés, et qui bientôt dépérissent, aux germes fécondés qui l'avaient en puissance, comme le mouvement est communiqué dans le choc des corps. Tout ce qui vit est soumis à l'action de cette puissante cause de l'éternelle revivification de l'univers; partout se remarquent les effets de cette énergie attractive et procréatrice. Où l'amour ne pénètre-t-il pas? Où est la vie si ce n'est dans l'amour? Il circule dans le rameau, il vit dans la fleur, dans l'oiseau, dans l'insecte; il est la seule existence, la seule vie, car il la produit et la perpétue. Le souverain maître de l'univers lui a confié une portion de sa puissance créatrice. Toutefois l'amour, comme cause première, exerce particulièrement son énergie sur l'homme, qu'il change, qu'il modifie continuellement et profondément, surtout à certaines périodes de l'existence. On peut dire même que l'amour, dans la véritable acception du mot, appartient à l'humanité; aucun animal ne s'élève à cette supériorité de sentiment. Sous le nom de génération, d'amour, de sentiment, de famille, se retrouvent sans cesse, en se tenant à la racine du phénomène, l'acte de transmission vitale, et l'on peut dire, en embrassant ce sujet dans toute son étendue, que l'histoire de l'amour serait l'histoire même de l'espèce humaine.

Donnez-moi, disait Descartes, de la matière et du mouvement, et je ferai un monde. Mais dans la grande loi dont il s'agit, la matière et le mouvement semblent avoir acquis leur *summum* d'activité; ils agissent, ils se combinent, et le monde des êtres organiques est formé. Bien plus, il se crée à chaque heure, à chaque instant, car la force secrète du principe de l'affinité vitale moléculaire conserve sa pérennité d'action, quoique toujours déterminée selon la forme des espèces et des corps vivants qui la recèlent; il en résulte que les rapports des phénomènes de la vie se maintiennent harmoniquement, une fois le principe fécondateur ayant agi. On lit dans un ancien hymne grec : « L'Éternel dit à l'Amour que tout soit organisé, et cela fut fait aussitôt. » Ainsi Dieu, qui donna des lois au soleil, a réglé aussi les actions des êtres sur la terre ; il leur a distribué une portion de vie, et lorsqu'elle est parvenue dans son entier développement, dans sa *hauteur* et sa *plénitude* d'énergie, il la fait circuler et passer à d'autres par la médiation des amours : toujours se retrouve la belle image de Lucrèce. Remarquons, en effet, cette condition importante, que l'organisme doit avoir son complet perfectionnement ; il faut, pour ainsi dire, un excès de vie pour la transmettre à d'autres êtres, et c'est ce qui n'a plus lieu quand la force vitale est dans sa période d'abaissement. Aussitôt que le temps a fatigué notre être et fait pencher le corps vers la terre, l'homme sent qu'il n'est plus propre à donner la vie. Toutes les passions se refroidissent dans la vieillesse ; elles existent encore à la vérité, bien que leur foyer manque d'activité ; une seule, la plus puissante, la plus formidable de toutes, semble éteinte à jamais, l'amour. La nature, la raison, le bon sens, les convenances, la société, le veulent ainsi, *turpe senilis amor.* Quand l'homme a parcouru une partie de sa carrière, que ses forces diminuent, que sa santé est chancelante, malheur à lui si, conduit par ses souvenirs, par ses regrets, quelquefois par un reste de vigueur et de feu d'imagination, il ose encore s'embarquer sur cette mer si fertile en naufrages, une cruelle expérience lui apprendra que ce sentiment n'est plus de son âge. Il n'y a rien de plus à craindre qu'un amour sérieux, et rien de plus méprisable qu'un amour frivole, mais surtout dans la vieillesse. Lorsque Henri IV devint amoureux, à cinquante-cinq ans, de la princesse de Conti ; l'abbé de Chaulieu, à quatre-vingt-deux ans, de mademoiselle Delaunay, tous deux s'exposèrent aux moqueries de leurs contemporains. Bien plus, l'amour, abusant de son influence sur le physique, devient alors, comme l'ont remarqué les anciens, le complice, le précurseur de cette implacable déesse qu'ils ont nommée *Libitina*, car la création et la destruction ont des rapports étroits et indestructibles. La mort et l'amour cheminent ensemble, et madame de la Suze disant que madame de Sully, carmélite, lui avait envoyé *une tête de mort dans une corbeille de roses*, en offre le symbole le plus terrible comme le plus vrai.

Cependant faut-il croire que la vieillesse soit tout à fait déshéritée de ce sentiment qui est la vie même sous certains rapports, une autre vie dans la vie elle-même? *Plus d'amour, partant plus de joie*, a dit notre grand poëte philosophe, or cet arrêt est-il donc sans appel quand on a longuement vécu ? Gardons-nous de le croire, mais notre être se modifie selon les âges : il n'y a rien de borné dans l'amour que pour les âmes bornées. Chez l'homme au déclin de la vie, dépouillant tout ce qui tient aux sens, l'amour prend un caractère tout à fait moral, affranchi des servitudes de l'animalité, parce qu'il tient à la puissance même de l'âme.

Chez l'homme qui a vécu, c'est l'*amour paternel*, c'est l'*amour conjugal*, l'*amour filial*, l'*amour de la patrie*, qui sans être aussi énergique que le premier, réchauffe encore les vieux cœurs et les vieilles années. Les jeunes gens ordinairement n'en jugent pas ainsi, et cela doit être. A l'exception de cette passion fougueuse, violente, qui saisit l'homme par toutes ses facultés, ils n'accordent à aucune autre l'empire de l'âme. Dans leur ardente imagination, séduits, fascinés par les sens et l'imagination, ils ne voient que le beau côté de cette passion, un charme sans fin, d'éternelles espérances, d'éternelles consolations; ils croient, comme le dit un poëte illustre, qu'il ne manque à l'amour que la durée pour être à la fois l'Eden avant la chute, et l'Hosanna sans fin. L'homme âgé au contraire, à part quelques regrets tempérés par la réflexion, ne voit souvent dans l'amour qu'un entraînement délirant, qu'un despotique pouvoir exercé sur la volonté, qu'une sorte de folie incompatible avec la sagesse, avec la vertu et l'ordre social; il est de l'avis de celui qui a dit que les Grâces et la Volupté sont du même sexe que les Furies. Ce qu'il y a de certain, c'est que tous deux ont raison, parce que leur point de vue a changé, et qu'ils jugent le même objet, l'un par l'imagination, l'autre par la réflexion. D'ailleurs l'amour, comme la nature, contient dans son ample sein les oppositions les plus tranchées, les dissemblances les plus formelles, selon les temps, selon les âges, les hommes et les caractères. C'est même ce qui rend inexplicable ce sentiment si vivant, si varié, si compliqué. Est-il donc facile de connaître cet être moitié réel, moitié factice, ce tissu des affections les plus contraires; d'analyser ce mélange incompréhensible de fureur et de tendresse, de sentiments élevés, de désirs grossiers, de confiance et de soupçons, de ruses et de candeur, d'espoir dans l'angoisse et d'inquiétude dans le succès ; enfin d'apprécier ces peines mêlées de délices, et ces délices mêlées de peines que l'on appelle amour? Il n'y a ici aucune exagération ; et cela est si vrai qu'en étudiant les effets de cette passion sur l'économie et sur les sentiments, en physiologiste et en philosophe, ces effets sont remarquables par les plus étonnants contrastes. Il est certain que l'amour tant soit peu exalté produit les phénomènes les plus bizarrement opposés; il illumine ou obscurcit l'esprit; il brûle et glace, il tue et ranime le cœur. Tantôt il prend la forme de l'ascétisme le plus pur, tantôt la hideuse manifestation des voluptés les plus sensuelles; il calme et il enivre; il exalte l'intelligence ou bien il l'abaisse et la stupéfie ; il donne la sagesse ou la folie : c'est le génie du bien, c'est le génie du mal ; il rend généreux, il vous transforme en égoïste; il excite aux choses sublimes, fait rêver la perfection, ou il pousse au crime, dégrade et corrompt; en un mot, sa terrible impulsion sur le corps, sur l'intelligence et le cœur, est toujours profonde, extrême, incalculable. Ce sentiment est tellement doux et terrible, qu'on peut demander si Dieu l'a donné aux hommes dans sa faveur ou dans sa colère. Il n'y a donc qu'à se placer à deux points de vue différents pour juger cette passion contradictoirement et sans sortir du cercle de la vérité. On peut en dire tout le bien, en affirmer tout le mal possible, sans cesser d'être exact ; c'est précisément ce qu'on fait à deux époques extrêmes de la vie.

LE JEUNE HOMME.

Malgré votre sagesse, ô mon maître, je vous plains de ne plus ressentir le vif et pur sentiment de l'amour ; c'est, à mon sens, le plus triste résultat des années. L'amour ! n'est-ce pas la vie elle-même dans ce qu'elle a de plus vrai, de plus grand, de plus puissant ? Ne trouvez-vous pas combien sont vraies ces paroles d'un philosophe, que l'amour, dans un pays d'athées, ferait adorer la divinité ?

LE VIEILLARD.

Ne me plaignez pas tant, mon jeune ami ; mon état actuel ne mérite nullement votre commisération. Pourquoi plaindre un homme parce qu'il a passé de la zone torride dans un climat tempéré ; qui préfère l'usage paisible de ses facultés à leur violente excitation ; qui trouve que le bonheur, le sang-froid, la raison, l'emportent sur l'illusion, sur le prestige et le délire ?

LE JEUNE HOMME.

Je vous entends ; mais c'est précisément l'exaltation que vous paraissez blâmer qui constitue les charmes de ce sentiment suprême. N'est-ce pas l'entraînement spontané qui fait les grandes passions ? Aussi quand l'amour est dans toute la puissance de son action, ne semble-t-il pas n'être qu'une existence à deux ? Aimer ! c'est se donner même vie, même souffle, même cœur, mêmes joies, mêmes souffrances.

Il y a ici comme une céleste faculté de vivre dans l'âme d'autrui, de faire d'un autre un second soi-même, d'avoir besoin de le rendre heureux ; de confondre deux volontés, deux désirs, deux espérances, dans l'unité d'un sentiment ineffable. Dès que cette unité est rompue, l'amour a perdu son charme, ses inspirations, et jusqu'à son caractère. Oh ! mille fois heureux celui qui, dans sa vie, rencontre ce fanal sauveur de l'amour grave et saint! Il sent se réveiller l'instinct du beau, du vrai, du juste, que Dieu mit dans notre âme.

LE VIEILLARD.

Mais, mon jeune ami, le tableau que vous venez de faire d'un amour extrême en fait voir précisément tout le danger. Vie d'amour, vie de tempêtes, de douleurs et de chagrins. Vous ne parlez que de son charme entraînant ; oubliez-vous donc les mécomptes, les peines, les inégalités, les déceptions, les craintes, la jalousie, les angoisses, les déchirements, les remords, comme inséparables de cette redoutable passion ? Encore je suppose un amour réciproque ; car est-il rien de comparable à la douleur d'un amour non partagé? Croyez-le bien, il y a deux mots que le genre humain commente depuis des siècles et qu'il commentera éternellement : l'un, dit *amour ;* l'autre, *souffrance.*

LE JEUNE HOMME.

Je ne nie pas les peines de l'amour ; hélas ! elles ne sont que trop vives, que trop pénétrantes au plus profond de l'âme et de l'existence. Mais ne sait-on pas que ces peines ont un caractère particulier? n'ont-elles pas un charme secret, une inexplicable volupté? L'amour est comme le printemps, tout y fleurit, jusqu'aux épines.

LE VIEILLARD.

Plût à Dieu qu'il en fût toujours ainsi ! mais combien d'exemples affreux prouvent le contraire, et le prouvent dans la société, dans les familles et dans les tribunaux? Ce que vous ne sauriez nier, c'est que cette passion est tellement violente et exclusive qu'elle opprime le jugement, absorbe les facultés, et les enveloppe dans son tourbillon. C'en est fait de cette précieuse boussole qu'on appelle le bon sens : *amare et non insanire vix diis concessum est*, est une vérité consacrée dans tous les âges. Toujours l'agitation du cœur donne la fièvre au cerveau (1).

LE JEUNE HOMME.

Ah ! pesé à cette balance, le nom de l'amour est une profanation. Loin qu'il en soit ainsi, cette passion accroît les facultés de l'esprit. Oui, l'intelligence éclôt rapidement sous les chauds rayons de l'amour ; de là des sensations plus nettes, des impressions plus fines, plus délicates, plus profondes, que ceux qui n'aiment pas. Écoutez des amants, n'ont-ils pas un talent prodigieux pour peindre leurs sentiments, leurs espérances, leurs chagrins, leur bonheur ; pour exprimer ce mélange de peines et de plaisirs, cette suave amertume qui accompagne toujours la passion de l'amour ?

(1) Plutarque rapporte qu'un médecin avait copié les célèbres vers de Sapho sur l'amour pour les classer parmi le diagnostic des *maladies mentales*.

Que mademoiselle Scudéry soit ou non une précieuse, je dirai avec elle *que la mesure du mérite se tire de l'étendue du cœur et de la capacité d'aimer*.

LE VIEILLARD.

Une pareille maxime est fort bien placée dans un roman, quand on élève l'amour à l'idéal d'un culte éthéré ; mais quand il s'agit de réalité, c'est autre chose. Le malheur est que cette *mesure*, qui paraît si évidente à votre âge, est presque toujours incompatible avec la raison et l'expérience. Où est l'amant qui ait jamais pensé, calculé, senti autrement que sous l'impulsion de l'aveugle et fougueux sentiment qui l'agite? L'homme poussé par la violence illogique de cette passion se laisse souvent entraîner à de criminelles actions, à des emportements, à des fureurs qui le dégradent et l'abrutissent. Ainsi l'attrait le plus puissant, le plus grand des plaisirs, est devenu la source la plus féconde de notre dépravation physique et morale.

LE JEUNE HOMME.

Je l'avoue pour le faux amour, mais convenez aussi que la véritable passion élève, purifie l'âme, et la porte aux nobles actions. L'amour et le dévouement sont comme la lumière et la chaleur d'un même rayon. Qui donc peut l'ignorer? L'amour fait convoiter les palmes de la gloire, les triomphes du talent et du génie ; il n'est pas d'amant qui ne désire faire un lit de lauriers à sa bien-aimée. Qu'on lise les lettres passionnées de Napoléon à Joséphine pendant ses immortelles campagnes d'Italie, et l'on trouvera que ce puissant motif ne fut point étranger à ses victoires. En vérité, toutes les vertus sont dans un seul mot: *aimer*.

LE VIEILLARD.

Vous n'oubliez qu'une chose, c'est l'abaissement, les faiblesses des grands hommes subjugués par ce sentiment tyrannique. Antoine n'a-t-il pas abandonné l'empire du monde pour Cléopâtre? Le sage Turenne n'a-t-il pas confié le secret de l'État à sa maîtresse? N'a-t-on pas vu Nelson refuser de livrer bataille pour aller baiser l'épaule de lady Hamilton? Que sera-ce donc du reste des mortels après de tels exemples?

LE JEUNE HOMME.

Ce sont là des exceptions; mais ce qu'il y a de vrai, c'est le charme ineffable et puissant de l'amour; selon moi, il n'y a qu'une chose essentiellement bonne dans la vie, c'est d'aimer, hormis une chose meilleure encore, ou qui du moins décuple le prix de la première, c'est d'être aimé. Citez-moi un sentiment, une passion, une affection capable de produire une telle immensité de bonheur; quelle idée peut-on se former des récompenses divines si l'on n'a pas connu l'amour sur la terre?

LE VIEILLARD.

Mais, mon jeune ami, vous supposez toujours un amour comme on en voit peu, c'est-à-dire un amour d'une céleste pureté. Loin de là : est-ce que la coquetterie, est-ce que la jalousie, est-ce que le parjure, la perfidie et d'autres passions effrénées ne viennent pas changer ses plaisirs en chagrins, ses affections en haines, ses caresses en fureurs, et précipiter le cours d'une existence déjà si pénible et si fragile? Tels sont les résultats ordinaires de l'amour: aussi, comme l'a dit un ancien, *il se nourrit de larmes.* S'il adoucit parfois les âmes féroces, ne dégrade-t-il pas encore plus souvent les âmes faibles? Combien de fois encore n'a-t-on pas vu son flambeau s'allumer dans les régions éthérées et s'éteindre ensuite dans la fange? La corruption des mœurs en est la preuve. Savez-vous que, d'après une *statistique morale* de la France, un trente-troisième des attentats contre la vie se passe dans les mauvais lieux; qu'un quatorzième des crimes d'incendie, une grande partie des duels, la plupart des cas de folie, tous les infanticides, presque tous les suicides chez les jeunes femmes, prennent leur source dans cette passion? L'amour n'a de beau que sa surface; au fond, c'est un abîme.

LE JEUNE HOMME.

Que faites-vous, mon maître? Quoi! vous confondez le culte grossier de la beauté avec le véritable amour, la première, la plus douce, la plus vive de nos jouissances, la plus noble prérogative dont s'honore l'espèce humaine, pour laquelle ce sentiment est exclusivement réservé! Ah! pourquoi prononcez-vous avec les préjugés de votre âge?

LE VIEILLARD.

Nullement; je remonte à la source même de cette corruption, de ces désordres presque inévitables. L'amour, ce terrible sophiste, égare toujours par des sentiers qui semblent fleuris. Mais une raison saine et froide l'a bientôt dépouillé du cortége brillant dont le pare l'imagination. Mon jeune ami, j'ai le bonheur ou le malheur d'être aujourd'hui parfaitement désintéressé dans la question, il m'est donc permis de la juger avec une pleine impartialité. J'ai d'ailleurs sur vous un immense avantage : j'ai eu votre âge, et la même ardeur, le même feu coulait aussi dans mes veines; mais vous, ignorant de ce que l'expérience apprend sur ce grand sujet, toute appréciation vous est interdite, votre jugement manque de termes de comparaison.

LE JEUNE HOMME.

Que m'importe, et qu'ai-je besoin de comparaison? L'amour est ce qu'il est, la pure essence de l'âme, la plus noble jouissance de l'homme, celle qui compense tous les maux qui l'accablent ; c'est là une vérité irrésistible, car elle est éternelle. Écoutez d'ailleurs une autorité que vous ne récuserez certainement pas, un auteur presque sacré a dit : « Il n'y a rien de plus doux que l'amour, rien de plus véhément, rien de plus élevé, rien de plus étendu, rien de plus délicieux, rien de plus parfait et de meilleur ni dans le ciel ni sur la terre (1). »

LE VIEILLARD.

C'est bien à moi qu'il appartient de dire que vous parlez de l'amour avec un enthousiasme tout à fait juvénile. Eh quoi ! vous confondez l'amour divin avec celui qui germe dans nos misérables cœurs ! Vous ou-

(1) *Nihil dulcius est amore, nihil fortius, nihil altius, nihil latius, nihil jucundius, nihil plenius nec melius in cœlo et in terra.* (*De Imit. Jesu-Christi*, lib. III, cap. 5.)

bliez, de ce dernier, les malheurs, les illusions, les crimes qu'il fait naître; en un mot, vous semblez ignorer qu'il obscurcit la raison, qu'il la fait servir à nos fureurs, ou la force de déifier nos folies. D'ailleurs, en admettant votre métaphysique sentimentale, en croyant à ces amours que la conscience et la vertu consacrent, vous perdez toujours de vue la racine et le but matériel de cette passion. Quoi! tant d'exaltation, tant de délicatesses pour une fin si terrestre! Convenez que ce n'est pas là l'amour selon l'auteur que vous avez cité. J'en conviens, la Vénus pudique est la véritable déesse des amours, mais enfin les hommes sont des hommes : c'est aux anges à ne brûler que de cet amour parfaitement épuré de l'impression des sens.

LE JEUNE HOMME.

Eh pourquoi non? L'amour, dans la proportion du fini à l'infini, cesse-t-il d'être le même dans son essence immortelle? On dit qu'il est rare, cela doit être; le véritable amour est rare comme le génie, comme la beauté extrême, comme la grandeur du cœur, comme tout ce qui s'approche enfin de la perfection. Quoi qu'il en soit, il est, il sera toujours le type suprême du bonheur. Malheureusement, il nous est donné ici-bas avec une triste et douloureuse épargne. Aimer! toujours aimer, serait la vie de l'ange; Dieu ne l'a pas voulu. Qui ne le sait? une sainte, célèbre par l'amour ardent et pur dont son cœur fut enflammé, s'écriait en parlant de l'esprit de ténèbres : « Le malheureux! il n'aimera jamais. » Et moi je pourrais dire, pour vous donner une idée juste de la félicité dont jouissent les élus : « Ils aimeront toujours. »

LE VIEILLARD.

Sous quelques rapports, mon jeune ami, mon opinion se rapproche de la vôtre. Oui, l'amour, comme toutes les choses d'ici-bas, emporte avec lui la triste, l'inévitable condition d'une prompte caducité, d'une durée éphémère ; il ne nous est donné et montré en quelque sorte que pour nous révéler qu'il existe, mais que ce n'est qu'après cette vie d'épreuves que nous pourrons en connaître, en sentir les ineffables douceurs. Avouons-le d'ailleurs ; si les délices et si les tourments de l'amour étaient durables, il n'est pas de force humaine capable de les supporter, à moins de changer notre condition actuelle. Mais peu à peu tout se tempère, sans que l'amour cesse un instant : il y a dans le fond de l'âme humaine une puissance infinie de sentir et d'aimer dont la source ne tarit jamais. Cependant cet amour change de caractère et de nom, c'est l'amour de la famille, l'amour de son pays, l'amour de l'humanité, etc. ; or, croyez qu'ils ont aussi leurs doux prestiges, et quelquefois leurs amères réalités. Ces roses d'automne ne sont pas sans parfum, peut-être moins enivrant que celui du premier amour, mais aussi sans dangers. Celui qui est le vôtre trompe et fascine, il ne rend heureux que d'un bonheur de fièvre ; le nôtre, au contraire, soutient et fortifie l'existence. A l'époque de votre amour, on s'emporte, on dissipe au lieu de jouir ; à l'époque du nôtre, tout se sent, tout s'apprécie, aucune goutte de nectar n'échappe sans être savourée. Seulement cet amour de l'âge mûr, comme celui de la jeunesse, a aussi un terme fatal. Toujours vivre, toujours aimer, est un désir et un sentiment qu'on essaie de prolonger :

> Mais le feuillet fatal se tourne de lui-même ;
> On voudrait revenir à la page où l'on aime,
> Et la page où l'on meurt est déjà sous nos doigts.
>
> (LAMARTINE.)

On voit, par ce qui précède, combien l'homme diffère de sentiment et d'opinion sur le même objet. Quelques années de plus, quelques modifications organiques, un certain abaissement de feu vital, et le point de vue change entièrement. Au reste, l'amour est une maladie d'autant plus grave que personne ne la plaint, parce que ceux qui n'aiment pas n'y comprennent rien, et que ceux qui aiment ne s'occupent que d'eux-mêmes. Toutefois il est à remarquer que les hommes qui ont vécu regrettent toujours le temps où l'amour les occupait exclusivement. En effet, quel est l'homme né sous un astre assez malfaisant pour n'avoir jamais subi la douce et irrésistible influence de cette passion? Tous tant que nous sommes, n'avons-nous pas donné à l'amour les plus belles années de notre vie, la jeunesse de notre cœur, la fleur de nos affections? C'est cet amour suprême qui n'aperçoit que des perfections dans l'objet chéri ; c'est lui qui dit de Psyché, qu'*il n'est pas un petit point en elle qui n'ait sa Vénus*. A cet âge, les illusions n'ont pas de bornes; pour le jeune homme, la femme, cet objet de tous ses désirs, ce songe doré de son imagination, cette divinité inconnue à ses adorations, est pour ainsi dire un être à part; et comme la plus haute expression du spiritualisme dans l'amour est le bonheur de s'abuser, de croire et d'espérer, il en résulte une sorte d'ivresse dont la force et la durée dépendent de mille circonstances.

C'est ce charme enivrant qu'on regrette quand la froide vieillesse a calmé l'ardeur des sens et de l'imagination. Cependant l'illusion ne se dissipe qu'à moitié ; on se rappelle les transports, les jouissances, on oublie les douleurs, les angoisses, les inquiétudes, le désespoir, inséparables d'un sentiment aussi violent. Est-ce que ces étranges hallucinations ne se rattachent pas aussi à d'incomparables douleurs? Mais on n'éprouve plus ces dernières et on les oublie. Croyons que la nature nous vend les choses selon leur valeur; aux légers plaisirs, les légères souffrances; aux immenses bonheurs, des souffrances inouïes : donc aimer, c'est la vie du ciel; aimer, c'est la vie de l'enfer ; et par une singulière, par une cruelle fatalité, les jouissances seules ont laissé une durable empreinte sur l'imagination. Un autre phénomène a également lieu, c'est le vide profond qui survient tout à coup quand la tourmente est dissipée : plus l'enivrement a été grand, plus aussi le dégoût est amer, prononcé; autrement dit, physiologiquement parlant, plus l'excitation *nerveuse* et *morale* a été prolongée, plus l'abattement qui suit est radical et profond. C'est là ce qui rend parfois les hommes passionnés incapables d'occupations graves et utiles, ce qui remplit leur vieillesse de tristesse et d'ennui. Au reste, la variété des phénomènes qu'on remarque dans les effets de cette passion tient beaucoup aux différentes constitutions individuelles et aux caractères d'esprit qui en sont la suite. Pour les uns, l'amour est un sentiment violent, tyrannique, qui les séduit, qui les absorbe et les emporte dans une sorte de délire. Pour d'autres, l'amour, plus doux, plus facile, n'est presque qu'une distraction ; selon eux, le parti le plus sage et le plus sûr est de faire un jeu de l'amour, sans y attacher un prix et une importance chimériques. Leur passion est un accès de fièvre, quand il est passé tout est dit. Aussi disait l'école de Pythagore : « Éprouve ton cœur avant de permettre à l'amour d'y séjourner : le miel le plus doux s'aigrit dans un vase qui n'est pas net. »

Chez les femmes, cette passion se modifie également par l'âge, quoique bien moins que chez les hommes ; voilà pourquoi beaucoup aimer explique toute la femme. Elle aime comme elle vit, comme elle respire ; il semble que chez elle la nature donne un besoin, l'amour ; une affaire, l'amour ; un devoir, l'amour ; une récompense, l'amour : or elle reste fidèle à cet instinct puissant. En général, on peut diviser la vie des femmes en trois époques : dans la première, elles rêvent l'amour ; dans la seconde, elles le font ; dans la troisième, elles le regrettent. L'amour tient tant de place dans la vie d'une femme tendre, il absorbe tellement son temps et ses facultés, le charme idéal dont il l'environne est si puissant, que lorsqu'elle arrive à l'âge où il faut y renoncer, elle croit se réveiller après un long rêve et apercevoir pour la première fois les peines et les misères de la vie. Toutefois cet amour ne fait que changer de forme et de manifestation. Si à un certain âge, on le sait, quelques femmes portent dans le commerce de l'amitié une grâce, une délicatesse inconnues aux hommes, il ne faut pas s'en étonner, c'est un reste de l'amour. Telle est l'origine de ces liaisons pleines de charmes qu'épure déjà la maturité de l'âge, et que colorent pourtant les derniers reflets de la jeunesse. Cette faculté d'aimer, tout en se conservant, change donc de forme et surtout d'objet avec le temps. Madame de Sévigné, dont l'âge avait si peu flétri l'éclat et la fraîcheur, que Coulange l'appelait *mère-beauté* à quarante-cinq ans, eut toujours une vive tendresse de cœur, mais elle la reporta tout entière sur sa fille, et ses lettres en sont l'immortel témoignage. L'amour conjugal, porté à un certain degré d'exaltation, est aussi un des traits particuliers de ce sentiment chez les femmes. On en remarque également qui, douées d'une imagination singulièrement vive et d'une sensibilité extrême, tombent à un certain âge dans l'*amour mystique* et la mélancolie religieuse. Cette dame âgée qui portait jour et nuit le portrait de son dernier amant dans un bracelet dont le côté opposé renfermait celui de Jésus-Christ, en donne une idée assez exacte. Souvent encore l'exaltation religieuse sentimentale se perd en pures et mystiques aspirations amoureuses ; plus d'une fois, dans ce cas, les troubles de l'âme entraînent la servitude de la raison. Telle était la célèbre madame Guyon, écrivant à Fénelon : « Mon cœur ne souhaitait que de verser en d'autres cœurs sa surabondance. » Le mysticisme dans lequel elle vivait, elle l'appelait *amour*. Ainsi elle disait : l'*amour* veut que je fasse ceci, l'*amour* me défend cela ; son démon, son génie familier, était l'*amour*. Beaucoup de femmes d'ailleurs savent allier cette passion avec les pratiques d'une dévotion même austère (1), ce que le sévère Bossuet appelle d'*amoureuses extravagances*. Toujours est-il que c'est le même sentiment, la même passion, malgré la transformation qu'il éprouve, la différence des objets qui l'excitent et l'entretiennent.

Voici enfin une dernière remarque sur la passion dont il s'agit : c'est que l'influence de l'âge est beaucoup plus grande sur l'amour physiologique que sur l'amour sentiment qui a moins besoin de force physique et d'exaltation juvénile. Ces pensées d'amour, ces laves éteintes, dit-on, par le temps, peuvent conserver un reste de chaleur vivifiante pour l'esprit. Il y a des hommes qui, toujours jeunes de cœur et d'imagination, ont pour l'amour une constante dévotion qui, en se prolongeant, semble ranimer le principe vital au lieu de l'épuiser. On remarque quelquefois un attachement pour les femmes qui, dans certains vieillards à tête vive, est bien près de l'amour. Faut-il en

(1) Madame de Montespan, qui eut sept enfants adultérins de Louis XIV, était très exacte dans ses pratiques de dévotion. « Je me souviens d'avoir ouï raconter que vivant avec le roi de la façon dont je viens de parler, elle jeûnait si austèrement le carême, qu'elle faisait peser son pain. » (*Souvenirs de madame de Caylus.*)

croire Saint-Evremond?... « Le plus grand plaisir, dit-il, qui reste aux vieillards, c'est de vivre, et rien ne les assure si bien de leur vie que d'aimer... *J'aime, donc je suis*, est une conséquence toute vive, tout animée, par où l'on rappelle en quelque sorte les plaisirs de la jeunesse. » Néanmoins il est des bornes assez étroites qu'il ne faut pas franchir. Veut-on d'ailleurs une frappante différence entre ces deux époques, elle est connue depuis longtemps : c'est que les *grandes folies* appartiennent au premier amour, et les *grandes faiblesses* au second. Ces dernières conduisent loin sous bien des rapports ; le danger est si instant, la sirène si près des écueils ! Cent fois plus heureux peut être l'homme âgé qui compense par le calme, par le bien-être, par la raison, ces accès de délire sénile trop souvent suivis de regrets et de remords sans fin !

CHAPITRE V.

BALANCE DE JOUISSANCES ET DE PRIVATIONS.

Il est une vérité que l'on perd toujours de vue en observant les diverses périodes de la vie humaine, c'est que chacune d'elles apporte sa part de privations et sa part de plaisirs. Que faut-il donc faire? La nature l'indique : se conformer à la nouvelle disposition du corps et de l'esprit ; autrement dit, être l'homme de son âge, comme on est citoyen de son pays. Ce principe de la philosophie du bon sens est d'une telle importance, que s'en écarter porte nécessairement les plus rudes atteintes à l'économie organique, à la santé, au repos et au bonheur. Beaucoup de gens ont peine à se persuader une pareille vérité: on se fait toujours ou trop jeune ou trop vieux. Dans la force de l'âge surtout, comment s'imaginer qu'avec des rides au visage, un corps plus ou moins courbé par les années, un esprit manquant d'énergie, on puisse encore espérer des jouissances? cette prétention semble insoutenable. Ceux même qui sont parvenus à cette époque nommée la *vie de retour* croient que le bonheur les fuit, uniquement parce qu'ils portent toujours leurs regards en arrière, parce qu'ils n'ont plus la vigueur d'autrefois, parce qu'ils ne se sentent plus aptes à certains plaisirs, parce que l'imagination s'est amortie, parce que certaines illusions se sont dissipées, enfin parce qu'ils ont des maux qu'ils n'avaient pas, sans penser à ceux qu'ils évitent, etc. A leurs yeux, la nature n'a plus que des aspects flétris, un soleil dangereux, des printemps meurtriers. Peut-être ont-ils raison, puisqu'ils ont la triste folie de ne savoir pas vivre et jouir selon leur âge et leur situation. Avaient-ils donc la prétention de ne faire de leur existence qu'une longue partie de plaisir? Non certes, l'homme ne porte pas sans fléchir le poids des années; mais pour peu qu'il y ait encore du feu dans la tête et du sang au cœur, quand l'esprit n'est troublé ni par une secrète jalousie, ni par une sotte émulation, il n'est point d'âge qui n'apporte son tribut de jouissances. Le grand secret est de tirer tout le parti possible de la vie dans ses diverses périodes; d'avoir toutes ses feuilles au printemps, toutes ses fleurs dans l'été, et tous ses fruits à l'automne : c'est posséder en effet l'importante science de la vie que de la gouverner ainsi.

> Qui n'a pas l'esprit de son âge,
> De son âge a tout le malheur.

Il n'est pas d'axiome, de principe, mieux fondé que celui-là sur une expérience constante et journalière. Malheureusement on se persuade toujours que la vieillesse, comme une fièvre lente, use, brise les forces, et *désanimant* la vie sans l'éteindre, condamne à une sorte de végétation ; que l'homme âgé n'a plus pour horizon que le coin du feu et le cimetière. Sans doute, cela doit être dans certains cas ; mais la vie ne se flétrit pour ainsi dire fleur à fleur que pour ceux qui ne veulent pas quitter leurs jouets avant que leurs jouets ne les quittent, ou bien quand le corps est épuisé de bonne heure par les excès, par les maladies, par un tempérament très délicat, mais non chez les vieillards vigoureux, bien portants, dont les rides du front semblent les cicatrices du combat de la vie, et le reflet de l'immortalité prochaine. Or c'est le plus grand nombre : qu'on le croie bien, la lie n'est pas toujours au fond du vase. On confond presque sans cesse la vieillesse, dans toutes ses phases, avec la caducité touchant aux dernières limites de la vie. Horace, Juvénal, certains moralistes, j'en ai fait la remarque, l'ont peinte avec de sombres couleurs, et cependant rien n'est plus différent. Dans la verte vieillesse et sans doute bien au delà, est-ce que la vie morale n'est pas dans son plein développement? les facultés intellectuelles, à leur plus haut degré d'activité? L'expérience n'a-t-elle pas ajouté beaucoup à leur perfectionnement? Une fois dégagé de cette funeste comparaison du temps actuel avec les époques écoulées, l'homme n'a qu'à jouir de ce que l'âge apporte de douceur, de paix, de jouissances et de plaisirs. Ce dernier mot semble toujours étranger, inexplicable, même ironique à l'âge dont il s'agit, et comme tout à fait incompatible avec la vieillesse. Il n'en est rien pourtant, car il ne s'agit que de s'entendre. Si l'on appelle plaisir, ce sensualisme épileptique consistant à multiplier, à varier continuellement les impressions, à les exalter, afin de se sentir vivre le plus possible et dans de courts espaces de temps, un pareil plaisir n'appartient plus à la vieillesse ; rien même de plus dangereux à tout âge. Mais savourer doucement, pleinement, certains plaisirs du corps et de l'esprit ; n'approcher ses lèvres de la coupe qu'avec prudence ; mais régler ses jouissances d'après ses forces ; mais rechercher ce bonheur uniforme, modéré, n'ayant ni secousses, ni intervalles, ni ardeur, ni frisson ; mais estimer à leur valeur réelle l'amour et l'amitié, ces deux beaux rêves de la vie ; mais peser à la balance de l'expérience ce qui plaît et ce qui nuit, sans trop d'austérité, est-ce donc une manière de jouir qu'on doive dédaigner? Ce serait folie ; d'autant plus qu'elle n'a aucune saveur arriérée de crainte et de regrets. C'est le seul moyen de suivre les inspirations de la nature à la fois si bonne et si cruelle, si indulgente et si implacable. Les hommes qui ont vécu ne sont plus capables de grandes joies, ni aussi de grandes douleurs; mais après les impétueux plaisirs des premières années, les enivrements de la jeunesse, ils ont encore à ressentir la sérénité d'une vie qui se repose à l'ombre des jours passés, l'émotion douce et profonde des vieilles amitiés, le charme des longues habitudes. Il y a surtout une période de l'existence, celle de cinquante à soixante-dix, et même au delà, c'est-à-dire près du tiers de notre vie, où l'homme bien portant jouit d'une vitalité physique et morale si bien pondérée, qu'aucun autre âge ne l'a surpassé. Un homme aussi distingué par l'atticisme de son esprit que par les rares qualités de son cœur, feu M. de Feletz, se plaignait à un de ses amis d'avoir atteint l'âge de soixante ans. « Quoi ! lui répondit son ami, vous vous plaignez. Soixante ans ! Eh ! c'est *le printemps de la vieillesse.* » Expression pleine de sens et de vérité. Parvenu à cette seconde fleur de l'âge, lorsqu'on jouit d'une certaine vigueur, lorsque le présent s'allie délicieusement aux pages d'or de la vie passée, tout bonheur n'est pas éclipsé ; pourvu qu'on n'exige pas trop de la capacité organique, pourvu qu'on ait en tout cette modération qui est peut-être le vrai type de la sagesse humaine.

Un avantage qu'on ne saurait contester à la vieillesse, c'est de jouir à la fois du temps actuel et du temps passé. La jeunesse, au contraire, n'a en son pouvoir et comme réalité que le présent; l'avenir lui appartient, mais dans le possible seulement, dans les futurs contingents. Or, qui a jamais lu dans le livre du destin? Et qu'on ne pense pas que les souvenirs, à part quelques regrets, soient dépourvus de jouissances; ils sont, au contraire, parfois si vivaces, si actifs, qu'ils semblent doubler l'existence. « Non seulement, dit Rousseau, je me rappelle les temps, les lieux, les personnes, mais tous les objets environnants, la température de l'air, son odeur, sa couleur, une certaine impression locale qui ne s'est fait sentir que là, et dont le vif souvenir m'y transporte de nouveau. » (*Confessions*, liv. III.) Le bonheur constant! Dieu n'a pas voulu que l'homme le rencontrât sur la terre, il n'en a donné que le besoin, mais ce besoin est toujours satisfait dans certaines proportions, et les vieillards ont aussi leur part. Peut-on croire que l'être qui nous forma ait voulu, dans sa bienveillante sagesse, déshériter de toute consolation l'âge qui en a le plus besoin? La vie est courte, très courte, quoi de plus vrai et de mieux connu! Portez les yeux en arrière, et tous les points que vous avez parcourus ne vous paraissent qu'un temps infiniment rapide dont les deux extrémités sont séparées par *hier* et *aujourd'hui*. Cependant, en y réfléchissant, on trouve qu'à certaines époques, cette vie, en se déroulant, s'est présentée sous une multitude d'aspects; qu'elle a été remuée, agitée de bien des manières, à des profondeurs diverses et presque continuellement; que chacun de ses moments a été marqué par un fait, par une pensée, par une joie ou une souffrance ; en sorte que s'il était possible de rassembler la masse de sensations, d'impressions, de sentiments, de plaisirs, de douleurs, d'idées, d'opinions, de réflexions, de sympathies et de répugnances, de mouvements de l'âme et de l'esprit, qu'on a éprouvés dans le cours de l'existence, on serait étonné de leur nombre prodigieux, par conséquent de l'intensité comme de l'étendue de la vie en *réalité*. Dans une heure si rapidement écoulée, l'homme instruit et occupé a une multitude d'idées, de sensations ; or que sera-ce dans un jour entier, dans un mois, dans une année qui contient environ 8,776 heures, ce qui fait en nombre rond 100,000 heures pour vingt ans, 300,000 pour soixante ans, *maximum* supposé qu'il n'est pas donné à tous les hommes d'atteindre ? Oh ! quel amas, quel trésor de souvenirs dont l'emploi judicieux peut donner aux vieillards, jusque dans leurs derniers jours, de l'intérêt, de la vie à leurs pensées et à leurs entretiens ! Donc l'homme âgé semble recommencer à vivre quand il revient avec amour sur le passé ; donc se ressouvenir, c'est rajeunir en quelque sorte. Toutes les idées, toutes les impressions ne sont pas restées, mais il en est beaucoup dont l'empreinte est ineffaçable, comme burinées dans le cerveau. Certains vieillards tristes, moroses, esclaves des préjugés qui se sont endurcis avec eux, n'ont, il est vrai, que l'amertume des souvenirs ; mais beaucoup aussi les revêtent d'un sentiment plein de douceur. C'est alors que l'homme qui a vécu se rappelle avec plaisir ce qu'il a dit, ce qu'il a fait et éprouvé, ses luttes, ses travaux, ses succès, ses revers même, et rarement sans un certain charme mêlé d'amour-propre. A la vérité, il voyait avec d'autres yeux, et son jugement d'aujourd'hui, sur une infinité de choses, diffère beaucoup de celui d'autrefois. Tout s'est transformé; aussi est-il ce *laudator temporis acti* dont parle le poëte. Son admiration pour ce temps-là qu'il appelle toujours le *bon temps*, lui fait exagérer l'éloge, et cet éloge il l'applique à tout : les hommes et les choses valaient mieux qu'à présent; il y avait plus d'honneur, plus de vertus, plus de bonne foi qu'aujourd'hui; la nature même avait une puissance qui lui manque maintenant, et le roi Stanislas, devenu vieux, ne prétendait-il pas que les rossignols de la Pologne avaient la voix plus forte que ceux de France? Cela tient à deux choses : la première, à la fraîcheur, à la vivacité de l'imagination; la seconde, à l'ignorance de la jeunesse qui croit et espère, se laisse emporter parfois à toutes les chimères, à toutes les illusions séductrices, mais qui connaît peu. Il n'en est pas moins vrai que les souvenirs ont pour le vieillard quelque chose qui répand sur sa vie je ne sais quel baume de consolation, quoique toujours avec une secrète pointe de regrets; il les rassemble ces souvenirs, il les aime et il s'y complaît. Qui a mieux rendu ce sentiment que Rousseau, lorsque, pensant aux plaisirs de son jeune âge, il s'écrie : « Moments si doux et tant regrettés! ah! recommencez pour moi votre aimable cours; coulez plus longtemps dans mon souvenir, s'il est possible, que vous ne fîtes réellement dans votre fugitive succession ! »

A Dieu ne plaise pourtant que je fasse un éloge exclusif de la vieillesse, l'expérience me donnerait, sur trop de points, de cruels démentis. On peut répéter, avec plus ou moins de conviction, les paroles de ce vieillard qui, par exception, enchanté du cumul des années, disait avec confiance : « Vin vieux, vieux luth, vieille lame, vieilles pistoles, vieux docteurs, vieux amis, vieux conseillers, vieux serviteurs. » La jeunesse et l'âge mûr pourraient également vanter leurs avantages, et ils sont grands. Je voudrais seulement démontrer la fausseté de l'opinion que la vieillesse est incapable de jouissances, privée de tous les plaisirs, enfin, que ce qui est vieux n'existe plus ou à peu près. Un des grands inconvénients de l'âge avancé, il faut bien en convenir, est la défaillance progressive des forces physiques. Cicéron a beau dire qu'il ne désire, pas plus dans sa vieillesse, les forces du jeune âge, que dans sa jeunesse il ne désirait les forces d'un bœuf, il n'en est pas moins vrai que quand la force manque, l'exécution de bien des choses est impossible. Un conseil est bon, qu'importe, renoncez au succès si vous manquez d'activité, de vigueur et d'élan. Ce qui se dit des affaires de la vie humaine peut s'appliquer, à plus forte raison, aux plaisirs. Toutefois cette force physique a des degrés infinis, c'est donc une erreur de croire le vieillard entièrement déshérité, sous ce rapport, de beaucoup de plaisirs ; quoique le soir s'avance pour lui, la moisson n'est pas encore finie. L'essentiel, il faut le répéter, est qu'on sache bien ce que l'on est, ce que l'on peut, et qu'on n'aille pas, imitant ces vieux fous toujours prêts à faire des faux pas sur les bords de leur tombe, semer imprudemment les espérances du jeune âge dans les rides de la vieillesse ; alors, on peut le dire, les privations sont bien au-dessous des jouissances.

D'ailleurs, voyons, comptons, examinons. Les plaisirs de la table sont-ils défendus aux gens âgés? Loin de là, beaucoup s'y laissent aller avec un abandon qui n'est pas sans danger. L'heure que le vieillard passe à table donne, en effet, un mouvement plus rapide à son sang, à ses idées, quelque chose de plus expansif à son langage ; il vit plus, il vit mieux. C'est dans les confidences qu'il y fait de *cœur à cœur* que ses souvenirs ont plus de charmes. Combien même ont alors un entrain, une vivacité qui, à notre époque, manquent à beaucoup de jeunes gens. Eschyle dit quelque part : « *Paraître fou est souvent un heureux secret du sage.* » Mais le vieillard sensé n'a pas besoin de ce moyen, il se présente tel qu'il est, sans renoncer au plaisir. Caton, au déclin de sa vie, réchauffait sa vertu de vin pur. Le vieux Anacréon, couronné de roses et la coupe en main, savait concilier la sagesse et la volupté. Il n'est pas de lecteur un peu âgé qui n'ait vu beaucoup de vieillards qui, se laissant aller doucement, paisiblement, au cours des années, ne se plaignent ni de leur âge ni de leurs plaisirs ; à coup sûr ils n'ont jamais ce que Cicéron nomme *satietas vitæ*. Le philosophe fabuliste a raison ; selon lui, il est « de ces heureuses vieillesses à qui les plaisirs, l'amour et les grâces tiennent compagnie jusqu'au bout. » (La Fontaine, *Lettres.*) Il est encore des vieillards, amis de la table et bons compagnons, ayant conservé cette chaleur d'âme, cette plénitude de vie morale, cette fleur d'imagination, qui semblent être l'apanage de la jeunesse et qui survivent aux épreuves du monde, même les plus douloureuses. On l'a déjà dit, souvent l'homme trop jeune est incapable d'aimer; il ne sait le prix de rien, il ne connaît le bonheur qu'après l'avoir perdu ; il y a plus de séve folle et d'ombre dans les jeunes plantes de la forêt, il y a plus de feu dans les vieux cœurs de chêne.

Les exercices du corps, dont nous parlerons dans la suite plus amplement, ne sont nullement refusés aux hommes qui ont vieilli. Il est clair qu'ils ne disputeront plus le prix de la course ni de la lutte, mais ils sauront mesurer cet exercice d'après leurs forces. Une chose certaine, c'est que le vieillard inerte devient plus inerte encore; plus le corps s'appesantit, plus il convient de l'exercer. On ne saurait croire combien un organe conserve d'activité par cela même qu'il continue d'agir, mais avec modération. Au plaisir de l'exercice il faut en joindre un autre qui appartient en quelque sorte à la vieillesse. Il est alors un mot que la bouche et le cœur répètent, et dont le sens mal compris jusque-là est lui seul un bienfait : c'est le repos, le doux repos en nous et hors de nous ; c'est ce calme de l'esprit et du corps dont l'homme qui a longtemps vécu peut apprécier les ineffables jouissances. Il y a dans la vie mille coins mystérieux dont les sages font leur domaine et leur refuge, et où ils vivent en bénissant Dieu.

A la vérité, il est d'autres plaisirs qu'il faut abandonner, la trahison des sens en est la cause. Eh bien! chaque chose a son temps. Nous l'avons dit, la nature ne conserve que les races; quant aux individus, passé une certaine époque de floraison, elle les abandonne; dans son renouvellement successif et continu de génération et de destruction, elle ressemble aux Parques qui filaient sans cesse et coupaient toujours. De pareils plaisirs conviennent si peu quand on fléchit sous le poids de l'âge, que beaucoup de jeunes gens y succombent. Aussi à cet âge où l'âme, mêlée au sang, en a l'impétuosité, combien d'entre eux ne sont-ils pas forcés de quitter le banquet de la vie quand ils sont ivres de la meilleure coupe? Rien de plus commun dans notre société dont l'extrême civilisation touche de si près à d'extrêmes misères: demandez-le aux médecins. Que si, comme il a été précédemment énoncé, on se contente du sentiment de l'amour, il faut l'enfermer au plus profond de soi-même, car qui peut espérer un tendre retour avec une couronne de cheveux blancs; tâchez alors d'aimer pour deux. Il n'est que trop vrai, *je vous aime*, *je suis aimé*, sont des paroles éthérées, des paroles du ciel qui exigent sur la terre l'accompagnement de la beauté et toute la parure du jeune âge.

Mieux vaut cent fois chercher une foule de doux plaisirs au sein de la famille, dans ce *sacrarium do-*

mus des anciens, où le vieillard tient toujours un si haut rang ; c'est là qu'il peut s'abandonner au charme de la causerie qui semble particulier aux hommes âgés, surtout quand ils ont de l'esprit et de la bonté. Que d'épanchements agréables, que de bons souvenirs, que d'heureux retours sur le passé! Parfois même que d'exactes appréciations du présent, quand la prévention et le préjugé n'offusquent pas le jugement. Les vieillards, en général, excellent dans la conversation, c'est pour eux une sorte de jouissance spéciale ; ils y mettent presque toujours un sens grave, moral et profond : c'est une source d'idées saines, justes, qui, sans jamais tarir, ne déborde jamais. Si parfois il y a de la diffusion, ou si la parole s'échappe lente et pénible, souvent aussi on remarque une verve de gaieté ou un tour de plaisanterie finement ironique, indiquant un fond de chaleur et d'imagination presque inépuisable. Il en est, il est vrai, qui abusent d'une certaine facilité verbeuse et redondante. Mais pourquoi s'en étonner : lorsqu'on a beaucoup vu, beaucoup pensé, n'a-t-on pas beaucoup à dire? Quant à ceux qui ne mettent à leur loquèle surannée ni fin ni sens, c'est que la nature les a faits ainsi : un vieillard radoteur est ordinairement né radoteur. La vie de l'homme est comme un drame dont toutes les parties sont solidaires ; ce qui a manqué à l'une d'elles, surtout dans le commencement, peut faire avorter le dénoûment. Malheur donc à l'homme qui, au déclin de la vie, ne sachant pas comme le philosophe, *retirer son âme de la presse*, méprise ou néglige les jouissances du foyer domestique ; bientôt il est atteint d'un incurable ennui, et cet ennui il le communique à d'autres : dès lors il tombe dans l'isolement, puis dans la réflexion amère, dans la morosité ; il n'a plus ni plaisir, ni passion, ni illusion, mais il a le malheur d'être sur toutes choses complétement détrompé. Les hommes qui arrivent dans leur vieillesse à ce vide immense, à cette prostration morale, sont ceux qui ont abusé de la vie sous tous les rapports. Que peuvent espérer beaucoup de jeunes gens qui, sans prudence, sans modération, ont brisé de bonne heure la frêle barque de la vie ? Benjamin Constant, ce politique si raffiné de notre temps, en fut un triste exemple : à vingt ans, il se considérait comme blasé, comme incapable ; il lui échappait de dire avec regret : *Quand j'avais seize ans !* C'est alors qu'il se croyait jeune !

En supposant qu'il ne soit pas possible d'obtenir les plaisirs dont il a été parlé, le vieillard instruit est-il donc privé des immenses ressources de l'étude ? N'est-il pas vulgaire que ces plaisirs sont les meilleurs, les plus durables, les moins mélangés ? qu'ils ont le privilége de tout embellir et de tout vivifier ? N'est-ce pas par l'étude qu'on ne connaît ni l'oisiveté qui corrompt les heures, ni l'ennui qui les éternise ? Quand l'heure de la vieillesse a sonné, l'esprit devenu calme et judicieux, délivré des luttes et des rivaux, ne cherche plus cet impossible, cet idéal conçu, rêvé à d'autres époques de la vie ; il sait pleinement apprécier les chefs-d'œuvre des grands maîtres selon la direction donnée à ses études premières. Dès lors comment n'aurait-il pas, avec une foule de jouissances intellectuelles, cette austère impartialité qui discute sans colère, critique sans passion, admire sans entraînement? Certes ce n'est pas là cette consomption mentale qu'on veut toujours trouver chez l'homme parvenu à l'âge avancé; elle n'existe qu'individuellement. Tous, il est vrai, ne s'élèvent pas à ces hauteurs de l'esprit ; il est tel vieillard ignorant, inepte, et dont on peut dire : *Annosus stultus, non diù vixit, diù fuit* (Publ. Syrus) : « Ce vieillard imbécile a longtemps existé, mais n'a pas vécu. » Cependant ne voit-on rien de semblable dans les autres âges? n'y trouve-t-on que des hommes d'un esprit supérieur et d'un grand caractère? C'est ce qu'il est impossible de soutenir. Si l'on excepte quelques préjugés littéraires ou scientifiques plus ou moins fondés, où veut-on chercher autre part que chez les vieillards éclairés ayant un juste sentiment des réalités de la vie, la raison, le bon goût, cette *finesse sensée* dont parle Fontenelle, en un mot, ce goût exquis de discerner les beautés de l'art, de les dégager du clinquant et de l'apparence? Il en est de même pour les sciences : une infinité d'hommes âgés les cultivent avec une persévérance, un succès qui contribuent singulièrement à leurs plaisirs. Que d'hommes supérieurs ne pourrait-on pas citer à l'appui de cette assertion? La perte même de la mémoire, quand il s'agit des jouissances passives de l'esprit, n'est point un obstacle à ces mêmes jouissances. S'il s'agit de ce qu'on a lu et vu, de ce qu'on a appris autrefois, le trésor en est fidèlement conservé dans le cerveau, et la mémoire le représente dans l'occasion. S'agit-il de choses plus nouvelles, eh bien ! le défaut de mémoire leur donne toujours le piquant de la nouveauté. Le sculpteur Houdon, plus qu'octogénaire, assistait avec délices à toutes les représentations de la tragédie de *Charles VI*. A la dernière, jouée par Talma, notre grand acteur, je lui demandai si l'ennui ne le gagnait pas voyant toujours la même pièce. « Pas le moins du monde, me répondit-il ; j'ai entièrement perdu la mémoire ; or chaque fois que je revois cette tragédie, c'est pour moi une *première* représentation. » Cet excellent artiste pratiquait les conseils de Plutarque, l'art de tirer le bien du mal. Ne pourrait-on citer encore ce centenaire très instruit, disant gaiement : *J'ai tout oublié, excepté Dieu, le reste ne m'importe guère.*

Les plaisirs de l'esprit dans l'âge avancé ont un degré plus vif encore si l'on s'est fait un nom célèbre dans les lettres, dans les arts ou dans les sciences, parce qu'on prend une part plus active, plus intime à leurs progrès, qu'on sait d'ailleurs apprécier avec une justesse toute particulière. On voit cependant des vieillards aveuglés par des préjugés d'école ou des systèmes particuliers, mais c'est le plus petit nombre. Leur réputation est d'ailleurs acquise, confirmée, et ils en jouissent avec d'autant plus de charme que leurs efforts ont été plus prolongés. Qu'y a-t-il de mieux que le repos après la lutte? or le repos n'est complet, réel, que dans la vieillesse. On demandait à un artiste célèbre l'époque de sa vie où il avait été le plus heureux. « C'est à présent, dit-il, malgré mes soixante-dix ans, car je jouis le mieux, le plus pleinement de mes succès; on ne me les conteste plus, et j'ai recueilli tous les avantages que je pouvais en espérer. Je dors tranquille, je n'ai plus d'effort à faire pour que mon nom retentisse, pour combattre mes rivaux, pour contraindre mes ennemis au silence, pour que ma famille soit dans une modeste aisance. » Rien de plus vrai; mais pour obtenir une si désirable quiétude, il ne faut pas que l'envie, cette jaune fille de l'enfer, comme disait madame de Caylus, distille ses poisons dans le cœur; il ne faut pas être un vieillard jaloux, morose, croire qu'on a atteint les dernières limites de l'art ou de la science; en un mot, voir avec dépit de jeunes émules s'avancer dans la carrière pour y briller, et graver aussi leur nom dans la mémoire des hommes.

Une fausse opinion prétend encore refuser aux vieillards les jouissances de l'âme et du sentiment. Le foyer en est éteint, dit-on, ils ne pensent plus qu'à eux, leur vie manque de flamme, d'ardeur, par conséquent d'affections vives et profondes. Si l'on parle de quelques uns, on a raison; si l'on parle de tous, c'est une choquante absurdité. Le cœur ne vieillit point, je le sais bien, dit Voltaire; cependant il est dur aux *immortels* de se trouver logé dans des ruines. Mais si le cœur ne vieillit point, qu'importe qu'il soit logé dans des ruines, quelquefois néanmoins assez solides. L'homme est heureux, à quelque âge que ce soit, quand il s'attache, quand il espère, quand il aime; mais sait-on de combien de manières il peut répandre son âme, ses désirs et ses affections? Ce que nous avons dit précédemment prouve d'innombrables transformations du sentiment. Le cœur humain ne peut être sans aimer, et quand il le pourrait, il devrait s'efforcer d'être autrement, puisque sans affection, sans attachement, c'est être sans chaleur, sans action, en un mot, sans esprit de vie. Beaucoup sont vieux, mais tout vivants d'amour pour leurs enfants, petits-enfants, pour leurs amis, pour leur nom, leur réputation, leur gloire, le pays où ils sont nés, leur langue, leurs coutumes, leurs préjugés, pour les institutions, les lois, le gouvernement sous lesquels ils ont vécu depuis leur enfance; tous craignent, espèrent, attendent, calculent, prévoient : or, pense-t-on que ce soit sans agitation de l'âme, sans douleur et aussi sans jouissances? Cette longue chaîne de besoins, de désirs, de craintes, de peines, d'erreurs, de passions, de troubles, de misères qu'on nomme la vie, enlace encore étroitement le vieillard par les obligations, par les devoirs qu'elle lui impose, et aussi par de doux plaisirs. Alors, si malgré quelques incommodités inévitables, on a du plaisir à sentir, à penser et à se rappeler, si l'on regarde la vie comme un bien, si l'on sait encore en jouir, eh bien! c'était *la peine de naître*, de vivre et de mourir. L'affection de l'âme est moins vive, en apparence, que dans les âges précédents, mais elle semble pénétrer plus avant; elle est moins fougueuse, mais peut-être plus profonde, plus réfléchie. Ce qui manque aux jeunes gens, c'est la *mesure* (1) ; ce qui manque aux vieillards, c'est la *force*, mais le sentiment ne cesse pas, ne diffère pas : ainsi la main du temps pèse sur notre tête bien avant d'être sentie par notre cœur, vérité que tout homme âgé peut affirmer. Qui donc est désintéressé de tout avenir, de tout espoir, par conséquent de toute affection douloureuse ou agréable ? Personne, avant que la mort ait frappé le dernier coup. Au fond, qu'est-ce que vivre, si ce n'est aimer, et l'on aime autant de temps qu'il nous est donné de vivre ? peut-être même sommes-nous destinés à aimer éternellement. Pourquoi veut-on dépouiller le vieillard de la plus noble, de la plus douce prérogative de l'homme ? Faut-il redire que l'expansion n'en est ni aussi vive, ni aussi énergique qu'autrefois, mais elle se manifeste souvent par des signes tout aussi frappants que dans le jeune âge. N'avez-vous jamais remarqué les transports de joie d'un vieux père quand ses enfants triomphent : il en est qui meurent sous le coup de cette joie, et l'antiquité en rapporte de nombreux exemples ? N'avez-vous jamais vu le visage d'un vieillard profondément affligé ; d'abondantes larmes coulent sur les rides de sa figure quand il est accablé de la perte d'un être chéri, quand il déplore les désastres de sa patrie ou les tristes résultats des discordes civiles ?...

Parmi les plaisirs du sentiment accordés au vieil-

(1) « La jeunesse est une ivresse continuelle ; c'est la fièvre de la raison. » (La Rochefoucauld.)

lard, n'oublions pas les exquises douceurs de l'amitié; nul ne les goûte, nul ne les savoure avec plus de délices que lui, parce qu'elles sont le fruit de la conviction, et non de la passion. Le bandeau qu'on donne à l'amour, on l'ôte à l'amitié. Il y a peut-être quelque chose de plus vif que l'amitié, mais il n'y a rien de plus solide. C'est ce que savent les hommes qui sont sur la pente et le déclin de la vie; aussi la perte des amis est-elle une cruelle taxe que le temps lève sur la vieillesse. Les vieux amis nous sont chers, parce qu'il y a en eux comme une sorte d'identité avec nous-mêmes, c'est ce qui fait que Montaigne appelle l'amitié, la *saincte cousture des âmes;* malheureusement la perte des vieux amis est irréparable. Si dans la jeunesse un ami s'en va, on s'en fait aisément un autre; il n'en est pas ainsi plus tard, on ne greffe pas sur un vieux tronc. L'isolement est d'autant plus grand qu'il y a, entre deux amis de longue date, de ces moments d'union, de rapports, de sympathies, même en pensée, sans cause extérieure, que la psychologie, et moins encore la physiologie, ne peuvent expliquer, mais qu'une expérience indubitable nous fait connaître. Même à notre époque, il y a de ces amitiés qui se nouent au collége ou dans l'atelier, et qui se continuent dans le monde, à travers les orages de la vie et toutes les luttes sociales, qui préservent de l'envie et souvent du découragement, qui honorent dans le succès et consolent dans la disgrâce, qui résistent à toutes les épreuves, à celles du temps, de l'adversité et même de la fortune. L'amour ne peut jamais se dépouiller d'une sorte de sensualité grossière, rarement atteint-il à un certain degré de perfection : il tient trop aux racines de l'animalité. Mais il n'en est pas ainsi de l'amitié qui ne se fonde que sur la raison, le bon sens, la vérité, la connaissance sans voile, sans nuage, sans prestige, du cœur d'un autre. Les jeunes gens ont des liaisons, des connaissances; mais trop souvent emportés par une autre passion, l'amitié n'y jette que des germes qui périssent ou ne sont fécondés que par l'âge; mais alors ce sont des nœuds presque indestructibles. La Fontaine s'écrie comme pénétré de douleur : *Ai-je passé le temps d'aimer?* Sans doute, ô illustre poëte! s'il s'agit de l'amour; jamais, si vous invoquez l'amitié. La grande objection, c'est que rien n'est plus rare qu'un véritable ami, le fabuliste lui-même nous en avertit. Eh! qui le nie? la perfection en tout est-elle donc si commune? L'amour pur, l'amour supérieur aux sens est une véritable exception. Prenons donc les hommes comme ils sont, mélangés de bonnes et de mauvaises qualités, de vices et de vertus; il s'y trouvera encore de vrais amis, car il est bien rare qu'un homme sensé, affectueux, ne rencontre pas un cœur qui réponde au sien par quelques côtés. Swedenborg, malgré ses idées bizarres, mais qu'il ne faut pas toujours dédaigner, a imaginé la théorie des *semblables*. Selon lui, une âme ne s'échappe jamais seule des voûtes célestes : une sœur l'accompagne au milieu des tourbillons éthérés et de notre turbulente société. Si la destinée les sépare, ce n'est que pour un temps plus ou moins long, tôt ou tard elles doivent se réunir et se confondre dans l'unité éternelle, symbole et but des attractions morales. Cette consolante doctrine peut s'appliquer à l'amitié. L'âme du vieillard trouve sa compagne dans celle de son ami; elles cheminent ensemble sur la terre pour s'aider, pour se soutenir, pour se consoler; mais quand la vie retourne à celui qui l'a donnée, il est une de ces âmes qui part la première, peut-être la plus heureuse; l'autre reste solitaire, jusqu'à ce qu'enfin, dégagée à son tour des entraves organiques, bénissant son départ de la terre, elle va rejoindre sa compagne et consacrer au sein de l'infini les nœuds de l'amitié.

CHAPITRE VI.

DES ILLUSIONS DANS LA VIEILLESSE.

Il faut en convenir, la jeunesse de l'homme, en dépit de toutes les épreuves qui l'ont tourmentée, revit à son imagination avec un charme incomparable, parce qu'elle le ramène par la pensée à la conscience de sa force, à l'ivresse de ses plaisirs, à l'impression de ses angoisses elles-mêmes, qui deviennent un sujet de triomphe et de joie quand on leur a survécu. Cependant le temps émousse un pareil sentiment; ce serait se tromper que de croire qu'il conserve toujours sa vivacité première. Toutefois il est encore une erreur répandue dans le monde, acceptée même par les hommes âgés, c'est que dans l'arrière-saison de la vie, on n'a plus d'illusions, on n'a que des souvenirs, presque le synonyme des regrets. Les hommes doués d'imagination, chez qui toutes les impressions sont plus vives, envisagent surtout avec effroi cette époque de la vie où les douces chimères font place aux réalités; ils s'exagèrent les rigueurs d'un avenir qui leur paraît dépouillé de tous les prestiges de l'illusion. Mais heureusement le cœur de l'homme ne se ride pas aussi vite que son front, chaque jour y réveille une nouvelle espérance. A la vérité, les illusions de la jeunesse n'existent plus, mais elles sont remplacées par d'autres; et remarquez que celles-ci ne se perdent pas comme les premières dans une espèce de sentimentalité vaporeuse qui tient à l'imagination, elles présentent au contraire une sorte de ténacité qui se croit fondée sur l'expérience. Soyons convaincus que tout individu de la race humaine, à quelque âge que ce soit, *enfle sa bulle de savon*, qu'il y voit sans cesse un monde d'espérances. Il est certain que l'expérience apportée par les années peut faire varier les points de vue, changer les illusions, mais elles n'en existent pas moins, parce qu'elles tiennent à l'instinct même, au besoin de croire, de se confier, de se flatter: la vie n'est même supportable qu'à cette condition. Non, le vieillard, sur bien des points, n'est nullement difficile à se tromper lui-même. D'abord il ne se croit jamais aussi vieux qu'il l'est en effet; il connaît le jour de sa naissance, il y pense même souvent, mais l'illusion et l'espérance, sa douce compagne, semblent lui dire en secret que cette date n'est pas aussi éloignée qu'on le pense. L'âge le courbe, il est vrai, mais il se dit en lui-même, il en est de plus vieux que moi, et ils vivent. Veut-on le flatter, il faut l'entretenir sur l'excellence, sur la force encore persistante de son tempérament, sur la bonté de sa race, ce qui promet inévitablement une longue vie. Citez-lui des exemples de personnes qui ont vécu très longtemps, il les écoutera avec d'autant plus de plaisir qu'intérieurement, il se flatte qu'il sera du nombre de ces favoris de la nature. C'est une illusion, mais elle a son charme, son prisme, et ses effets ne sont nullement à dédaigner. Quand le vieillard se sent de la santé, son espoir s'étend, se fortifie. *J'irai loin*, je le sens, se dit-il à lui-même : dès lors sa satisfaction est profonde. S'il est ou s'il se croit d'un tempérament vigoureux, encore doué d'une sorte d'animation, alors, s'abusant sur sa force, il s'estime presque invincible, invulnérable; volontiers il croirait que le temps l'a à peine effleuré ; il se raille même des jeunes gens ou des hommes trop délicats, les bravant dans des exercices du corps qui exigent une certaine force musculaire. Bien plus, l'amour-propre et l'illusion le trompant de concert, un reste de vigueur lui fait franchir parfois les limites de la prudence, quand il s'agit de certains plaisirs réservés à la force, à la jeunesse, à la vie surabondante. Le vieillard amoureux, c'est l'hiver fleuri, et cependant que d'illusions ! que d'espérances ! que de doux moments encore dans ce sentiment, pâle reflet d'un âge qui n'est plus !

L'homme qui a longtemps vécu se fait encore des illusions sur ses actions d'autrefois, sur les entreprises, sur les ouvrages qu'il a laissés, dans l'industrie, dans les sciences, les lettres et les beaux-arts. Quoiqu'il ait acquis une profonde et fatale connaissance du cœur humain, il oublie ces vicissitudes de gloire contemporaine, puis d'éternel oubli qui l'ont autrefois étonné. Par une étrange faculté de fascination, il *se flatte* que ses œuvres ne périront pas dans la mémoire des hommes. Son nom doit passer inévitablement à la postérité, pour peu que ce nom ait été honoré, exalté dans les périodes précédentes de sa vie. Sans s'élever aussi haut, le vieillard, dans les rangs ordinaires de la société, s'abuse et se fait souvent illusion sur sa considération personnelle, sur son influence qu'il attribue à son mérite, à son expérience justement appréciée, plutôt qu'aux simples égards que commandent son âge et sa position. Cette illusion persévère même aux époques de scepticisme, de dénigrement et d'indifférence, peu propres aux glorifications posthumes. Dans sa famille même, le vieillard espère que son nom, la vénération qu'on lui défère, les sympathies, les attachements qu'il a conquis, se perpétueront longtemps. Il est vrai qu'il a l'expérience que ces sentiments, même les plus vivaces, s'affaiblissent et s'éteignent ordinairement à la seconde génération ; mais l'*illusion* présente à son esprit une autre optique : ce qu'il a vu dans le cours de sa vie était pour les autres; mais il s'excepte tacitement, il croit à des motifs, à des causes particulières qui rendront sa mémoire chère à ses derniers neveux, surtout, comme le dit madame de Sévigné, quand on a « de ce beau sang qui fait la goutte et les héros. » Ainsi les illusions qui changent si facilement l'apparence en réalité, la probabilité en certitude, la simple possibilité en probabilité, ne font jamais défaut; elles nous accompagnent, elles nous fascinent sans cesse, et c'est avec le linceul de la tombe qu'on emporte les dernières de ces fées bienfaisantes qui ont tant charmé notre existence.

D'ailleurs, et nous devons insister sur cette différence, chez les jeunes gens, les illusions durent peu. Pourquoi cela? c'est qu'à cet âge rien n'est apprécié à sa juste valeur, pas même les immenses biens prodigués par la nature. C'est là précisément ce qui fait qu'on ne connaît réellement les avantages de la jeunesse que quand elle n'est plus, car c'est alors qu'on la voit rayonnante de tous ses avantages; en général, on ne croit qu'au bonheur de ses jeunes années, on n'y voit que fleurs et beaux jours, on en oublie les peines, les ennuis, les moments orageux. Et puis cette jeunesse est comme une vie de transition qui se lasse toujours parce qu'elle court sans cesse; qui rêve toutes les félicités, tous les bonheurs, et dans le fond n'en sait réaliser qu'un petit nombre; qui attend l'avenir pour la fortune, pour les honneurs et pour ce qu'on est convenu d'appeler la prospérité. Le tableau des illusions est alors singulièrement mobile et changeant; on veut toujours avancer dans la vie pour obtenir dans l'espoir de jouir. Il y a ici un mirage perpétuel : l'enfant est impatient de devenir écolier; l'écolier, d'être un jeune homme; le jeune homme, d'avoir une profession, un rang quelconque dans la société. La jeune fille elle-même ne rêve qu'à devenir épouse et mère; bientôt elle aspire à voir ses enfants grandir, prospérer, faire fortune. C'est seulement près de la limite extrême que l'on voudrait ralentir la marche; alors les premières illusions sont dissipées, mais elles ont fait place à d'autres moins mobiles, qui se concentrent sans cesse sur le bien-être présent et sur sa prolongation plus ou moins probable.

Ce dernier caractère est d'autant plus remarquable que la jeunesse, qui a tant de temps devant elle pour jouir et pour oublier, regarde la vie comme une propriété; mais la vieillesse sent bien que c'est un simple usufruit, par cela même elle y tient plus fortement et elle en jouit peut-être mieux que dans les âges précédents. Les jeunes gens ont l'enivrement de la vie, tandis que bien souvent les vieillards en ont la jouissance. Pour que la vie soit féconde, sentie, savourée, il faut le recueillement d'esprit, le repos du cœur, le calme profond; alors elle est un bien précieux. Loin d'être un paradoxe, cette assertion est au contraire, malgré quelques accès d'abattement et de pessimisme, le résultat le plus positif de l'expérience. Le jeune homme n'aperçoit-il pas devant lui un long, un interminable avenir? Dès lors la vie semble couler sans fin et sans mesure, sa rapidité est comme non avenue, il y croit à peine : à quoi lui servirait d'en calculer la durée, d'en préciser la valeur? L'homme âgé, au contraire, malgré ses illusions, sait trop par le passé avec quelle épargne nous sont comptés les jours et les années; le temps devient donc à ses yeux un capital précieux qu'il se garde de prodiguer. Aussi chaque portion de sa durée, même la plus minime, est-elle mise à profit ; une minute de temps, un souffle de vie, la plus minime fraction de l'existence sont comptés, goûtés, appréciés. Il faut bien qu'il en soit ainsi, quand on en est à se demander ce que sera l'avenir qui s'appelle *demain*. Une chose incontestable, c'est que dans la jeunesse une année semble éternelle ; au contraire, dans la vieillesse, le temps paraît pour ainsi dire se précipiter, chaque année qui vient de s'écouler est plus courte en apparence que l'année précédente : de là cette impérieuse nécessité de ne rien perdre d'un bien dont la diminution est si rapidement progressive. « Si vous aimez la vie, ne perdez pas de temps, car c'est l'étoffe dont la vie est faite. » Franklin, dans cet aphorisme si souvent cité, a peint d'un trait parfaitement juste ce qui se passe ordinairement à la dernière phase de notre existence. Non, l'homme ne se décourage jamais de l'espérance, par conséquent des illusions ; et ces dernières, comme attentives à corriger le certain par l'incertain, le présent par le futur, ne cessent de nous faire entrevoir de faciles amendements aux décrets immuables de la nécessité, elles nous font continuellement souscrire aux dures conditions de la vie.

Ce qui ajoute aux illusions de la vieillesse, et même ce qui les fortifie, c'est qu'à cette période de la vie se trouve attaché un plaisir à peu près inconnu aux âges précédents, parce qu'il exige du calme, de la réflexion et un retour continuel sur soi-même : c'est le *plaisir d'être*. Ce plaisir est en effet plus grand, plus réel qu'on ne le croit ordinairement ; il est permanent et n'éprouve que très peu de variations. Semblable à l'insensé qui porte de l'eau dans un crible, la jeunesse laisse fuir ses jours sans y penser, mais la vieillesse sait en jouir. Ainsi le sentiment de l'existence, le plus simple, mais le plus profond de tous, le seul qui n'ait aucun équivalent, fait essentiellement partie du bonheur. Pour l'homme à la dernière période de son existence, c'est assez, c'est beaucoup de vivre, surtout si, exempt de souffrance, la vie coule doucement, uniformément et sans pénibles secousses ; alors il la goûte, il la savoure, il la *rumine* pour ainsi dire, il en a la conscience, charme que l'illusion prolonge encore pour l'avenir. Il en résulte que l'homme âgé ménage chaque jour comme le dernier de sa vie ; jouissance mêlée de crainte qui s'augmente plus il approche de cette ligne qui sépare une vie de l'autre. Bien plus, et les exemples n'en sont pas rares, pour peu que les douleurs soient tolérables, le vieillard se console pourvu qu'il vive. *Vita dum superest, bene est*, dit un ancien. Ce mot paraît à Sénèque *turpissimum votum ;* mais Sénèque ne jugeait-il pas en stoïcien, ne voyait-il pas que ce désir est en tout conforme à la nature de l'homme, et qu'il explique cette soif inextinguible de la vie chez le vieillard? Qu'on ne cherche pas plus loin également les causes de la rareté des suicides dans la vieillesse ; les statistiques les plus exactes le démontrent suffisamment. Le jeune homme, l'homme fait, courent souvent à la mort ; le vieillard l'attend et la craint. Ce fait est d'autant plus remarquable que les vieillards sensés, judicieux, n'ignorent pas combien notre existence sociale recèle d'ennuis, de mécomptes, de douleurs et d'angoisses. *C'est une triste nécessité que d'être obligé de subir la vie pour la* CONNAÎTRE, dit Balzac, l'auteur du *Socrate chrétien.* Eh bien ! beaucoup ont subi cette nécessité, et ils aiment encore à vivre ; ces âmes saturées et non rassasiées de la vie regardent toujours l'existence comme un bienfait. Oui, il faut être vieux pour bien goûter le *plaisir d'être,* surtout quand on a cette gaieté affectueuse des cœurs bien faits qui prennent toutes choses du bon côté. On voit des exceptions, cela doit être ; il y a toujours eu des gens qui ont employé leur vie à regretter le passé, qui sont morts sans avoir pu se consoler d'un malheur irréparable, il est vrai, celui d'avoir vécu de leur temps. Ces exceptions se trouvent ordinairement chez l'homme blasé, vieux, chargé d'une expérience mal faite et surtout mal raisonnée ; la vie n'est plus pour lui qu'un fruit desséché dont il a exprimé le dernier suc, qu'un livre sans secrets dont il a lu avec amertume la dernière page.

Ainsi, quoique les jouissances et les illusions ne soient plus les mêmes quand l'âge s'appesantit sur l'homme, il n'est pas moins certain qu'elles sont remplacées par d'autres ; que le côté sentimental, poétique de la vie, a fait place au côté pratique; l'aspiration rêveuse, flottante, incertaine, à la foi réfléchie. Y a-t-il donc déchéance complète? La question au moins est difficile à résoudre. L'expérience n'a-t-elle pas mille fois prouvé, en effet, que la raison peut être une source de plaisirs aussi vifs que ceux qui nous viennent des sensations, et que la réflexion n'est pas plus avare de récompenses que l'imagination? Les âges précédents, dira-t-on, ont les plaisirs de la nouveauté. Sans doute; mais les vieillards n'ont-ils pas les plaisirs de l'*habitude* qui, tout considéré, ont un charme d'autant mieux senti qu'on n'en voit pas le terme, car l'illusion l'éloigne toujours indéfiniment? Ces plaisirs de l'habitude sont d'autant plus précieux qu'ils se confondent en quelque sorte avec l'instinct, avec la nature même; ils en ont la douceur, l'entraînement, la pérennité. Sous ce rapport, comme sous beaucoup d'autres, la vieillesse calomniée par les esclaves de la volupté est peut-être le meilleur temps de la vie, c'est le temps de la récolte quand on a bien semé dans les âges précédents : comptez sur un *regain* de bonheur parfois supérieur à la moisson première. Lecteur judicieux, atteint par la vieillesse, y a-t-il dans mes paroles quelque chose d'exagéré, de contraire à la vérité? Pesez bien les faits, les résultats, et concluez.

Il est en outre dans la vie sociale de l'homme âgé des circonstances qui aident beaucoup à maintenir ce calme heureux qu'il recherche avec tant de soin; quelle que soit sa position, il obtient ces égards, cette couronne de considération, la véritable couronne de l'honnête homme aux cheveux blanchis par les années. Comme nous en avons fait la remarque, ce n'est plus cette vie de combats, d'amour-propre, de vanité morbide et insatiable d'autrefois; c'est un état où il n'y a qu'à se laisser vivre, avec des désirs sans impatience, mais assez vifs encore pour colorer les nuages de l'avenir des rayons de l'espérance. On éprouve si bien alors ce sentiment interne de bien-être, de gaieté douce et placide, qui, à son tour, anime et soutient la vie, que sa cessation est un symptôme à peu près mortel; il annonce, en effet, que toute illusion a disparu. C'est ce dont Fontenelle se plaignit, arrivé au terme de sa longue carrière, et qui lui inspira les vers suivants à l'âge de quatre-vingt-quinze ans :

Je ne sens plus en moi certaine joie interne
Qui vient sans l'ordre exprès de l'âme qui gouverne,
Qui prévient les sujets ou ne les connaît pas,
Et ne sait que jouir de ses propres appas.

Heureux celui qui conserve cette joie interne, soutenue par des *illusions* jusqu'à l'âge où parvint l'illustre secrétaire de l'Académie des sciences! Toujours est-il, néanmoins, que rien ne contribue davantage au bien-être, même en entrevoyant dans le *lointain*, car il en est toujours ainsi, le moment de la destruction. Le vieillard qui a réfléchi, sachant que la loi de la nature est inflexible, se résigne; qu'étant sans exception, il tâche de se consoler. L'essentiel est de faire comme Pélisson, de ne pas perdre ses illusions et surtout *la gaieté d'une bonne conscience*. Ce baume vital a d'étonnants effets dans la vieillesse. Nous en reparlerons quand nous exposerons les principes d'hygiène morale relatifs à l'âge avancé.

Tout en préconisant cette satisfaction intérieure qui aide à vivre, on ne saurait oublier qu'un de ses stimulants est le respect qu'on porte aux têtes blanchies par l'âge. Que ce soit encore une *illusion* pour le vieillard, surtout à notre époque, cela peut être ; toutefois cette scandaleuse irréligion contre la vieillesse n'est pas tellement générale qu'on ne retrouve encore un certain reflet de la vénération d'autrefois. « En ce temps-là, la vieillesse était une dignité ; aujourd'hui elle est une charge. » (*Mémoires d'outre-tombe.*) En effet, dans les temps anciens, la vieillesse était un véritable sacerdoce, et le mot *prêtre*, PRESBYTER, signifie *vieux*, dans l'origine grecque. Aussi tout homme âgé était-il pour ainsi dire consacré dans l'antiquité ! Or, rien ne satisfait plus le vieillard que l'hommage rendu à ses vieux ans : être respecté n'est-ce pas recevoir le plus grand et le plus doux de tous les éloges? Parvenu à ce haut point de distinction, que peut-il désirer? Sa tâche est faite, et il n'a plus qu'à se reposer et à jouir. Il y a même dans cette conviction, quand elle existe, pleine et raisonnée, comme un principe de vie et la soutenant merveilleusement. Un écrivain illustre, mais parfois morose, dit : « Vous parlez de philosophie pratique, parlez-moi de santé pratique. » Eh bien ! l'une et l'autre sont comme inséparables. D'ailleurs le vieillard homme d'esprit apporte toujours dans ses relations de l'indulgence et de l'affabilité; par le frottement du monde et sa longue communication avec les hommes, il a acquis ce tact heureux, cette mesure parfaite en toutes choses, cet éloignement naturel de l'exagération qui plaisent et attirent. S'il connaît les hommes, et si sous ce rapport quelques unes de ses *illusions* sont dissipées, il sait néanmoins vivre avec eux, et par l'effet d'un jugement profond, il réunit la bienveillance et la clairvoyance, point difficile et délicat. Peut-être, soyons justes, a-t-il encore des réminiscences juvéniles? Eh bien! il les regarde comme un tribut payé à la nature humaine. Toute compensation faite des illusions de la jeunesse et de celles de la vieillesse, des privations et des jouissances, il prend sa part de ces dernières, compatibles avec son âge, et il abandonne les autres sans trop de regrets. La résignation philosophique n'est-elle pas, en effet, le mot, la clef de tout, la réponse à tout, le refuge de tout? Accepter les immuables conditions de la vie, savourer le plaisir d'être, régler ses goûts sur la marche du temps, s'épargner, autant que possible, l'insupportable fatigue de trop penser au lendemain; en un mot, vivre pour l'instant qui coule à l'aventure, arriver enfin plein de calme et de quiétude au rivage suprême de la vie et de l'éternité, tel est le but qu'on se propose dans une saine vieillesse, aidée de son expérience, de ses *illusions* et de ses espérances.

C'est là un sage, un vrai philosophe, dira-t-on: or, croyez-vous donc qu'il soit plus facile d'en trouver parmi les hommes courbés par l'âge que parmi ceux des âges précédents? Je n'hésite nullement pour l'affirmative, et ces vieillards, philosophes pratiques, ne sont pas aussi rares qu'on le croit. C'est au contraire le plus grand nombre, et dans toutes les classes de la société; mais leur philosophie est obscure, cachée, personnelle même, puisqu'elle ne tend qu'à passer le plus doucement possible les dernières années que la nature leur accorde. Trois motifs obligent pour ainsi dire l'homme qui a vieilli à suivre la direction qu'on vient d'exposer. Les passions n'ont plus la même vivacité, les caractères tempérés, *assagis*, étant l'apanage de l'âge mûr. En second lieu, l'expérience acquise, qui fournit toujours son tribut d'utilité; car, ainsi que l'a dit Joubert, qui certes n'était pas un enthousiaste barbacole, *le soir de la vie apporte avec lui sa lampe.* Enfin, ces illusions particulières à la vieillesse, dont nous avons parlé, et qu'on s'efforce de conserver par spéculation de bonheur. Pourtant, on doit l'avouer, ces motifs n'exercent pas toute leur puissance sur certains hommes, d'autres causes s'y opposent. La vieillesse chagrine est le résultat constant d'un cœur ulcéré ou d'une imagination sombre, insatiable; c'est assurément de celle-là que Montaigne a dit qu'elle *attache plus de rides à l'esprit qu'au visage.* Mais, il faut le répéter, doit-on faire la règle générale de ce qui n'est que l'exception? D'un autre côté, le vieillard frivole et vicieux, sans mœurs, sans dignité, est pour ainsi dire un être contre nature; aussi qui donc porte estime et respect à ce vieil enfant? Son babil importune, sa légèreté radote et son sourire grimace. Il peut y avoir aussi des *illusions* chez de pareils hommes ; mais ce sont les illusions décolorées d'un autre âge, par conséquent absurdes et chimériques. Il est aussi des vieillards qui n'ont que l'amertume des souvenirs sans adoucir le temps présent, comme si l'expérience devait toujours se perdre le lendemain de la leçon. On en trouve encore que rien ne peut satisfaire ; méconnaissant leur âge, leur position, leurs richesses mêmes, ils voudraient l'impossible, c'est-à-dire vivre sans vieillir et vivre sans souffrir. Qui le croirait! quelques hommes d'un esprit supérieur n'échappent pas à cette maladie sénile qui aggrave indubitablement les années de la vieillesse et l'empêche de jouir de ses avantages. Voltaire lui-même en est un exemple, malgré sa mobilité d'esprit, sa perspicacité cruelle, promenant partout le ravage de son impitoyable moquerie. Ainsi il écrit à madame Dudeffand : « Tâchons de vivre le mieux possible. *Tâchons*, quel mot! » Oui, sans doute, quand la vie décline, quand l'organisme faiblit, il faut *tâcher* de le soutenir par toutes les ressources de la science et de la sagesse. Les résultats ne sont nullement à dédaigner. Voltaire écrit encore à cette dame : « Je vous souhaite une vie tolérable ; pour une vie heureuse, c'est trop fort. » Telles sont les amères, les tristes paroles d'un homme que la nature et la fortune avaient comblé de leurs faveurs. La gloire et la richesse, une longue et brillante carrière, ce fut son lot : que voulait-il de plus? N'est-ce pas être insensé de prétendre avoir les avantages d'un âge avec la constitution physiologique et morale d'un autre âge ? Ce serait tomber dans les contradictions, et la nature n'en connaît pas. Tous ne portent donc pas avec la même sagesse, la même légèreté, la même placidité d'âme le poids de la vieillesse. Il n'est pas moins vrai cependant qu'il y a dans cette dernière période de l'existence, des *illusions*, des jouissances, des plaisirs même qui lui appartiennent exclusivement : malheur à l'homme qui ne sait ni les connaître ni en jouir ! Celui qui a dit que *la vie est un feu d'artifice qui commence par le bouquet*, n'a fait qu'une plaisanterie manquant de sens et de vérité. Pour peu que la nature ne nous soit pas contraire, le bouquet est partout ; mais il faut savoir le préparer, l'âge n'y fait rien : car, selon un ancien, il n'y a de vraiment jeunes que ceux qui se portent bien et ne laissent jamais inculte le champ des vrais plaisirs.

En parlant des *illusions* qu'on se fait dans l'âge avancé, gardons-nous d'oublier celles que conservent les femmes, lorsque la vie décline, et que quarante ou cinquante ans s'inscrivent en hiéroglyphes très déchiffrables sur le visage féminin. En général, la vieillesse, chez les femmes, est une terrible époque, surtout quand elles n'ont vécu que pour être jeunes et belles. On peut même affirmer que si la jeunesse des femmes est plus courte, plus brillante que celle des hommes, leur vieillesse semble plus fâcheuse et plus longue. Aussi, malgré les plus ingénieuses combinaisons de l'art, qui ne sait la sourde et profonde douleur qu'occasionnent chez elles le premier cheveu blanc, l'apparition de la première ride, ce triste sillon tracé par les années ; et un peu plus tard, la rondeur des formes, la finesse des traits, l'élégance de la taille, l'éclat du teint, voilà ce qui disparaît. Tout symptôme de vieillesse cause certainement aux femmes de pénibles regrets, et l'on pourrait dire que la plupart d'entre elles auraient besoin de savoir deux fois mourir. Combien en est-il qui savent faire *contre nature* bon cœur? les avantages d'honneur, d'estime, de rang même, qu'elles gagnent avec l'âge ne compensent jamais pour elles ceux qu'elles ont perdus. Toutefois, bientôt forcées d'abandonner le sceptre de la beauté, elles luttent de deux manières contre cet immense malheur ; d'abord par un art savant, compliqué, une attrayante coquetterie cherchant à imiter, sinon à remplacer la nature, puis par les *illusions* qu'elles se font et qu'elles entretiennent avec la plus rare persévérance. Telle jeune fille pleine d'innocence et de pudeur, ignorante et naïve, dont on aurait pu dire, comme de Galatée,

« Pour achever de vivre elle attendait l'amour, »

n'a pas plutôt connu l'empire de ses grâces et de sa beauté qu'elle conçoit instinctivement l'espoir de le perpétuer. Pendant la rapide saison où la femme reste dans son éclat et dans sa fleur, rien n'est plus facile ; mais le temps infatigable a marché ; bientôt arrive cette seconde beauté qui se compose d'une fraîcheur mourante et d'un embonpoint naissant, époque redoutable qui, trahissant la matrone, ne permet plus ces formes délicates et mobiles, heureux apanage de la jeunesse. Qu'importe; l'*illusion* vient à son secours, et le charme se prolongera longtemps. En vain même est-on arrivé à cet âge indécis, où, comme on l'a dit, la femme devenue trop *vieille* pour l'amour, est encore trop jeune pour lamort, le désir de plaire reste toujours le même au fond, et l'illusion continue. D'ailleurs la beauté ne s'efface, ne se décolore que par nuances progressives; n'est-il pas possible que la nature aidée de l'art ne conserve longtemps encore cette beauté si fragile et si délicate? Je suis belle aujourd'hui, je le serai demain; pourquoi cesserais-je de l'être après demain et toujours ? Jamais l'amour-propre et l'illusion n'ont fait défaut à ce raisonnement flatteur (1). Cet art de plaire à tous, cette envie de plaire plus qu'une autre, ne s'affaiblissent donc que bien tard, à l'aide du temps et avec un suprême effort de la raison; aussi a-t-on comparé ce sentiment au feu sacré de Vesta qui ne s'éteint jamais.

Qu'on ne croie pas que ces illusions soient particu-

(1) « La marquise de R..., dit madame de Puisieux, avait été très belle femme et fort galante. Le goût des ajustements coquets lui était resté dans un âge fort avancé. Il y avait *quarante ans* que sa femme de chambre lui demandait le matin quelle robe elle voulait ce jour-là, et la marquise répondait depuis quarante ans : mais ma robe couleur de rose et des rubans verds-gais; car, ajoutait-elle, j'en mis hier, j'en peux bien mettre aujourd'hui. Et faisant le même raisonnement tous les jours, elle réussit à mettre soixante ans une robe couleur de rose et des rubans verds-gais ; et quand elle mourut, on lui faisait une robe couleur de rose et elle avait des rubans verds-gais. Vous riez, mademoiselle; hélas! où sont les femmes qui ne ressemblent pas sur ce point à la marquise de R... ? »

lières à certaines femmes; quoique avec des nuances diverses, on les retrouve chez toutes, parce qu'elles sont l'expression de la nature elle-même, et que leur origine se lie à des fins bien supérieures au manége d'une frivole coquetterie. De pareilles *illusions* peuvent exister chez la femme fidèle à ses devoirs, bien qu'elles se modifient d'après les phases mêmes de la vie. Les trois beaux types de la femme, virginal, conjugal et maternel, ont pour unité le désir, le besoin et les illusions de l'amour, mais avec des modifications différentes: à la jeune fille, la pureté à garder, à l'épouse, l'amour à épuiser, à la mère le sentiment maternel à développer.

Il y a dans ces trois phases bien des qualités et aussi une multitude d'illusions. Quelle est la jeune fille qui ne se figure un amant, un époux, d'après les rêves de son cœur et de son imagination? où est l'épouse vertueuse qui ne voie dans celui qu'elle a associé à sa destinée, un type particulier de perfection? quelle mère, enfin, ne se fait des illusions dans ses enfants, sur leur beauté, sur leur esprit, sur leurs triomphes et leurs succès futurs? Toutes les bonnes mères sont en réalité des Cornélies, parce qu'elles placent leurs enfants au-dessus de tout, et leurs illusions ont des racines dans une tendresse inépuisable.

On voit donc que les femmes, même dans la vieillesse, ont des *illusions* de toute espèce. Celles de la jeunesse, prolongées le plus possible, font place à d'autres qui ont aussi leur séduction et leur puissance. Remarquons toutefois que ces désirs, que ces illusions ne sont nullement de l'égoïsme; presque toujours elles existent dans l'intérêt et pour le bonheur des hommes, pour le bien de l'humanité; c'est là ce qui doit placer les femmes si haut dans le monde social, ce qui les rend si dignes de notre amour, peut-être plus encore de nos hommages et de notre vénération.

CHAPITRE VII.

DE LA MORT. — SOLUTION PROCHAINE D'UN GRAND PROBLÈME.

Mors omnia solvit.....

Cependant la vie comme le temps continue à couler, et l'on sait que personne n'a jeté l'ancre dans le fleuve de l'existence. A la verte vieillesse, encore saine et vigoureuse, succède une période où la force diminue rapidement. Enfin arrive la vieillesse extrême, la caducité, dès lors le mouvement vital se ralentit et s'arrête au point où l'être individuel doit rentrer en partie dans l'universel. Cette idée de destruction prochaine tient toujours une large place dans la vie mentale du vieillard. La mort, le plus grand mystère de la nature, ce fantôme sans corps dont le nom seul nous glace d'épouvante, spectre placé à l'extrémité de la vie, est d'autant plus distincte qu'on approche davantage du dernier terme. Aussi l'homme âgé la perd-il rarement de vue; il n'ignore pas que ce qui l'en sépare n'est qu'un fil qui peut se rompre à chaque instant, et il se sent glisser de plus en plus sur la pente du gouffre de l'éternité.

Il est, néanmoins, dans la masse des hommes, peut-être sont-ils les mieux partagés, une foule d'individus qui, sachant qu'ils sont nés pour mourir, n'y pensent guère qu'à leur moment suprême. Tantôt, hommes ignorants et simples qui descendent le courant de la vie sans secousses et sans bruit, mais aussi sans crainte et sans regrets, ou bien automates qui cheminent de la vie à la mort, à peu près indifférents à toute existence à venir, et dont la vie se compose uniquement des petites passions et des intérêts du moment, ils ne font que passer et mourir. Ainsi l'homme vulgaire semble quand il expire avoir moins à mourir que quand l'intelligence est très développée. Mais il n'en est pas de même du vieillard éclairé, réfléchi, ayant largement vécu de la vie de l'esprit comme il s'en rencontre beaucoup dans notre monde social. A mesure qu'il parcourt l'échelle du temps, il pense continuellement à la mort d'une manière patente ou secrète ; cette idée intervient sans cesse dans sa vie active et méditative, dans ses plaisirs, surtout dans ses douleurs et dans ses maladies. Comme malgré lui, il ne peut oublier ce qu'il y a de profond, d'inconnu dans la mort et dans les terreurs qu'elle inspire. Cette horrible image de la destruction, comme une harpie, vient infecter tous les mets du banquet de la vie. A quoi bon prolonger de quelques instants une existence qui doit bientôt finir ? Avec la pensée de la mort prochaine, y a-t-il donc un but qui mérite un effort ? En vain le vieillard s'efforce d'écarter cette idée, elle revient avec obstination, elle se fixe, elle s'implante pour ainsi dire dans son esprit; son dernier jour, ce jour solennel qui s'avance incessamment vers lui et qui à chaque heure écoulée se rapproche d'une heure, ne quitte jamais sa pensée. A la vérité, peu d'hommes avancés en âge révèlent à cet égard leur terreur et leur agitation; la plupart affectent, au contraire, une calme résignation, une espèce de sécurité, mais il en est autrement dans le for intérieur; presque tous ne cessent de déplorer ce cruel destin d'exister quelques moments, pour cesser d'être une éternité. C'est là ce que j'ai vu, mais sans surprise, dans le long exercice de ma profession; aussi un vieillard, heureux sous bien des rapports, mais ayant l'impossibilité de l'indifférence sur un pareil sujet, me disait-il naïvement; *rien ne trouble ma vie que la crainte de la perdre* (1).

La *nécrophobie*, ou crainte de la mort, est pour ainsi dire une maladie spéciale à l'homme qui a longtemps vécu, et on peut la regarder comme incurable (2); d'ailleurs pour peu qu'il réfléchisse, la vie

(1) « Je m'abîme dans ces pensées, et je trouve la mort si terrible, que je hais plus la vie parce qu'elle m'y mène, que par les épines dont elle est semée. » (Madame de Sévigné, en 1672, c'est-à-dire vingt-quatre ans avant sa mort, qui eut lieu en 1696.)

(2) « A mesure que ces mémoires se remplissent de mes années écoulées, ils me représentent le globe inférieur d'un sablier constatant ce qu'il y a de poussière tombée de ma vie; quand tout le sable sera passé, je ne retournerais pas mon horloge de verre, Dieu m'en eût-il donné la puissance. » (*Mémoires d'outre-tombe.*) Eh bien! cela est douteux, surtout de la part d'un homme qui porta si loin le culte de la personnalité.

lui semble ce qu'elle est en réalité, un rapide passage, surtout pour l'homme, être éphémère qui rêve pourtant le pouvoir durable, la fortune constante, la gloire éternelle. Et puis ce vieillard n'éprouve-t-il pas en lui-même que le principe du mouvement et de la vie est considérablement affaibli? Ignore-t-il que c'est avec difficulté, par des soins multipliés, à l'aide d'une expérience tristement raisonnée qu'il soutient des organes appauvris? *Je sens que je me décompose*, disait un médecin philosophe, atteint par l'âge et la maladie. Bien plus, le dernier moment de la vie se fait pressentir très peu de temps après que l'économie commence à perdre de sa résistance vitale. Or, cette fatalité est écrite en nous, dans nos entrailles, dans la trame et la substance même de notre économie. De là vient qu'à chaque maladie, à chaque retour d'infirmité et de douleurs, le vieillard sent passer jusque dans ses os le frisson douloureux dont parle le fossoyeur de Shakespeare ; il croit que son dernier jour est arrivé, *mors ostia pulsat*, que la mort frappe à sa porte et l'appelle de sa voix lugubre. Il n'y a pas moyen de s'abuser, la vieillesse est la préface de la mort; vieillir, c'est différer de mourir.

Et qu'on ne croie pas que cette crainte de la mort soit toujours faiblesse de l'âge, pusillanimité d'esprit, non, c'est l'*instinct de conservation* qui, placé au fond de notre âme par la nature elle-même, réagit sans cesse et repousse l'idée de la destruction. Le bien être, le mieux être, le toujours être, tel est le constant désir de l'homme, mais qui malheureusement ne peut jamais se réaliser. Aussi, parvenu au déclin de l'existence, il s'étonne, il s'indigne même que la nature, dont il se croit l'objet de prédilection, l'ait en réalité si maltraité ; plus d'une fois il est prêt à répéter ce cri de désespoir ; « ô marâtre ! puisque tu nous as fait naître, pourquoi nous faire périr ? » A part les fins morales d'un autre ordre d'idées, il est certain que l'homme, sous le rapport de sa vie organique, est soumis à la loi d'un destin plus rigoureux que celui des animaux. Quoique d'un rang inférieur, ils ont au moins la douleur sans réflexion, la mort sans prévoyance, une fin sans crainte et sans regrets. Ne vaudrait-il pas mieux, dit-on, s'arrêter dans la plénitude de sa force, que se traîner dans l'agonie de la décrépitude ? Il est vrai, la raison y consent, mais l'instinct y répugne et il l'emporte presque toujours. Avoir en même temps un ardent, un irrésistible désir de vivre et la certitude absolue de mourir ; repousser avec horreur la dissolution de son être et savoir qu'un implacable destin le condamne à la subir ! redouter la non-existence et ignorer à jamais si l'on meurt pour revivre ! Sous quels rapports faut-il donc envisager la bonté, la tendresse de la nature pour l'homme ? Qu'elle nous enseigne donc le moyen de supporter la vie, ou bien d'en voir la fin sans effroi ! Ce qu'il y a de vrai, c'est que le corps se résout en atomes élémentaires, c'est que pour celui qui approche de la dernière limite de l'existence, la vie semble si rapide, si passagère, qu'on peut à peine la distinguer de la mort. Ajoutons que, par un sort des plus étranges, l'*instinct de conservation* acquiert, chez le vieillard, une puissance plus despotique encore que dans les âges précédents. Soit que jeune on craigne moins la mort, par l'instinct de son éloignement, ou bien qu'à cet âge, riche de jours et prodigue de tout, on prodigue la vie comme les riches leur fortune, il est certain que les jeunes gens redoutent moins la mort que les vieillards. En vain le corps dépérit, en vain des infirmités plus ou moins cruelles se font sentir, en vain les ressorts de l'économie se démontent, comme autant d'avertissements d'une fin prochaine. « Le plus semblable aux morts meurt le plus à regret. » N'est-ce pas un reproche que le vieillard pourrait encore adresser à la nature, inflexible dans ses lois, irrévocable dans ses arrêts? Triste et indéfinissable opposition du tout permanent et sublime, à l'individu souffrant et passager. N'avons-nous donc reçu des conceptions ineffables que pour les livrer au néant, des espérances immortelles que pour abhorrer l'heure de notre destruction qui va sonner dans un instant? Depuis des siècles on ne cesse de répéter que la vie est un tissu d'ennuis et de maux, que c'est un sombre tableau de misères, d'angoisses, et toujours on le répète inutilement. Personne n'est content de son sort, et tout le monde craint de le voir finir. La philosophie, roulant sans cesse son rocher, répète éternellement que la vie, telle qu'elle nous est faite, est tout à la fois fatigante et rapide; que tantôt c'est une énigme indéchiffrable, tantôt un lourd fardeau qu'on a dit imposé par les dieux. Eh bien! le vieillard accepte tout, consent à tout, il veut vivre. On assure encore que personne ne voudrait de la vie une seconde fois. Est-il, dit-on, une âme élevée qui voulût se réveiller du sommeil de la mort pour être attachée de nouveau à la même glèbe, destinée à parcourir le même cercle de souffrances, de déceptions et de stériles labeurs? Certainement il s'en trouvera, et il est bien peu de vieillards capables de refuser ce don de rénovation vitale.

Les raisons des philosophes ne sont ni plus péremptoires ni plus convaincantes. L'homme mesure toujours avec un secret effroi le cercle borné de ses jours. « Je suis un homme, dit Epictète, c'est-à-dire une portion du tout, comme l'heure est une portion du jour; il faut que je subsiste comme l'heure et que je passe comme elle. » — Marc-Aurèle vient à son tour et dit : « Regarde derrière toi l'immensité des temps, et devant toi un autre infini : dans cet abîme, quelle est la différence de trois jours à trois siècles? » — « Lorsqu'au théâtre ou en d'autres jeux, on ne te fait voir qu'une répétition uniforme des mêmes objets, tu t'ennuies; il devrait t'en arriver autant pour la vie, car dans ce monde tu ne vois en haut et en bas que les mêmes effets, un jeu égal, des causes toujours les mêmes. Ah! ceci ne finira-t-il point? » La Bruyère ajoute dans le sens de cette pensée : « Même temps, même monde, mêmes sensations; rien ne ressemble mieux à aujourd'hui que demain. » Sans doute, mais qu'importe; le vieillard aime cet aujourd'hui, il espère ce demain et d'autres demains successifs sans le moindre ennui. Montaigne veut accoutumer l'homme à la mort, *oster à celle-cy son estrangeté et la domestiquer;* mais, on le sait, un pareil essai est toujours sans réalité. Un autre grand philosophe, La Fontaine, s'étonne qu'on ne quitte pas tranquillement le banquet de la vie (1),

> « Remerciant son hôte, et qu'on fît son paquet. »

O poëte! qu'avez-vous dit! Cette satisfaction presque ironique est-elle possible? Comment n'avez-vous pas réfléchi qu'agir ainsi, son *paquet* toujours fait, c'est lutter contre l'instinct, autrement dit, lutter contre la nature elle-même, contre ses lois, lutte vaine, insensée. Ainsi on est toujours ramené à ce point que le vieillard ne cesse jamais d'aimer la vie, de s'y attacher, de s'y *acoquiner*, comme dit Montaigne; qu'il la regarde à la fin comme un trésor qui lui échappe, comme un bonheur dont on le prive, comme un bienfait qu'on lui arrache, pour le plonger dans le néant et d'insondables ténèbres.

Toutefois, dans ce désastre, il est des ressources qu'on ne doit pas négliger, heureuses compensations que la nature semble nous ménager pour adoucir ce qu'il y a de cruel dans la perte de l'existence dont nous avons la pleine et triste certitude.

Une des plus importantes, c'est que la détérioration organique, et par conséquent la vieillesse, n'a lieu que successivement et par une lente gradation. La nature ôte peu à peu les forces et la vie comme elle les a don-

(1) Lucrèce avait déjà exprimé cette pensée : *Cur non, ut plenus vitæ convivia recedis?* (*De nat. rerum*, lib. III, v. 951.)

nées, et à peu de chose près dans le même espace de temps, de quinze à vingt ans : c'est presque une loi mécanique. Ainsi dans un balancier qui oscille, les deux moitiés de chaque oscillation sont nécessairement isochrones. Le temps marche toujours, il est vrai, mais dans une assez longue période d'années, ses pas restent sourds et pour ainsi dire inaperçus. Aussi, comme il a été dit dans le chapitre précédent, les illusions ne manquent pas ; en sorte que les pavots de la vieillesse s'interposent avec bonheur entre la vie et la mort pour nous faire oublier l'une et nous assoupir sur l'autre. D'ailleurs l'espérance n'abandonne jamais l'homme, pas plus à la fin de sa carrière qu'au commencement. Qui vit peut vivre, dit le vieillard secrètement à lui-même, qu'il soit robuste ou faible, qu'il soit malingre ou jouisse d'une pleine et forte santé, la magicienne est toujours au fond de son cœur, l'enivrant de ses promesses les plus douces, le flattant qu'il durera encore par cela même qu'il a duré jusqu'alors ; et puis, l'arbre qui a jeté de profondes racines n'est-il pas plus difficile à arracher ? Ne craignons pas de le redire, à quelque âge que ce soit, la mort *surprend* toujours, parce que jamais, ou du moins bien rarement, on n'a mesuré avec exactitude la frêle épaisseur qui sépare le tombeau du théâtre de la vie (1). En parlant de l'espérance de vivre, Buffon dit que la nature, pour le bon-

(1) Le célèbre abbé Morellet, âgé de *quatre-vingt-cinq ans*, fut nommé membre du corps législatif du temps de l'empire. Le mandat était fixé à cinq années, et 10,000 francs par an étaient les émoluments de cette place. Un ami se hâta d'en faire compliment à Mo-

heur de l'homme, a rendu ce sentiment plus fort que la raison ; pourquoi cela? C'est que ce sentiment a son origine dans l'instinct conservateur toujours si puissant sur nous. Le grand naturaliste qu'on vient de citer affirme encore qu'à quelque âge qu'on soit parvenu, il y a toujours deux ou trois ans de probabilité de vie; or, l'espérance entretient soigneusement cette probabilité qui, à beaucoup près, ne se change pas toujours en certitude.

Il est encore une autre compensation qui nous est ménagée. La vie est une sorte de maladie mortelle : *vita incerta, mors certissima*, rien de plus démontré ; mais par un bonheur dont on n'apprécie pas assez le prix, l'heure de notre fin ne nous est pas connue. Cette heure sonnera demain, aujourd'hui, dans un instant peut-être, mais aussi elle peut retarder de dix, de quinze ou de vingt ans, le livre du destin n'est ouvert à qui que ce soit ; l'espérance soutient alors ce désir que le moment n'est pas encore arrivé d'acquitter sa dette envers la nature. Cette Némésis, on l'a dit, ne donne jamais quittance définitive, mais on peut quelquefois et très longtemps différer le payement.

Enfin il est une dernière compensation qui, sans avoir l'efficacité de celles qui précèdent, a néanmoins sa valeur, c'est dans l'inflexibilité, dans l'universalité même des lois de la nature qu'on la trouve. S'il y avait des hommes exempts de payer le fatal tribut,

rellet ; « Je l'accepte volontiers, répliqua celui-ci, car 50,000 francs me mettront à même de faire quelques économies pour mes vieux jours à venir, d'autant plus, ajouta-t-il, *qu'on peut être réélu.* »

ceux-ci ne seraient-ils pas pour les autres un perpétuel sujet d'envie et de supplice? Mais non, tu as vécu, tu dois mourir, l'arrêt est pour tous. Les dons de la nature, les avantages de la fortune, les frivoles distinctions établies parmi les hommes, non seulement ne les protégent pas, mais rendent la mort peut-être plus cruelle, parce qu'alors se dévoile toute la vanité des désirs terrestres même accomplis, des succès de ce monde même obtenus. C'est un texte épuisé depuis longtemps par la religion, par la poésie, la morale et la philosophie. Égoïsme ou non, il est certain que cette grande et complète égalité semble adoucir pour chaque homme l'idée de finir ; il y a d'ailleurs dans l'impossibilité de vivre toujours, comme une nécessité de se soumettre qui calme jusqu'à un certain point et contraint à la résignation. Aussi, mourir est la chose du monde qu'on est le plus sûr de faire sans l'avoir apprise. « Si vous ne sçavez pas mourir, dit Montaigne, ne vous chaille, nature vous en instruira bientost pleinement et suffisamment. »

Cependant l'homme regarde la fin de son être comme une chose si effroyable, il redoute tellement ce sommeil qui n'a pas de songes ni de réveil, qu'à ces compensations, il s'est efforcé d'ajouter une foule d'idées, de systèmes, de maximes, de dogmes, capables de le soutenir, de l'encourager jusqu'à son dernier souffle. Depuis l'origine des siècles de la civilisation, les poëtes, les philosophes, les fondateurs de religions, se sont exercés sur ce terrible sujet. Au moins en ont-ils tiré deux choses d'une grande importance, des *consolations* et des *espérances* ; n'est-ce pas là un immense service rendu aux hommes? ils n'ont pas complétement réussi ; mais où peut-on en trouver la cause, si ce n'est dans ce despotique, dans cet invincible instinct de conservation, ne s'effaçant jamais, surtout chez l'homme qui a longtemps vécu, car il n'est pas d'âme plus incarnée que celle du vieillard. Quoi qu'il en soit, les moralistes, d'accord avec l'expérience, nous avertissent que la vie est non seulement rapide, mais qu'elle est triste, pénible, semée d'épines et de douleurs ; alors on a considéré la mort comme un asile, presque comme un bienfait. Que d'angoisses, que de déchirements, que de pénibles existences elle vient terminer! Car « le sault n'est pas si lourd du mal estre au non estre. » (Montaigne.) La mort! c'est le repos parfait, c'est l'extinction de tout besoin, de tout labeur ; c'est la fin de la *faim*, dit le pauvre accablé de misère ; c'est un port de salut contre les chagrins, les larmes, les orages ou les mécomptes de la vie présente. La mort! c'est la délivrance! Il a cessé de souffrir a pour synonyme il a cessé de vivre. Ainsi ce champ de repos, ce champ sacré de l'égalité où va se terminer le court voyage de la vie, bien loin d'effrayer, doit inspirer, au contraire, d'infaillibles et d'inépuisables consolations (1). Les stoïciens n'ont pas manqué de s'emparer de cette idée et même de l'é-

(1) C'était l'opinion de beaucoup de grands hommes de l'antiquité. Un d'entre eux nommé Hégésias, surnommé l'*orateur de la mort*, calculant la somme des biens et des maux de la vie, avait même poussé si loin ces principes, qu'au sortir de ses leçons on allait

lever très haut. Assurément, dit Sénèque, *mors*, *summum bonum*, *diis denegatum*, « la mort est ce bonheur suprême refusé aux dieux. » Réflexion imprégnée d'orgueil et de mensonge de secte.

D'autres fois on a parlé à la raison pour amener le calme, la résignation aux approches de la mort. Un sage a dit : si la vie est un bien, la mort est son fruit ; si la vie est un mal, la mort est son terme. Ajoutons la fameuse recette d'Épicure, répétée dans tous les âges : la mort n'est point un mal ; tant que nous sommes, elle n'est pas, et quand elle est, nous ne sommes plus. D'ailleurs, dans la chaîne immense de la nature, l'homme n'est qu'un anneau irrévocablement fixé à la place qu'il occupe, et il ne peut le déplacer ; il est une faible note dans l'harmonie universelle que rien ne peut changer. Aussi Montaigne nous assure que la mort étant *une des pièces de l'univers*, il n'y a qu'à se laisser aller. Sans contredit, mais un pareil fatalisme détruit-il cette répugnance innée que l'homme a pour sa destruction ? Nullement ; bien plus, ne peut-il pas dire : l'ordre merveilleux qui règne dans l'univers touchera-t-il ma cendre insensible ? Que m'importe cette beauté que je n'admire qu'un jour, cet ordre dans lequel je ne serai plus rien, cette régénération des êtres qui m'efface à jamais, et cette immensité, à moi qui suis à peine un point dans

se donner la mort. Il fallut que le roi d'Égypte lui imposât silence pour conserver ses sujets. *A rege Ptolemæo prohibitus esse dicatur illa in scholis dicere ; quod multi his auditis, mortem sibi ipsi consciscerent.* (Tuscul., I, 34.)

l'univers? Que me fait l'éternité matérielle quand mon existence est bornée à ce moment qui s'écoule ? Il serait facile d'appliquer ces paroles ou ces plaintes aux raisonnements si pressés, si logiques en apparence, de Spinoza, ce formidable sophiste qui ne voit dans l'homme *qu'un mode fugitif de l'être en soi et par soi.*

Il est d'autres penseurs auxquels la mort semble douce, parce qu'elle promet d'éclairer nos esprits, de nous faire comprendre ce que notre débile entendement n'a jamais pu pénétrer. Selon madame de Sévigné, « savoir ce que nous ignorons, cela console de mourir, » des hommes illustres ont eu cette pensée éminemment philosophique, dans l'antiquité comme dans les temps modernes. Saint Paul n'a-t-il pas dit *dissolvi cupio et esse cum Christo?* Mélanchthon se consolait de mourir parce qu'il espérait comprendre enfin ces profonds mystères de la religion sur lesquels il avait tant médité. Au terme de sa carrière, il était convaincu qu'un rideau allait se lever pour lui découvrir de nouveaux horizons de lumière et de vie. Un pareil espoir, appuyé sur la forte base de la foi, est, en effet, un secours assuré contre la terreur des derniers moments.

Mais sans sortir de notre sujet, nous pouvons rappeler que l'homme a cherché de puissants motifs pour soutenir sa faiblesse à la dernière période de son existence, dans les deux philosophies qui, depuis des siècles, présentent une constante opposition. Dans la première, la nature étant *autonome*, a en elle le principe de son activité, par conséquent de ses créations.

Dans la seconde, l'homme lui-même, principe intelligent, survit à sa dissolution matérielle. De ces deux doctrines découlent nécessairement les questions les plus graves, les plus ardues; ainsi, mourons-nous entièrement, absolument, quand le cœur a cessé de battre, le cerveau de penser? La matière est-elle seule persistante et triomphante? Après quelques années d'existence, notre être va-t-il s'abîmer dans le sein de l'être universel? N'est-ce que par une cruelle pitié que la nature a placé dans le cœur de l'homme l'espérance d'une meilleure vie à côté de ses misères? Ou bien devons-nous accepter le dogme de la *survivance de l'âme* avec conscience réfléchie et faculté recordative? En un mot la mort est-elle en réalité, ou seulement en apparence, la fin de notre individualité? Peut-on dire au vieillard, soyez patient et regardez le ciel? Toutes ces questions sont pour nous obscures, impénétrables, parce que les sens et même l'entendement nous ont été donnés pour vivre et non pour connaître au-delà de certaines limites; chaque pas creuse un abîme dès que l'on veut faire de l'inconnu, la raison du connu, et que l'on explique le présent facile à comprendre, par l'inaccessible que l'on prétend deviner. Du moins si par les recherches profondes de la science, si par la force ou l'exaltation de la pensée, il nous était donné d'arracher à la vérité éternelle un reflet de sa clarté, un faible rayon de sa lumière, une étincelle de sa vie! Mais nous ne savons rien, nous avons tout à apprendre, nous nous traînons dans les ténèbres, incertains sur tout ce qui s'accomplit en nous et au-delà de nous. Il est un âge où, emporté par le monde, par les passions et les affaires, on repousse, on craint même de s'arrêter sur ces idées abstraites; vains efforts! Le problème pèse sur l'âme, la tourmente et l'agite. Ces idées bientôt transformées en doutes inquiétants, reviennent forcément dans l'imagination au déclin de la vie; la solution du problème est si prochaine! C'est alors que l'homme qui redoute d'entendre de trop près les menaces du néant, voudrait savoir d'où il vient, ce qu'il est, où il va, comment et pourquoi il a vécu, comment et pourquoi il doit mourir? Malgré la profonde obscurité qui règne sur ces redoutables questions, le vieillard y revient sans cesse, il s'efforce de descendre dans ce labyrinthe dont le fil est tressé de celui de notre existence et de notre avenir, tâchant de se faire un appui de ses raisonnements, de ses lumières, de ses croyances. Mais quiconque n'est pas étranger aux connaissances humaines, ne peut ignorer que cet être si bien senti et si mal connu, l'âme, n'est pas avoué de tous; malgré soi on est ramené à l'homme réel, l'homme de chair et de sang. Beaucoup de philosophes de l'antiquité et des temps modernes, voyant l'intelligence se développer dans la série animale, en raison directe et parallèle de la perfection organique et dans l'homme même, cette intelligence se coordonner aux modifications diverses de l'économie, ont établi *l'unité* consubstantielle du corps et de l'âme, et que la survivance de celle-ci ne pouvait avoir lieu; enfin que la vie ultra-organique n'est qu'une chimère décevante du cœur ou une or gueilleuse abstraction de l'esprit. Selon eux toute doctrine spirituelle, qui ne se résout pas en étude physiologique, s'égare dans les brumes théosophiques. D'ailleurs, à moins d'une intuition surnaturelle, la raison ne peut admettre que ce qui est conforme à ses lois, que ce qui tombe à un degré quelconque sous sa puissance. Ainsi un être absolument inétendu est un être absolument inconcevable; l'existence réelle et non-étendue sont deux idées en parfaite opposition. Il en résulte que l'âme, dégagée du corps par abstraction, n'est qu'une fiction hyperphysique, un *être de raison*, une négation d'existence; soutenir que cette âme subsiste indépendamment de la vie, c'est soutenir que la modification d'un corps pourra se conserver après que ce même corps aura été détruit, supposition absurde et contradictoire. Que l'homme ait la clef de sa propre organisation, il aura la clef de sa propre destinée. On reconnaît ici cette célèbre méthode de rationalisme qui a pour règle de n'admettre uniquement que ce que la raison peut concevoir, ce qu'elle peut expliquer, et de déclarer pour faux et impossible, tout ce qui ne s'accorde pas avec ses idées du possible, tout ce qui ne peut être considéré comme un effet des lois qu'elle a conçues au préalable. Cette doctrine doit son origine aux philosophes les plus renommés de l'antiquité.

A notre époque, où l'homme physiologique a été profondément étudié, plusieurs ont aussi considéré l'âme comme le résultat final ou *l'unité* des perceptions; à les entendre, la raison est la somme de nos facultés en *action*, l'entendement la somme de ces mêmes facultés en *puissance*, toujours sous la suprême influence du cerveau, cette belle machine à idées, de sorte que celui qui distingue l'âme du corps, ne fait en réalité que distinguer son cerveau de lui-même. Or, on conçoit ce qui doit arriver quand la mort ayant lieu, la décomposition cérébrale est complète. L'âme, dit-on, est un esprit, mais qu'est-ce autre chose pour nous qu'un esprit, un mot sans une idée corrélative? L'âme, *ce qui n'est pas corps*, il est impossible d'aller plus loin. On ne peut pas plus comprendre la pensée sans cerveau, qu'un effet sans cause, qu'un centre sans périphérie, qu'un son sans instrument. Serai-je quand je ne serai plus? Autrement dit, étais-je avant de n'être pas? Telle est la question ramenée à sa plus radicale simplicité. Ou bien encore, comme l'a dit un illustre poëte :

> « Quand la lyre n'est plus, où donc est l'harmonie ? »
> (DE LAMARTINE.)

Comme il est impossible de placer son repos sur les mortelles épines du doute, le sage doué de cette raison clairvoyante et froide qui s'attache à la réalité, la calcule, la pèse et l'apprécie, toujours prêt à proportionner sa conduite et sa foi à l'évidence autant qu'il lui est possible de l'obtenir. Or, les conséquences de la doctrine précédente sont dès lors formelles pour le vieillard qui s'y confie avec fermeté : l'indifférence, la tranquillité, l'impassible soumission aux dures mais inflexibles lois de la nature. Ne sommes-nous pas entraîné par un courant immense que l'on ne peut ni remonter ni arrêter? Aucun être vivant ne fait exception, tout est réglé, tout est déterminé chez les individus comme dans les espèces, les mouvements d'un insecte, comme le cours d'un astre; il y a pour tout ce qui existe une loi fixe, un nombre immuable, un caractère indélébile. Toute modification, tout accident seront produits et nul ne sera perpétué dans une durée sans bornes. Certes, on ne saurait le nier, dans cette éternité des essences toujours permanentes et des formes toujours mobiles, un point est marqué à chaque individu et pour l'espace et pour le temps, c'est à lui de se soumettre aux arrêts du destin quels qu'ils soient, car ce destin-nature « conduit celui qui consent, il entraîne celui qui résiste » *fata volentem ducunt, nolentem trahunt*. Ne pourrait-on pas dire à l'homme accablé par les années: Vieillard! si à force d'épreuves douloureuses, vous vous faites d'une vie sans souffrances l'idéal du bonheur, cet idéal est dans la mort? Vous voulez ce que la vie vous a refusé, un repos profond, inaltérable, eh bien! la mort vous l'accorde. Maintenant tout est fini, vous avez rempli votre tâche et bien rempli, dormez en paix dans la tombe, cette paix a bien aussi son prix. Soyez certain que ce repos, qui était avant et qui sera après vous, ne sera désormais troublé ni par les douleurs, ni par les inquiétudes, ni par les passions incompatibles avec la vraie félicité! N'est-ce pas absurde? Vous souffrez actuellement de ce qu'un jour vous ne souffrirez plus. La mort termine tout, pacifie tout, acquitte tout, *mors omnia solvit*... Si la vie n'est qu'un long jour de fatigues et d'ennuis, la mort, son bienfaisant antagoniste, n'est qu'une quiétude éternelle, le cercueil un lit de repos, la terre un oreiller où il est doux à la fin d'aller poser sa tête pour ne plus la relever : non, ce n'est pas là mourir dans l'horreur du doute, dans l'épouvante du néant. La mort éteignant en nous et complétement le souffle vital, efface dès lors tout sentiment, toute conscience, tout souvenir; nous ne pouvons donc éprouver ni douleurs ni regrets, et comme, dans ce monde, la somme des maux surpasse de beaucoup celle du bonheur, concluons donc que la mort est un avantage, que c'est le seul asile assuré contre une vie si pénible, si orageuse. Nous ne savons pas ce que nous devenons après la mort, or cette obscurité ne nous fait ni bien ni mal; si la nature nous eût donné un sixième, un septième sens, nous aurions des idées et des plaisirs qui nous sont absolument inconnus. Sommes-nous donc malheureux d'en être privés? en aucune manière. Laissons donc agir les lois de la nature sans nous inquiéter des résultats et du but. Nous n'avons nul besoin de l'intervention d'une entité spéciale, fictive et poétique invention de nos désirs. Le mot *surnaturel* n'a pas de sens; ce qui est hors de la nature est hors de l'être pour nous. Après tout, un peu de poussière ou d'*humus*, propre à de nouvelles végétations, préparées de loin par la nature, voilà ce qui reste de nos espérances, de nos désirs, de nos amours, de tout ce qui s'agite et s'exalte en nous. Sur ces objets, comme sur tant d'autres, qu'avons-nous à faire? De nous en tenir à la mesure de notre raison, à la lumière de notre flambeau, et le sens commun n'est-il pas pour l'homme la sainte lampe de la vérité?

Quant à la sombre, à l'éternelle question que chacun se fait dans la profondeur et l'effroi de sa conscience, que deviendrai-je après mon existence actuelle? la réponse a été faite depuis longtemps : Vous deviendrez ce que vous étiez avant, vous irez *quò non nata jacent*, où sont les choses qui ne sont pas encore, comme on le proclamait en plein théâtre à Rome. Avant votre naissance, avez-vous gémi de ne pas être? éprouviez-vous donc de la douleur, de l'angoisse, des plaisirs inquiets, troublés, incertains? Non sans doute; il en sera de même lorsque, parvenu au dernier terme de l'existence, votre corps rendra aux éléments ce qu'il en avait emprunté temporairement. L'homme se forme, s'anime, se perpétue, languit et meurt; le brin d'herbe germe, se développe, fructifie, se flétrit, se corrompt; ainsi commencent et finissent toutes choses. Une même fécondité produira l'insecte d'un jour et l'astre de mille siècles; une même nécessité décomposera pour jamais et ce ver éphémère, et ce soleil passager comme lui; le néant et l'existence vont et viennent; ainsi vivez au jour le jour, vivez votre temps, dans votre temps, sans regrets comme sans chimériques espérances. Ignorez-vous d'ailleurs que dans la destinée la plus heureuse, il y a toujours assez de malheur pour consoler d'arriver au terme, quelque court qu'ait été le voyage?

Un temps viendra peut-être où il sera possible de trouver la raison organique et manifeste de la fin de la vie, mais jusqu'à présent c'est un secret impénétrable, puisque, pour notre intelligence, la racine et l'essence des êtres restent inconnues. Révérons la puissance éternelle, il ne nous appartient pas de la comprendre. Ce qu'il y a néanmoins de certain, c'est qu'en écartant ces funèbres idées qu'on attache toujours à la fin de notre existence, la mort n'est nullement un acte de douleur. La première et la dernière étincelle de la vie se ressemblent ; bien plus, en considérant l'ensemble de ses phénomènes, on peut dire, sans se livrer aux enivrantes rêveries de la philosophie platonicienne, que la mort, réelle au fond, n'est qu'un doux évanouissement dans l'infini ; on la désirerait même, si la crainte de ne plus vivre ne triomphait en quelque sorte du plaisir de mourir, ou plutôt si la prévoyance de la nature ne nous eût pas fait un mystère de cette félicité. Du reste, deux choses sont évidentes pour nous : la première, c'est que nous n'existons que par des organes ; c'est en eux et par eux que nous vivons, que nous sentons, que nous sommes ; au-delà nous ne comprenons plus rien, et selon l'ancienne maxime, *quæ supra nos, nihil ad nos*, « ce qui est au-dessus de nous, ne nous touche en rien. » Nous ignorons ce que nous sommes, et nous osons raisonner de ce que nous ne pouvons ni connaître ni atteindre. N'est-ce pas combattre toute notion du sens commun ? La seconde, non moins frappante, il faut sans cesse le redire, c'est qu'à tout prendre, la vie n'est pas un bien, que presque toujours le bonheur est une ombre, le plaisir une déception touchant de très près à la douleur, et nos désirs presque toujours des piéges. Quand la mort survient, elle arrête ce désordre, elle détruit et couvre de son linceul ces angoisses renaissantes d'un être éminemment sensible. Aussi Pline l'ancien ne manque-t-il pas de faire cette remarque : « la brièveté de la vie, dit-il, est certainement le plus grand bienfait de la nature (1). » Bien plus, ce philosophe, victime de son amour pour la science, s'emporte contre ceux qui admettent l'immortalité de l'âme. « Quelle est cette folie, s'écrie-t-il, de recommencer la vie après la mort? Quoi! il n'y a donc pas de repos à espérer pour l'homme, si son âme dans les cieux, si son ombre dans les enfers, conservent toujours le sentiment (2)? » Mais il n'en est point ainsi ; la nature nous prépare après notre mort un éternel repos au sein de la terre, notre nourrice et notre mère commune.

Tels sont les motifs de consolation du vieillard, dont les vœux et les convictions se basent sur le fatalisme et la palingénésie matérielle, opinions des anciens philosophes, renouvelées de nos jours par ceux qui, bien persuadés qu'à une certaine hauteur toute philosophie perd trace de la vérité, veulent croire, à

(1) *Natura vero nihil hominibus, brevitate vitæ præstitit melius.* (*Hist. nat.*, lib. VII, cap. 51.)

(2) *Quæ ista dementia est, iterari vitam morte? quæve genitis unquam, si in sublimi sensus animæ manet, inter inferos umbræ.* (*Ibid.*)

ce qu'ils disent, rationnellement, et non croire traditionnellement ; ou bien qui désirent, comme Montaigne, « se plonger, teste baissée, stupidement dans la mort sans la considérer, et recognoistre, comme dans une profondeur muette et obscure qui l'engloutist d'un sault et l'estouffe en un instant d'un puissant sommeil plein d'insipidité et d'indolence. » On éprouve cependant un sentiment pénible à tracer ce tableau, à exposer cette doctrine qui n'accorde à l'homme qu'une existence tout à la fois pénible, éphémère et accidentelle. Ainsi, la mort qui va frapper dans un instant celui qui a longtemps vécu, est une mort infinie ; ainsi, nous sommes voués à une vie douloureuse et à une mort sans espérance : quel présent ! quel avenir ! N'est-ce pas éteindre à jamais dans le néant le rayon céleste entrevu pendant notre courte existence ?

Voyons maintenant un autre motif de consolation ajouté aux faibles compensations que nous accorde la nature, à la dure nécessité de mourir. Mais avant de l'exposer, peut-être convient-il de prévenir qu'il ne s'agit ici que de recherches physiologiques et philosophiques. Les croyances religieuses, si puissantes d'ailleurs sur le cœur humain, n'entrent ni dans le sujet ni dans le cadre de cet ouvrage. Je laisse donc aux docteurs de la loi les plus éclairés tout ce que Bossuet nomme *les saintes obscurités de la foi*. A Dieu ne plaise que je veuille pénétrer dans ce sanctuaire où la vérité se voile si souvent pour éprouver notre raison !

CHAPITRE VIII.

SUITE DU PRÉCÉDENT.

Hâtons-nous de le constater : il est, en général, peu de vieillards qui adoptent les motifs de consolation précédemment exposés, c'est-à-dire la cruelle espérance d'un néant absolu. On ne les trouve guère que dans deux conditions bien différentes : une ignorance entière des lois de l'intelligence, sorte d'abrutissement animal; ou bien dans un état de civilisation extrême et raffinée où la raison plus ou moins sophistiquée l'emporte de beaucoup sur le sentiment. Presque tous ceux qui sont parvenus à la dernière période de l'existence ont une autre opinion ; courber la tête et la volonté sous un obscur, sous un déplorable fatalisme, leur semble une condition aussi dure qu'inacceptable. Quelque valeur que l'on donne à cette preuve du nombre, il est certain que l'immense majorité des hommes croit qu'à cette vie actuelle et fugitive, succède une autre vie indépendante de la disgrégation moléculaire organique, vie sans rapports avec les atomes formateurs du monde matériel. Rien ne meurt, ni l'esprit ni la matière ; l'idée actuelle et les globules microscopiques, éléments nécessaires de toute organisation, sont également éternels.

L'intelligence, que l'homme ne s'est pas donnée et qu'il a dû recevoir, ce principe immatériel et impérissable, émane de quelque nature immatérielle et impérissable elle-même, est le point d'appui de la doctrine philosophico-religieuse dont il s'agit ici. Profondément persuadé alors, le vieillard se sent pour ainsi dire ranimé par ses espérances, car lui-même s'efforce de rejoindre, en idée, sa vie future et nouvelle à sa vie actuelle et terrestre. Certes, on peut affirmer que ce motif de consolation est le plus puissant, le plus efficace, pour ne pas trop s'effrayer du spectre de la mort toujours en présence de l'homme qui a longtemps vécu. N'est-ce pas, en effet, une triste et désolante philosophie, que celle de restreindre sur des preuves au moins douteuses, insuffisantes, notre vie au présent seul, c'est-à-dire, sans passé, sans avenir, comme un accident entre deux sommeils infinis ? Sans doute il faut croire au sang, aux tissus, à l'action organique, surtout à l'énergie des centres nerveux, au cerveau principalement ; il y a des âmes brisées, opprimées par les altérations des ressorts de la vie ; il y a des âmes guéries par le régime, par les remèdes ; mais, au fond et au vrai, ces manifestations phénoménales sont-elles autre chose que des effets d'une cause inconnue ? Croyons à la puissance des lois et des ressorts de l'économie, surtout dans le corps humain, où éclatent avec tant d'évidence les notions du *but* et des *moyens*, mais on est forcé de s'arrêter à certaines limites. Le développement automatique de la matière, quelles qu'en soient les combinaisons, conduit-il à l'intelligence ? rien de plus douteux. Descartes et ses sectateurs outrés n'ont jamais pu persuader qu'un chien n'est qu'une machine ; comment ose-t-on l'assurer de l'homme ? Remarquez bien, chose essentielle, que croire à la vie continuée après l'extinction du principe vital individuel, c'est obéir à l'instinct conservateur dont il a été tant de fois parlé dans ces considérations ; or, qu'est-ce que cet instinct ? Une loi même de la nature.

Je veux vivre, je vivrai : mon cœur le désire, ma raison m'autorise à le croire ; telle est la voix puissante, innée, qui est en nous, l'instinct d'une chose infinie qui excite, au delà du monde fini, l'ambition et l'espérance de l'âme. La nature, tout implacable et inflexible qu'elle semble dans ses arrêts, ne nous a jamais trompés ; pourquoi nous égarerait-elle dans cette circonstance suprême ? Attentive et prévoyante pour toutes les autres espèces qui respirent et qui, depuis la création, ne sont jamais sorties du cercle tracé pour chacune d'elles, la nature s'est-elle trompée pour l'homme seul en lui donnant une dose d'intelligence, de perfectibilités, plus forte qu'il ne convenait au bonheur passager qu'elle lui destinait. S'il n'a que quelques jours à vivre, ne pouvait-elle lui en ménager la possession tout entière, sans lui inspirer l'inquiétude chimérique d'un lendemain qu'il ne devait point voir ? Fallait-il qu'elle l'empêchât de jouir de cette existence si courte, en lui laissant concevoir l'orgueilleuse idée d'un avenir qui n'était pas fait pour lui, idée qui affadit, qui empoisonne toutes ses jouissances par la triste comparaison de ce qu'il est et de ce qu'il voudrait être, de ce qu'il a et de ce qu'il voudrait posséder.

On peut, il est vrai, sur cet objet, rester dans le scepticisme, quelque douloureux qu'il soit ; encore faut-il s'arrêter, encore ne doit-on pas nier une chose parce que son obscurité ne permet pas de la discerner complétement. Les sens nous attestent ce qui est dans la proportion de leur activité ; ils ne découvrent point tout ce qui peut être, tout ce qui doit être. Tout n'est pas dans la réalité fixe et déterminée de notre perception. L'âme humaine est-elle une particule individuelle de la divinité, dont elle n'est peut-être séparée que temporairement ? Faut-il croire au système du médecin Averrhoës, suivant lequel l'espèce humaine *entière* ne possède qu'une *seule* âme, d'un degré très inférieur, et qui ne se communique aux individus que par parties ? Nous n'en saurons jamais rien, ainsi que de bien d'autres systèmes nés de notre ignorance et de notre insuffisance. Cela doit être, puisque nous ne sommes pas organisés pour pénétrer jusqu'à de telles profondeurs de l'existence, puisque l'équation finale de l'homme dans sa vie et dans sa mort ne sera jamais donnée par qui que ce soit sur la terre. Qu'y a-t-il donc à faire ? Nous contenter de bien distinguer ces deux ordres de phénomènes physiques et intellectuels, de démontrer leur coexistence et leur incompatibilité réelles ; de savoir ce que le moins instruit des hommes ne peut ignorer, c'est-à-dire que tout mode est homogène à l'essence de la substance, que la pensée n'a aucune qualité des corps, sans néanmoins qu'il soit possible de *nier son existence ;* que son principe étant différent, ses phénomènes, ses lois, ses fins, ses destinées ne peuvent être les mêmes ; qu'étant une et sans parties, sa disgrégation et sa mort ne sauraient en aucune manière se concevoir ; que c'est une contradiction d'admettre que l'être immatériel soit ou devienne le non-être ; que la capacité de notre entendement ne peut pas être prise pour la mesure des existences ; enfin que, si notre intelligence est condamnée jusqu'à un certain point aux servitudes de l'animalité, l'être moral n'en reste pas moins dans son indépendance et dans ses droits , vérité éternellement inébranlable, éternellement irrécusable , éternellement la fin et la source d'une infinité d'autres. L'âme et le corps ne peuvent-ils donc posséder d'autres qualités que celles qui sont nécessaires pour les rendre propres à une existence indivise ? En est-on fermement convaincu au point de vue rationnel ? N'est-il pas vrai que le mot MOI, est le mot le plus clair, le plus précis, le plus énergique ? Par cela même, où veut-on chercher la preuve la plus évidente de l'être spirituel humain ? Certes, on ne trouve pas là ce qu'on pourrait appeler un *animisme* excessif : c'est un simple exposé des faits équivalant à une démonstration. Ainsi, en condensant les principes comme on l'a déjà fait , on peut affirmer que , si le *moi* devait mourir , il ne serait pas *un ;* s'il n'était pas *un*, il ne pourrait *penser* , il ne pourrait *être ;* or il *est* , donc il *pense* , donc il est *un* , donc il ne peut pas *mourir ;* immortalité , unité , pensée , existence , sont donc dans une dépendance mutuelle, se nécessitant réciproquement. D'ailleurs , n'a-t-on pas mille fois prouvé aux partisans outrés de la matière organisée , que leur doctrine psychologique avait tout autant de difficultés , de mystères, d'obscurités que celle qui leur était opposée. Toujours est-il que l'existence naît, puis se prolonge d'une manière indéterminée ; l'enfance sort de Dieu et de la nature matérielle pour arriver à la vie, la vieillesse sort de la vie pour retourner à Dieu sous d'autres formes vitales. Les hommes, d'accord en cela avec l'instinct, autrement dit, avec la nature, auront toujours de pareilles croyances, plus ou moins pures et vraies. La foi et l'espérance, par une anticipation prévoyante de l'avenir de l'âme, dureront autant sur la terre que l'inexplicable et l'incompréhensible, très souvent, les enveloppes de la vérité. Car, de nous contenter du bonheur que les panthéistes nous promettent après la mort, et de prendre pour immortalité le retour à l'âme universelle par la destruction du souvenir et de l'identité, c'est ce que nul sophiste ne gagnera sur la conscience de l'humanité !

Cependant il ne faut pas que le vieillard se perde dans le champ des illusions, qu'il ressemble à cet illustre philosophe religieux qui, près de mourir et dans une sorte de sensualisme théosophique, *nageait dans la béatitude de son avenir, tant était grande l'ivresse de ses espérances.* En effet, comment se figurer que les sensations transmondaines auront la moindre analogie avec ce que nous éprouvons, ce que nous sentons quand le sang circule, que le cœur palpite, que le cerveau est dans sa plénitude d'action : rien, absolument rien, n'est entrevu sur ce grand mystère ; le connu n'a pas ici la plus petite condition pour conduire à l'inconnu. Nous ne savons pas quelles sont les lois d'une nature supérieure à l'égard des intelligences, des âmes qui ne sont plus sur la terre; il se peut qu'elles aient une manière de sentir immédiatement, intuitivement, sans l'usage et le besoin d'aucun organe, mais nous l'ignorons absolument.

Nous marchons encore par la foi, par le désir, et non par l'évidence directe. L'homme ne vit pas longtemps, il chemine sans cesse vers la mort, hôtellerie définitive, pour s'y fixer et déposer son bâton de voyage; il espère une vie future, il y croit, il en a le sentiment inné, fortifié par le raisonnement, par une logique positive, mais là s'arrête toute investigation raisonnable. Peut-être jouirons-nous de ce vrai au delà duquel il n'y a plus de vrai à connaître, de ce bien au delà duquel il n'y a plus de bien à désirer, peut-être aussi verrons-nous d'autres cieux, un autre soleil? Le nôtre est beau, disait le vieux et excellent Ducis, toutefois *je m'attends à mieux.* Mais nous n'avons sur ces objets tant désirables, tant désirés, aucune idée juste, aucune notion, aucun rayon de lumière; car la mort imprime comme un cachet suprême d'immutabilité sur les êtres qu'elle a touchés. Quand on s'enquiert de ceux qui ne sont plus auprès de la Nature, elle ne répond rien; elle ne semble occupée qu'à la destruction, à ressaisir les éléments dont elle a besoin, pour les rejeter dans l'océan de la matière et les livrer aux forces cosmologiques de l'univers. Ainsi, ni la raison, ni les analogies, ni l'expérience, ni la mémoire et le témoignage des hommes, ni l'évidence inductive, ni l'action des lois et des métamorphoses de la nature, n'ont pu éclairer tant soit peu l'homme sur ce grand sujet : l'inconnu, toujours l'inconnu, toujours l'éternel silence du tombeau ! Ce mystère effrayant cache, sans nul doute, des mystères d'autre vie, quelle qu'elle soit, et de transformation vitale ; mais le voile qui le couvre est aussi sombre qu'impénétrable. Notre organisme une fois détruit, toute manifestation spirituelle disparaît, puisque l'instrument de ces manifestations a cessé d'exister : aucun de ceux qui ont franchi le redoutable seuil de la vie à la mort n'a fait entendre une parole, un accent quelconque, comme signe de communication (1). La barrière est à jamais infranchissable entre notre monde et celui qui lui est supérieur ; donc l'homme, qui sait si peu et qui dure si peu, n'a aucun témoignage direct, sensible, physiologique de la persistance après la mort du principe intelligent. Mais, d'une part, il est évident que la science humaine n'a sur toutes choses que des aperçus provisoires, des horizons bornés, au delà desquels s'ouvrent des horizons infinis mais inconnus, non saisissables pour nous, au moins dans leur ensemble ; de l'autre, que s'il existe des cycles palingénésiques de l'univers phé-

(1) Dans les siècles du moyen âge, les résurrections étaient fréquentes, même indépendamment des croyances religieuses ; le bon sens, la raison, le progrès des lumières ont fait justice de pareilles opinions. De nos jours, cependant, un physiologiste profond, un très habile expérimentateur, le docteur C. Le Gallois, mort en 1814, a écrit un opuscule intitulé : *De la possibilité d'une résurrection*. En quoi consiste cette possibilité ? L'auteur est confus et obscur, c'est dommage ; mais pourquoi mettre un titre si grand à de si petites idées !

noménal, miracle éternel de destruction et de création, qui recommence chaque jour et à chaque instant, il existe aussi des cycles palingénésiques de l'univers intellectuel.

Si du sel ou du sable un grain ne peut périr,
L'être qui pense en moi craindrait-il de mourir?
(LOUIS RACINE.)

Mais cela ne saurait être, à moins que l'univers n'ait plus ni cause réelle, ni raison d'être, ni but final. Cependant, si les mutations physiques sont perceptibles pour nous jusqu'à un certain point, les témoignages des transformations de l'intelligence se trouvent dans un autre ordre de choses. Encore une fois, à cet égard, des preuves palpables à quelque degré que ce soit, de simples probabilités sensibles, n'en demandez pas, n'en cherchez pas, vous chercheriez dans le vide et dans l'obscurité. Il nous suffit de savoir que rien ne périt; qu'il implique contradiction de dire que Dieu peut anéantir, puisque ce serait faire et briser son œuvre en même temps; enfin, ajoutons ces belles paroles de Bossuet, « que tout ce qui n'est pas éternel ne répond ni à la majesté d'un Dieu éternel, ni aux espérances de l'homme à qui il a fait connaître son éternité. »

On voit des vieillards qui, s'approchant de plus en plus du moment où le problème sera résolu pour eux, mais incertains, irrésolus, hésitent, se maintiennent dans ce triste *peut-être*, glaçant tout de scepticisme. Dieu, la nature, l'instinct, le sentiment, sont comme s'ils n'étaient pas au fond de leur conscience. A coup sûr, ces hommes sont dépourvus de cette sagacité, de ce sens intuitif du *possible* qu'on pourrait presque appeler la faculté de prévision. Il en est d'autres qui, plus fermes dans leur croyance, intimement convaincus qu'il y a en nous quelque chose qui dure plus que nous ; qu'après notre vie dans le temps, il en est une autre, dans un ordre plus élevé ; que la création n'est pas finie pour l'homme, tant qu'il éprouve un désir déterminé de perfectionnement et qu'il conçoit un état meilleur pour lequel il manque d'organes compréhensifs, préfèrent la foi à tout raisonnement. Ils renoncent à *comprendre*, mais non pas à *croire*, et ils disent hardiment : Non, ce n'est pas pour l'âme qu'il a été dit : « Tu es poussière et tu retourneras en poussière. » Aussi est-ce parmi ces derniers que l'on remarque le plus ordinairement cette sérénité, ce calme de l'âme qui ne craint pas et qui pourtant respecte la mort ; car chacun d'eux peut dire comme l'Apôtre : *Cursum consummavi, fidem servavi.* Certes est-ce donc pour ces heureux vieillards que la Fontaine a écrit ce vers célèbre :

Quittez le long espoir et les vastes pensées.

Au contraire, leur espoir est sans fin et leurs vastes pensées s'étendent bien au loin de notre monde ; ils sont toujours prêts à dire, bénie soit l'heure qui termine une épreuve, bénie soit l'heure qui régénère. C'est ce qui confirme les paroles d'un moraliste, le tombeau nous dévore, mais il ne nous absorbe pas, nous sommes consumés, non détruits ! Quoi de plus consolant pour l'homme accablé par l'âge, de se dire : Ma vie actuelle est un phénomène constant qui se prolonge indéfiniment, tout en subissant des transformations dont la loi m'est inconnue. « *Quand le ver du tombeau filera sa toile dans l'osseuse cavité de mes yeux*, » selon les expressions d'un poëte allemand, mon existence, loin d'être terminée, se continuera sous d'autres formes avec plus de perfection ; car ce qui est aujourd'hui mystère pour mon intelligence, sera compris, sera *perception*, lumière, dans une région supérieure.

Toutefois, on doit l'avouer, cette grande inconnue, la survivance de l'âme après la mort du corps, a quelque chose de si extraordinaire, de si contradictoire en apparence, qu'il faut faire un effort de l'intelligence pour l'admettre. On voudrait moins d'obscurité dans un pareil mystère, saisir quelques vues translucides de notre destinée future. Oui, dit Cicéron, « les dieux devraient nous rendre clair ce qu'ils nous annonceraient pour notre bien. » *Intelligi enim a nobis Dii velle debebant ea quæ nostra causa nos monerent.* (*De divinatione*, lib. II, cap. 44.) On dit dans le même sens : La sagesse divine ne pouvait-elle se prêter aux efforts et aux désirs les plus nobles de la raison humaine, et suppléer par quelque moyen au peu d'étendue de ses lumières ? Ne pouvait-elle faire tomber sur l'homme mortel un faible rayon de cette *lumière céleste* qui éclaire les intelligences supérieures ? Mais alors, si nous avions cette connaissance, nous ne serions plus précisément ces mêmes hommes que Dieu à placés sur la terre, nous serions des êtres fort supérieurs, et nous cesserions d'être en *rapport* avec notre globe. Il est de la nature, il est de l'essence même de notre intelligence, qu'elle ne puisse concevoir que ce qui est jeté dans le monde du fini. En effet, est-ce qu'un rayon plus vif et plus direct d'au delà du tombeau n'entraînerait pas un immense bouleversement dans notre monde moral et social? Il n'est donc point dans l'ordre de nos facultés actuelles que nous ayons sur l'immortalité de l'âme plus que de simples probabilités, à la vérité fort élevées. Avec un certain degré d'évidence, que deviendrait notre libre arbitre? Plus d'efforts, plus de triomphes, plus de couronnes pour la vertu! Une démonstration, tant soit peu formelle et sensible, serait contraire aux lois divines, en ce qu'agissant avec une force irrésistible, elle deviendrait destructive de la liberté morale. En second lieu, malgré le pouvoir de l'instinct conservateur, à la moindre souffrance, aux coups les plus modérés de la fortune, on rejetterait aussitôt la vie comme un fardeau, comme un obstacle. « La Providence, dit madame de Staël, qui voulait nous retenir quelque temps sur cette terre, a bien fait de couvrir d'un voile l'espérance de la vie à venir. Si nos yeux pouvaient voir clairement l'autre bord, qui resterait sur cette rive désolée? qui n'en partirait pas pour rejoindre? »

Ainsi, l'homme organisé comme il l'est ne fait qu'entrevoir, et il le fait par l'intelligence. Ajoutons qu'il ne raisonne alors que philosophiquement, que les preuves du sentiment, cette *évidence du cœur*, comme on l'a dit, ne sont nullement à négliger. Ah! c'est une grande erreur sur un pareil sujet, de s'appliquer uniquement à l'évidence perceptible, au raisonnement, et de mépriser le sentiment, comme s'il n'était pas une des principales conditions de la certitude. Dans une foule de choses, la vue de l'esprit est préférable à la vue corporelle, parce qu'elle est plus pénétrante, qu'elle éclaire mieux notre entendement, parce qu'elle s'étend à tout ce qui est visible et invisible, existant ou possible ; enfin parce que la vue sensible nous trompe souvent, tandis que la vue de l'intelligence, bien dirigée, trompe rarement, ayant son origine dans le sens intérieur de l'âme. Faut-il le redire ? souvent nous voyons faux, presque toujours nous sentons juste. Il est une foule de connaissances qui ne s'acquièrent que de cette manière ; notre propre existence, elle-même, nous ne la comprenons pas, nous la sentons, rien de plus. Ainsi, au point de vue du sens physique et matériel, s'il n'est pas possible de démontrer que l'âme survit à l'extinction de la vie actuelle, le contraire ne peut pas se démontrer davantage : or, comme la remarque en a déjà été faite, conjecture pour conjecture, bien plus, à égalité de probabilités, si l'on veut, comment hésiter entre celle où l'on ne trouve qu'une vie sans bonheur, une mort sans espérance, et celle qui ouvre un avenir infini d'existence ? Mais, d'un autre côté, les preuves de sentiment surabondent. Faut-il croire qu'un mauvais génie, après avoir déposé dans l'intimité de notre conscience l'instinct de l'impossible, s'amuse de nos vains efforts pour l'atteindre, de nos élans mille fois redoublés vers un but tout à fait hors de notre portée : cela ne saurait être. Il y a certainement dans notre nature intelligente quelque chose d'instinctif, et comme prévision de seconde vie ; aussi irréfutable que l'instinct de la vie présente ; or ces aspirations, ces tendances naturelles de l'homme vers un état futur, attestent une *certitude* morale, d'un poids immense, pour un esprit non prévenu. Les preuves *psychologiques* accordant, et les preuves *physiologiques* refusant la survivance de l'âme, ne sont pas égales dans leur valeur, et les premières l'emportent infiniment sur les autres.

Maintenant, je le demande, quel est le vieillard sensé qui ne dira : Au-dessus de ce que je vois, de ce que je comprends, assurément il existe un principe de force et d'intelligence avec lequel je suis en participation, dans la proportion du fini à l'infini ; l'activité de puissance de ce principe s'étend immensément au delà des limites de nos perceptions sensibles. Mille choses, il est vrai, me sont obscures, inexplicables ; mais Dieu a ordonné ce que nous connaissons avec tant de sagesse, que nous devons conclure que la même sagesse règne dans tout ce que nous ne connaissons pas. C'est une chose si bornée, si vague, si incomplète que l'échelle de nos certitudes, qu'il est impossible de s'en rapporter uniquement à nos perceptions. L'homme n'a que des moyens humains pour connaître ; alors lui est-il donné de concevoir ce qui est au-dessus de ces moyens, et parce qu'il ne les comprend pas, est-il en droit de les nier ? Le cerveau de l'homme mort reste avec lui sous la terre, et s'y décompose ; peut-on regarder comme *démontré* que la pensée, être immatériel, s'enfonce également, pour n'en plus sortir, dans le sombre royaume du néant? Eh quoi ! la puissance divine ne saurait-elle donner des perceptions à l'âme que par celles du corps? Nous l'ignorons, dites-vous ; alors pourquoi affirmer qu'il n'en est rien? L'âme, comme force primitive ou essence, peut avoir cent mille côtés qui tiennent également à sa nature, et parmi lesquels trois ou quatre seulement sont analogues à nos organes actuels. Qui sait ce que l'avenir nous réserve sur ce point de preuves positives, d'infaillibles *vérités ?* On assure que tout dépend de la chair, du sang, des nerfs, des organes, de l'existence de la pensée par l'action du cerveau ; et néanmoins, dans les phénomènes anatomiques et physiologiques, on comprend que, pendant une longue vie, des torrents de matières ont passé dans l'économie sans que notre être pensant ait beaucoup changé ; le *moi* est resté dans notre conscience ce qu'il a été : or, qui nous assure qu'il ne sera plus quand cette matière qu'il a employée, maintenant dispersée en partie, deviendra inutile! Un germe rejette ce qui a servi à son développement, mais il contient en lui le principe d'une vie ultérieure. L'incompétence et l'impuissance de l'esprit humain sont assez connues pour juger d'aussi hautes questions. Toutefois l'instinct irrésistible de conservation et de vie, principe et racine de ce sentiment qui réagit en nous contre l'idée de mort absolue, est non seulement un témoignage de la vie écoulée, de la vie actuelle, mais un pressentiment de la vie à venir : on dirait une sorte de sens prophétique et révélateur. Sans doute on peut convenir qu'il y a assez d'obscurité pour maintenir le doute, mais dites aussi qu'il y a assez de clartés pour soutenir l'espérance. Qu'en résulte-t-il? Que la vie de la foi philosophique, comme celle de la foi religieuse, est une vie mêlée de lumière et d'obscurité. Il nous semble qu'il serait difficile de réfuter de pareilles preuves autrement que par des arguments uniquement puisés dans les sciences physiques, sciences qui n'ont jamais prouvé ces deux choses : d'une part, l'*unité substantielle* de l'esprit et du corps; de l'autre, que la réalité qui tombe sous nos sens est toute la réalité.

En réfléchissant plus profondément encore sur ces objets si dignes de notre attention, l'homme, parvenu au terme de sa carrière, peut et doit se demander ce que le principe intelligent, son immortalité étant admise, devient quand, l'organisme détruit, il ne reste plus que la vitalité élémentaire et moléculaire. D'après toutes les croyances religieuses, il existe des lieux où il faut que la vie reçoive une sanction expiatoire ou rémunératoire; des lieux où les uns soient punis, tandis que les autres jouiront ailleurs d'une béatitude éternelle (1). Nous n'en savons absolument rien que par la loi de la justice divine; tout prouve

(1) « On est bien embarrassé, dans toutes les religions, quand il s'agit de donner une idée des plaisirs qui sont destinés à ceux qui ont bien vécu... J'ai vu des descriptions du paradis capables d'y faire renoncer tous les gens de bon sens. » (MONTESQUIEU.)

que nous ne pouvons rien connaître de ces choses, que nous ne devons rien en connaître; contentons-nous de dire avec l'Apôtre: « L'homme en tant qu'animal ne peut comprendre ce qui est de l'esprit de Dieu. » *Animalis homo non percipit ea quæ sunt spiritus Dei.* (*Corinth.* I.) Mais si l'on considère cet objet uniquement du point de vue philosophique, sans se perdre dans les nuages de l'illuminisme, il est permis de se livrer à des considérations d'un haut intérêt. Ici se retrouvent naturellement des faits, des vues, qui conduisent à la doctrine de quelques philosophes profonds, doctrine qu'il serait impossible de démontrer, comme impossible de réfuter complétement, celle d'une *série d'existences successives et ascendantes.* Remarquons d'abord cette gradation, qui dans les êtres de la création connue, commence à la mite microscopique, atome doué de vie, et qui, finissant à l'homme, nous conduit par une manifeste analogie à croire qu'elle ne s'arrête pas à ce degré, qu'elle s'étend encore à des êtres supérieurs, remplissant l'immense espace qui existe entre l'homme et cet être infini, incompréhensible, principe de toutes choses, le dernier échelon ou plutôt le sommet de toutes les perfections. La vie, cause inconnue d'un fait évident, tient à une force évolutive et formatrice, dont les effets sont visibles sur notre globe. Le corps de l'homme est le terme supérieur de la gradation organique dans l'ensemble de productions de notre nature terrestre; mais les manifestations de cette force ne s'arrêtent certainement pas à une pareille limite.

Cette même gradation d'existences, ces mêmes lois générales de progression qui s'observent dans toutes les parties de notre monde, ne doivent-elles pas nous faire présumer qu'elles règnent aussi dans d'autres parties de l'univers? Nous n'aurions qu'une bien triste idée des richesses de la création, si nous pensions que notre globe est le seul habité, et que l'ensemble des êtres animés ne comprend que les espèces que nous connaissons. Il y en a dans d'autres planètes, dans d'autres astres, dans d'autres mondes qui nous sont inconnus; chaque globe en est couvert, peut-être avec plus de variétés que le nôtre, sûrement avec toutes les diversités possibles. Dieu a-t il donc brisé le fil de la création vitale en combinant l'organisation humaine? Et puis les fins *intentionnelles* qui ont présidé à la structure de notre corps, à l'harmonie de notre intelligence, ne sont-elles que temporaires? Notre âme, quelle que soit sa nature, a-t-elle toujours besoin de la même enveloppe, des mêmes organes pour sa vie et ses actes? On ne saurait le croire, l'obscurité où nous sommes à cet égard n'est nullement une preuve péremptoire d'anéantissement absolu. L'ensemble des phénomènes de la nature, même réduit à ce que nous en savons, ce développement graduel d'existences qu'on voit sur la terre, et qui s'observe dans tous les êtres, doit nous faire présumer, nous convaincre même, sans témérité paradoxale, que cette loi *se continue* dans les mondes hypersensibles pour nous, regardés par les uns comme une chimère ingénieuse, par d'autres comme une absurdité, et cependant dont l'existence est d'une haute probabilité! À ce point de vue tout est rigoureusement, strictement possible, par conséquent très probable. Comprenons bien, en effet, que l'univers n'est qu'un immense système de rapports pour une fin suprême, connue de Dieu seul; dès lors, comment supposer que l'âme, que la vie humaine, *s'il faut l'appeler vie*, comme dit saint Augustin, se termine à jamais au bout de quelques années? Loin de là, nous savons à peine où elle commence ici-bas, et nous savons encore moins où elle finit dans les espaces planétaires, stellaires, bien que nous ignorions l'ordre de ses migrations dans le domaine infini des intelligences. La force, la vie, la perception, le principe animique, sont répartis à tous les degrés de la chaîne des êtres; la loi de *continuité* ne souffre point d'interruption dans les passages d'un degré à l'autre: elle remplit sans lacunes, sans possibilité vide, l'intervalle immense qui sépare la molécule animée d'une intelligence supérieure. Dès lors, n'admettre aucun intermédiaire de perfection graduée entre Dieu et l'intelligence de l'homme; regarder celle-ci comme constituant à elle seule le type suprême de l'esprit créé; s'imaginer que nous formons le dernier degré des êtres sensibles et intelligents, que l'être-cause a borné à l'homme sa toute-puissance créatrice, c'est un non-sens logique, c'est une absurde impiété due à notre orgueil, comme à la faiblesse, à la trahison de notre nature. Croyons plutôt que la vie *présente* est le premier anneau d'une chaîne qui se perd dans l'*éternité*;

que notre vie intellectuelle se continue sans fin et en se perfectionnant parmi des mondes sans nombre qui peuplent un univers sans bornes ; qu'il y a autant de formes d'intelligences que de mondes, et il y en a des milliards. Nous autres habitants de la terre, nous sommes peut-être du cent millième ordre des esprits. Nous ne pouvons comprendre ce que serait un sixième sens, et Dieu en a créé une infinité, selon les êtres multipliés dans les astres, plus élevés que notre globe dans la hiérarchie céleste. Ainsi, nos idées s'agrandissent, notre cœur se console par ces réalités espérées. Si l'on réfléchit à cette multitude de mondes, et qu'alors il y a non seulement la possibilité, mais la probabilité d'une progression infinie d'organes qui correspondent à une progression infinie des faces de l'univers ; si l'on réfléchit, dis-je, avec une sorte d'horreur sacrée à cet immense avenir, on sent tout à la fois son anéantissement actuel et la haute espérance d'une grandeur future, établis d'après les lois de la nature, qui n'est elle-même, comme on l'a dit, que l'œuvre de Dieu sur la matière.

En résumant les principes précédemment exposés, disons que l'incarnation actuelle de l'âme est progressive selon les âges, mais éphémère et peut-être préparatoire quant à l'ensemble de ses initiations; qu'elle sera soumise à des changements d'existences futures, tout en se perfectionnant. S'élever de vie en vie, de monde en monde, d'une sphère intellectuelle à une autre sphère, telle est la fin des destinées de l'âme humaine. Elle a son principe dans l'éternité, et son développement sans terme dans le temps. Maintenant combien de développements successifs, combien d'initiations progressives; autrement dit, combien de morts apparentes faut-il à l'âme pour qu'elle parvienne à la plus grande perfection dont son essence est susceptible? C'est un secret voilé pour nous aussi longtemps que l'intervention organique, la succession du temps, la sensation, le jugement par induction, seront pour nous les seuls moyens d'avoir des idées distinctes. On peut croire néanmoins, que l'être spirituel ne se perfectionne qu'en traversant une longue chaîne d'existences, ce qui ne peut avoir lieu qu'en admettant des êtres d'une sphère supérieure à la nôtre. Ce point de vue peut étonner, accabler l'imagination, mais sans effrayer la raison. N'est-il pas certain que tous les changements importants que nous observons dans les régions inférieures de la nature sont évidemment des *tendances à la perfection:* pourquoi la loi changerait-elle dans les régions supérieures? Mais les premiers seuls nous sont connus. Ainsi, de même que l'homme a une prééminence marquée sur l'animal, à qui il est, en quelque sorte, allié de si près, de même aussi il est sans doute après l'homme un degré de vie, d'existence, au-dessus de lui et caché pour lui. Nous ne pouvons avoir d'idée nette, positive, de ce degré et de ces êtres supérieurs, et il faut que cela soit ainsi. N'observe-t-on pas la même chose sur notre terre? Supposez l'animal le mieux organisé, le plus intelligent, comprendra-t-il jamais la capacité d'esprit de l'homme, même le plus borné? Non, sa sphère cérébrale, sà capacité d'intelligence n'ont pas assez d'ampleur. Il en est de même, relativement, pour la nôtre, ce qui nous oblige à croire, à pressentir, à conjecturer, mais non à connaître les êtres élevés d'un ou de plusieurs degrés dans l'échelle des *esprits*. La mort seule, ce dernier mot des choses humaines, peut nous éclairer sur cette transformation ascendante, et cela indéfiniment, car un principe immatériel ne cesse jamais de croître en intelligence et en lumière : il n'y a point de terme à son élévation, à sa perfectibilité et à son bonheur.

Cette doctrine de la migration successive des âmes remonte à la plus haute antiquité ; avec des modifications diverses, on la voit se perpétuer dans tous les temps, car elle appartient à ce fonds de sens commun de l'humanité qu'on peut bien défigurer, mais non jamais entièrement altérer. L'échelle mystique de Jacob était sans doute la formule religieuse de ce secret divin, comme la preuve traditionnelle du fait. Qu'était-ce que la métempsycose elle-même? Pas autre chose qu'un fabuleux et poétique aperçu de l'indestructible mobilité de l'être intelligent temporairement uni à la matière organique. Ces grandes et obscures vérités sont toujours anciennes et toujours nouvelles, par la raison qu'elles sont éternelles.

Ajoutons que les progrès de l'astronomie font concevoir les astres que nous pouvons observer comme autant de mondes dispersés dans les espaces célestes. Il y a là une clairvoyance *cosmosophiques* dont les inductions sont aussi nombreuses que positives. D'après les rapports généraux de notre système planétaire, on peut proclamer avec confiance la parfaite *habitabilité*, qu'on nous permette cette expression, de tous ceux de ces globes qui ont passé de l'état de gazéité, puis de fluidité à celui de solidité (1). Herschel prétend même que le soleil est un grand et magnifique monde *baigné dans un océan de lumière.* Est-il maintenant besoin de dire que ces êtres diffèrent de nous autant par leur position sidérale que par l'action des puissances de la nature auxquelles ils sont soumis ? Si Dieu, comme on l'a dit, a mis sur la terre tant de variétés de climat à climat, quelles doivent être celles de planète à planète, d'un monde solaire à un autre ? Mais toute notion, toute perception, toute idée de compréhension nous est interdite à cet égard, puisque l'imagination de l'homme, tout en parcourant l'immensité des possibles, ne peut se dégager des sens et de l'influence organique. Que pouvons-nous connaître, au fond, en dehors de notre évidence relative et des fondements de la certitude humaine ? Un poëte a beau s'écrier :

Habitants inconnus de ces sphères lointaines,
Sentez-vous nos besoins, nos plaisirs et nos peines ?
Connaissez-vous nos arts ? Dieu vous a-t-il donné
Des sens moins imparfaits, un destin moins borné ?
Royaumes étoilés, célestes colonies,
Peut-être enfermez-vous ces esprits, ces génies,
Qui, par tous les degrés de l'échelle du ciel,
Montent, suivant Platon, jusqu'au trône éternel.

(De Fontanes, *Essai sur l'astronomie.*)

(1) Qui ne connaît, à ce sujet, l'ouvrage plus badin et spirituel

Il n'y a point et il n'y aura jamais de réponse positive à de pareilles questions. Si ces habitants ont quelques rapports éloignés d'homogénéité avec nous, ils ont encore bien plus *de ce qui n'est pas de la terre ;* la lumière, le calorique et les lois de l'attraction sont peut-être les seules choses qui nous soient communes et dont l'action est la plus étendue. La lumière est, en effet, de toutes les parties de l'univers, celle qui nous donne l'idée la plus manifeste, comme la plus brillante, de la divinité, quoiqu'elle n'en soit pas même l'ombre ; aussi est-elle réellement un messager rapide qui court de monde en monde, établissant entre eux d'admirables relations. Mais s'il n'est pas possible d'arriver aux honneurs de la démonstration scientifique, qu'on se garde bien de regarder l'opinion d'une immense échelle d'êtres surhumains comme destituée de tout fondement. Avons-nous donc le droit de prendre la limite actuelle de nos facultés pour la limite définitive des *modes de l'être* dans l'univers? Ces intelligences supérieures nous sont connues, en quelque sorte, par le raisonnement, par la déduction logique, par l'analogie, par la connaissance générale des lois de la nature, par celle de progression continue à la perfection qui s'observe même sur notre globe, enfin par

que profond de Fontenelle ? Douze ans après lui, Huyghens traita la question plus sérieusement, il dit positivement : *In planetis esse animantia quæ ratione utuntur*, « qu'il y a dans les planètes des êtres animés qui se servent de la raison. » (*Christiani Hugenii cosmotheoros, sive de terris cœlestibus earumque ornatu conjecturæ, ad Constantium Hugenium fratrem.* Hagæ comitum, 1698.)

la comparaison de ce que nous sommes avec d'autres animaux. La probabilité sur cet objet, ou la conjecture, si l'on veut, est à un degré assez élevé pour qu'elle ne soit pas aussi éloignée de la certitude qu'on le croirait d'abord. D'ailleurs, ne craignons pas de le redire, il sera toujours absurde, illogique, de nier ce qu'on ne comprend pas entièrement ; l'existence ou la non-existence pour nous d'un objet quelconque n'affecte en rien sa possibilité d'être. On ne saurait définir la lumière pour un aveugle-né, pas plus que le son pour un sourd-né : or, nous sommes aveugles et sourds, relativement aux êtres ayant un mode d'existence supérieur au nôtre ; toutefois, nous avons l'intelligence qui en donne l'idée, l'aperçu, le pressentiment et même la nécessité. Or, il n'y a que l'intelligence qui puisse évidemment saisir l'élément intellectuel. Soumettons-nous donc à l'ignorance actuelle, laissons murmurer notre inquiète curiosité, le voile tombera un jour.

Pour revenir à une application directe de ces principes, on peut dire : l'absorption définitive, absolue de l'âme avec le corps dans le grand tout, l'*omne immensum ;* ou bien la survivance de cette âme avec progression ascendante, autrement dit, la mort comme l'éternel repos, ou bien la mort comme un changement d'existence : il n'y a pas de doctrine intermédiaire, le choix est forcé. C'est au vieillard, quand la mesure de temps et de vie qui lui fut accordée touche à son terme, à se décider ; l'heure approche, la mort va lever sa faux. Si ce vieillard a le singulier courage de regarder comme définitive la nuit profonde et éternellement silencieuse du trépas ; eh bien ! soit : c'est estimer sa vie à un prix de bien minime valeur. Si, au contraire, il voit s'ouvrir devant lui les radieuses perspectives d'une vie qui ne doit pas finir, s'il croit à un Dieu qui se révèle à nos sens dans l'étendue infinie, à l'indivisible et immatérielle unité de l'être spirituel, il croit aussi, par cela même, que l'âme doit survivre et se perfectionner indéfiniment. Appuyé sur un principe aussi fortifiant que consolateur, la période extrême de sa vie sera douce et calme ; il éprouvera, avant de mourir, une profonde, une complète sérénité de l'esprit, heureux présage de la paix du ciel et des destinées qui l'attendent.

TROISIÈME PARTIE.

PATHOLOGIE. — LA VIE ANORMALE. — LES MALADIES.

Senectus ipsa morbus est.
(CICÉRON.)

—

CHAPITRE PREMIER.

CONSIDÉRATIONS GÉNÉRALES. — CAUSE PREMIÈRE DES MALADIES DE LA VIEILLESSE.

Encore si la vie, quelque rapide qu'elle soit, s'écoulait sans douleurs, sans maladies, il semble que notre destinée serait moins rigoureuse, mais il n'en est rien; d'une extrémité à l'autre de l'existence, du berceau à la tombe, une foule de maux nous assiégent constamment sous les formes les plus variées, les plus dangereuses. « Jamais l'aurore, jamais la sombre nuit n'ont visité ce globe sans entendre à la fois, et les cris plaintifs de l'enfance au berceau, et les sanglots de la douleur éplorée auprès d'un cercueil (1) ». Mourir est la condition de naître, mais pourquoi souffrir est-il la condition de vivre? La liste des maux qui menacent l'humanité est énorme; il y a un arbre généalogique des *fièvres* dont la famille est effrayante. Le principe fondamental de tant d'infirmités se trouve natu-

(1) Nec nox nulla diem, neque noctem aurora secuta est,
Quæ non audierit mixtos vagitibus ægris
Ploratus, mortis comites et funeris atri.
(LUCRÈCE, *De natura rerum*, lib. II.)

rellement dans la complication de notre organisme et dans son extrême sensibilité. Les zoophytes ont peu de maladies, encore sont-elles presque toujours le résultat de violences accidentelles ; tandis que les animaux supérieurs, et surtout l'homme, se trouvent sujets à des maux plus nombreux à mesure que leur organisation se complique et que l'être physique dépend davantage de l'être moral. Cependant l'homme vit et résiste, notamment quand il est parvenu à l'apogée de son développement ; il y a en lui un fonds d'énergie vitale qui contre-balance avec plus ou moins de succès, et dans une certaine période d'années, l'action plus ou moins morbifique de certains agents modificateurs de l'économie. Mais il n'en est plus de même quand le corps est à son époque de détérioration, quand le principe vital, cette *intelligence* de la chair, diminue de force, d'activité, d'influence, en un mot, quand les lois de déchéance de la vie commencent à s'exécuter. Nous l'avons remarqué, l'organisme n'est jamais stationnaire un seul instant ; à peine est-il parvenu à son summum de perfection qu'il commence à se détériorer. Dans les commencements cette détérioration se fait d'abord lentement, puis le mouvement s'accélère, enfin il se précipite, et les altérations organiques étant aussi profondes que multipliées, on arrive à la caducité qui touche de bien près à l'extinction totale de l'existence, car rien de ce que produit le temps n'échappe aux conditions du temps. Qu'est-ce qu'un vieillard ? sinon un corps sursaturé de matière qui s'éloigne de plus en plus de ce haut point de développement fixé par la nature où toutes les forces, toutes les actions vitales, s'équilibrant mutuellement, produisent, exercent et maintiennent la vie dans toute son énergie et son intégrité. Or, il faut s'attendre que les maladies de toute espèce sont l'inévitable résultat d'une pareille disposition organique. Quand Cicéron dit, *senectus ipsa morbus*, « la vieillesse elle-même est une maladie, » il a raison dans ce sens que l'homme âgé ne jouit plus de la plénitude et des conditions d'aptitude à tous les actes de la vie humaine. Toutefois il ne faut pas donner un sens trop absolu aux expressions du philosophe romain. Il y a beaucoup de vieillards qui ne sont pas malades, mais tous peuvent le devenir à chaque instant et beaucoup plus facilement qu'autrefois. Non, la vieillesse n'est pas par elle-même une maladie, mais elle devient une *prédisposition* formelle à une foule de maladies. Dès que l'homme a contribué, alors qu'il était dans la plénitude de sa force, à la reproduction, et par conséquent à la conservation de l'espèce, la puissance providentielle de la nature semble l'abandonner ; il est, pour ainsi dire, livré à lui-même. Or, bientôt deux choses importantes s'affaiblissent en lui, la *force* et la *forme ;* dès lors les maladies le menacent continuellement. Tout dépend donc de sa faiblesse radicale qui augmente graduellement, du peu de résistance que trouvent dans son organisme les agents modificateurs extérieurs ou intérieurs. Ces mêmes agents qui concouraient jadis à maintenir la vigueur de cet organisme sont maintenant autant d'ennemis contre lesquels il faut combattre avec une continuelle vigilance, tant la nature, jalouse et avare de ce qu'elle a prêté de matière, a hâte de la reprendre. Quand Celse dit : *Infirmitas omnibus morbis patet*, « la faiblesse dispose à toutes les maladies, » il énonce une vérité tout à la fois physiologique et pathologique. La vie est la lutte, le combat qui ne cessent qu'à la mort ; mais, dans la vieillesse, l'être organique, étant peu à peu désarmé, finit par succomber : le malheur est que le dernier terme étant précédé d'attaques ou de maladies diverses, l'homme savoure pour ainsi dire la mort goutte à goutte, souffrance à souffrance.

Ainsi, quand on veut se faire une idée juste des affections pathologiques du vieillard, il ne faut donc jamais perdre de vue son état *physiologique* et ce qui en a été dit précédemment. Contentons-nous de rappeler que la force est toujours identique et proportionnelle à l'organe, que la cause radicale de l'affaiblissement se trouve dans le double mouvement d'assimilation et de décomposition qui a lieu dans l'organisme dès sa formation. Quand l'organisme s'accroît, l'assimilation est en plus et la décomposition en moins, c'est précisément le contraire dans l'âge de retour et successivement ; de là, la diminution, l'amaigrissement du corps dans toutes ses parties, l'état général de faiblesse, d'épuisement, de langueur où l'on arrive, cet affaissement de l'économie dont la marche graduée indique le cours des années. C'est alors qu'on voit ce magnifique organisme, usé, miné, ruiné par le temps, perdant d'année en année, tomber enfin à ce degré d'affaissement désigné sous l'expression aussi vraie qu'énergique de *cachexie sénile.* Ajoutons que ce dépérissement ne se fait pas toujours et à beaucoup près d'une manière égale et régulière. Dès que les affinités vitales vont en décroissant, leurs rapports cessent d'être uniformes; la nutrition n'étant plus la même, l'unité radicale de l'être physique cesse d'exister dans ses lois dernières : alors il se fait des décompositions partielles, des altérations organiques plus ou moins marquées; des parties s'atrophient, d'autres au contraire augmentent de volume ou s'hypertrophient dans des proportions diverses; presque partout on trouve des effets de la faiblesse vitale, soit dans l'ensemble, soit sur chaque organe en particulier.

Il est pourtant digne de remarque que les vieillards, même dans un âge avancé, vivent et se soutiennent encore avec des altérations organiques qui sembleraient d'abord éteindre la vie en peu de temps. Les anatomistes ont remarqué que, quoique nos maladies fussent déjà très nombreuses, cependant lorsqu'on fait attention à la structure compliquée de notre corps, à la sensibilité de certaines parties, à la délicatesse de quelques autres, enfin à l'immense multiplicité des actes vitaux dont le concours est nécessaire pour assurer la santé, on doit être encore plus surpris de la durée de notre existence que de sa brièveté. Mais l'étonnement redouble quand on voit des hommes placés sous le double fardeau de la vieillesse et de la maladie, prolonger de beaucoup leur existence.

On disait de l'abbé de Voisenon, *il a passé quarante ans de sa vie à mourir d'un asthme;* il serait facile de citer à cet égard une multitude d'exemples. On conçoit néanmoins qu'il y a ici quelque chose d'exceptionnel. En effet, lorsque l'harmonie vitale de tant de parties qui y concourent vient à cesser par la faiblesse du ressort principal, on doit s'attendre à un nombre de maladies proportionné à la multitude des organes altérés, c'est-à-dire à presque tous ceux qui composent l'économie. En général, le moindre dérangement déconcerte cette harmonie des fonctions : un peu plus ou un peu moins de sang, un peu plus ou un peu moins de bile, un excès ou une diminution de la sensibilité organique, une simple fibrille nerveuse, déchirée, irritée, un vaisseau de médiocre diamètre brisé, la pression d'un organe, etc., altèrent la santé à des degrés divers. Or, que sera-ce si le principe même de la vie baisse et diminue d'intensité? De là cette foule de maladies qui se manifestent au déclin de la vie chez tous les êtres animés, mais particulièrement chez l'homme, soit à cause de l'extrême complication de son organisme, soit à cause de la perfection même de son intelligence. Rien de plus évident, car rien de plus vulgaire. La jeunesse languissante, souffrante, disparaissant dans sa fleur, offre quelque chose d'étrange, d'effrayant même : on dirait que c'est une injustice de la nature ; mais souffrir paraît si ordinaire, si naturel au vieillard, que personne n'en est surpris. La vieillesse et la maladie semblent deux compagnes inséparables à jamais unies ;

pour qu'il en soit autrement, il faut des conditions si heureuses, si extraordinaires, qu'on regarde presque comme une exception dans l'humanité ceux qui en sont gratifiés. Il faut, d'un côté, une constitution parfaitement équilibrée dans sa force et ses organes, de l'autre vivre avec une sorte d'impassibilité; autrement dit, vivre dans un degré toujours modéré, toujours mesuré de joies, de douleurs, d'affections, de plaisirs, pour donner à la matière vitalisée le temps de parvenir sans secousse à une certaine décomposition. Or, quoi de plus rare! il n'est donné qu'à un très petit nombre de privilégiés d'arriver à des degrés plus ou moins éloignés de ce but idéal, quoique sans jamais l'atteindre. Le plus ordinairement les signes de la destruction, déjà si profondément gravés sur les organes, se manifestent bien davantage encore par les maladies qui surviennent dans la vieillesse. A mesure que l'homme parcourt l'échelle du temps, ces maladies augmentent, se pressent, s'aggravent. Serait-ce donc, comme le dit Malebranche, pour nous avertir *que l'homme est en épreuve dans son corps, et que cette épreuve est dure?*

CHAPITRE II.

CAUSES PARTICULIÈRES DES MALADIES DE LA VIEILLESSE.

On peut donc pòser en principe que le tempérament *physiologique* donne en quelque sorte la raison du tempérament *pathologique*, c'en est du moins une cause prédisposante des plus formelles. Ainsi, sans qu'on puisse déterminer l'essence du principe vital, l'élément *unificateur* de la vie, on peut en constater jusqu'à un certain point l'activité, les variations, les influences par les phénomènes, et surtout par les maladies. Il est évident que cette force, par une cause quelconque, également inconnue, diminuant progressivement d'énergie, l'organisme manque bientôt de force réactive et expansive : tel est, nous l'avons dit, le *substratum* des affections pathologiques ou morbides dans la vieillesse.

Quant aux causes particulières subordonnées à la précédente, elles sont plus saisissables pour la science. Le sang, dans l'âge avancé, n'est plus revivifié au même degré que dans les âges précédents ; surchargé de carbone, il n'a plus cette plasticité, cette richesse de fibrine, de globules, qui lui donnent sa haute puissance nutritive et réparatrice : dès lors toutes les fonctions s'altèrent nécessairement, puisque avec un sang pauvre les organes manquent du degré normal de vitalité qu'ils avaient autrefois. Les altérations radicales de la vie du sang, qui elles-mêmes remontent à celles de la respiration, peuvent donc être regardées comme une des plus puissantes causes des maladies de la vieillesse. Bien qu'on ne puisse déterminer avec rigueur les phases premières de détérioration du sang et des organes, établir, comme en astronomie, un calcul de *perturbations*, attendu que les modifications moléculaires, sanguines et organiques, sont pour nous matériellement inappréciables, on peut néanmoins, en étudiant les changements qu'éprouve le sang, et par conséquent la nutrition, signaler des probabilités assez élevées, par les résultats d'une masse de faits bien observés. Dans le sang se trouvent les racines de la vie, et c'est là aussi que les maladies et la mort sont préparées et déterminées; un sang mal élaboré est un élément pathogénique répandu, dispersé dans la profondeur des organes, et cette cause agit constamment: le sang contient tous les principes de la santé et tous les germes des maladies, sans qu'on soit pour cela partisan du système de l'humorisme. Quand ce fluide est altéré comme dans la vieillesse, on doit certainement y voir une source abondante d'affections pathologiques qui se développent ensuite d'après les prédispositions particulières.

A cette cause il faut en ajouter une autre: c'est que, dans l'économie animale, et particulièrement chez l'homme, toutes les parties forment un ensemble d'actions et de réactions continuelles; chaque organe influe sur l'organe voisin et quelquefois sur des organes éloignés, mais qui ont avec le premier des rapports de sympathie plus ou moins marqués. Aussi quand un organe est malade, il y en a souvent deux, trois, quatre, et même plus, qui le sont avec lui et par lui, indépendamment de l'effet général sur l'économie. Mais si l'unité-multiple, dont l'homme est sur cette terre le type le plus élevé, constitue un système parfait d'organisme, c'est aussi l'origine d'une infinité de maladies. A toutes les époques de la vie, cette solidarité des organes se manifeste dans la santé et dans la maladie ; toutefois, lorsque l'économie est à sa période de décroissance, les sympathies morbides semblent augmenter en nombre et en intensité. La machine, en général, se décompose, mine un organe plus particulièrement qu'un autre, mais celui-ci n'en agit pas moins sur d'autres, et avec d'autant plus de réalité que ces mêmes organes sont déjà affaiblis par la cause principale dont il a été question. Ainsi que le cœur ou ses orifices, ou les valvules qui entourent ces dernières, soient dans un état d'ossification, des oppressions, des difficultés de respirer, des engorgements aux viscères, des hydropisies, etc., ne tardent guère à se manifester. Si la sécrétion de l'urine ne se fait pas d'une manière régulière, ou que ce fluide soit altéré dans ses éléments constitutifs, ce qui arrive souvent dans la vieillesse, beaucoup de maladies se déclarent inévitablement dans l'appareil entier des voies urinaires, dans celui des organes de la génération qui en est si voisin, si lié sympathiquement ; bientôt même il se fait une réaction générale sur l'économie dont l'issue est presque toujours funeste. Il en est de même des affections de poitrine : la pneumonie ou fluxion de poitrine est toujours une maladie très grave par elle-même, mais elle le devient bien davantage encore dans la vieillesse, soit par elle-même, soit par les accidents ultérieurs qu'elle détermine. Le savant et spirituel Gui-Patin écrit à son ami Falconet : « M. Bouvard, premier médecin du roi Louis XIII, est malade d'une fièvre continue, d'une fluxion sur la poitrine, et de quatre-vingt-trois ans (1). » Cette dernière circonstance, relatée à dessein, est en effet des plus importantes dans cette maladie ; on peut en dire autant d'une foule d'autres affections pathologiques, notamment de celles du cerveau et des centres nerveux. Rien de mieux démontré, tout en se renfermant dans le cercle étroit de l'observation directe des faits et de leurs conséquences les plus immédiates.

Outre les causes dont il vient d'être parlé et qui tiennent aux lois mêmes de la vie, on peut ajouter celles qui viennent du dehors ; elles sont d'autant plus redoutables que l'homme se trouve au déclin de la vie. Une infinité d'agents destructeurs semblent, en effet, conspirer contre son existence. Tels sont les températures extrêmes, les intempéries des saisons et surtout leurs brusques variations, des aliments peu ou trop nourrissants, pris en trop grande ou en trop petite quantité, des vêtements peu conformes à la température, etc. D'une part, l'excès d'abondance, des soins minutieux, trop recherchés, des plaisirs énervants, une sensibilité nerveuse excessive ; de l'autre, la misère, la malpropreté, une nourriture insuffisante ou malsaine, un air impur, une habitation humide, obscure, insalubre, altérant profondément et rapidement toute l'organisation déjà frappée de dé-

(1) T. III, p. 76 de notre édition des *Lettres de Gui-Patin*. Paris, 1846.

chéance, jeté par le temps en présence d'une nature tout à la fois mère et marâtre, le vieillard, dont la susceptibilité morbide est très grande, en raison de sa faiblesse, se défend à peine contre tant de causes de destruction. Aussi les maladies se multiplient-elles pour lui d'une manière indéfinie; à chaque instant sa vie, sa santé, son bien-être, sont exposés à des attaques subites et réitérées ; c'est une lutte de chaque année, de chaque jour. Ce qu'il bravait, ce qu'il faisait autrefois impunément, avec pleine sécurité, maintenant lui est défendu; comme presque tout lui est ennemi, il doit sans cesse s'entourer de soins, s'armer de précautions, calculer, prévoir, enfin tout doit être dans une certaine mesure de réserve et de prudence au delà de laquelle se trouvent presque infailliblement la maladie et la mort, sa redoutable alliée.

CHAPITRE III.

PRINCIPALES MALADIES DE LA VIEILLESSE.

Voyons maintenant ces causes en action et les tristes résultats qu'elles amènent; déroulons avec courage ce lugubre tableau. L'état physiologique et pathologique de la vieillesse étant donné, on va voir que les maladies particulières à cet âge en sont les conséquences immédiates. Pour les exposer avec méthode, il convient par cela même d'adopter l'ordre qui a été suivi dans la première partie de ce travail, la partie physiologique.

Les voies digestives. — En raison de la perte des dents, de l'atrophie des glandes salivaires, de la faiblesse, de l'amincissement des plans musculaires de l'estomac et des intestins, les digestions sont, en général, longues et difficiles. Tantôt on observe des diarrhées ou des constipations habituelles; d'autres fois, ce sont des engorgements du foie, des calculs biliaires, des vomissements de sang, un squirrhe au pylore, des ulcérations cancéreuses. La circulation du sang veineux abdominal étant lente, pénible, il se forme des engorgements viscéraux, des congestions sanguines, et, par suite, des hémorrhoïdes, dont le nombre, le volume, l'irritation, etc., varient dans des proportions infinies. L'inflammation chronique de la muqueuse intestinale et surtout du gros intestin semble aussi particulière aux vieillards: de là un malaise indéfinissable dans l'abdomen, des constipations opiniâtres, et parfois, en raison d'une prédisposition spéciale, des engorgements squirrheux et cancéreux.

Appareil urinaire. — Cet appareil, surtout chez l'homme, éprouve de bonne heure de nombreuses altérations qui ne font que s'aggraver avec l'âge; il n'en est peut-être pas qui changent plus rapidement la vieillesse en décrépitude: les reins sécrètent peu ou mal les urines; la vessie étant moins extensible, plus irritable, on éprouve de fréquentes envies d'uriner, quelquefois avec ardeur et difficulté, ce qui constitue la dysurie. L'engorgement de la prostate, les varices de la vessie, le catarrhe aigu ou chronique de cet organe, sa paralysie à tous les degrés, déterminant tantôt la suppression de l'urine, tantôt son incontinence, s'observent souvent. D'un autre côté, par une disposition particulière, les urines charrient des graviers qui, partant des reins, glissent plus ou moins facilement jusque dans la vessie ; or, comme ce viscère manque d'énergie expulsive, quelques uns de ces graviers sont souvent le germe de calculs d'une nature, d'une force et d'un volume très variés.

La mollesse et la flaccidité des parois du ventre, leur défaut de résistance, expliquent encore la fréquence des hernies abdominales et autres, la chute du fondement, l'énorme ampliation, dans certains cas, de la vessie et du rectum, enfin, chez les femmes âgées, le collapsus et la descente de la matrice, surtout après des couches répétées et laborieuses.

Appareil de la circulation. — De graves maladies, suite d'altérations organiques, se remarquent dans cet appareil. C'est ainsi qu'on peut signaler les anévrismes du cœur et des gros vaisseaux, les ossifications des valvules, des orifices du cœur et de l'aorte, des stases de sang veineux, des congestions sanguines dans plusieurs organes, de là des vomissements de sang, des hématuries, des flux de sang abdominaux, etc.

L'état de pléthore a lieu aussi chez plusieurs vieillards qui ont conservé une certaine activité de l'estomac, état doublement dangereux, et par l'abondance du sang et par sa qualité. Ce liquide, dans la jeunesse, est plus animé, plus calorifié, plus spiritueux que dans l'âge avancé, c'est-à-dire que le sang artériel est prédominant. Dans la vieillesse, au contraire, c'est le sang noir ou veineux qui l'emporte, et sa qualité comme sa quantité le rendent nuisible, d'autant plus que l'équilibre dans l'économie ne peut se rétablir comme dans les âges précédents par l'exercice répété, par la transpiration, etc. D'ailleurs, dans cette pléthore factice, pour ainsi dire, les os, les muscles, une foule d'autres organes ne gagnent rien, mais seulement la graisse, le tissu adipeux; de là souvent une obésité excessive et maladive.

Chez les vieillards, on observe encore des obstacles à la circulation soit dans le cerveau, soit dans les principaux viscères abdominaux, soit enfin dans le système circulatoire lui-même. Une pareille disposition détermine nécessairement une foule de maladies, et notamment des collections séreuses ou hydropisies, affections d'autant plus graves elles-mêmes que, par suite des effets de l'âge, l'activité sécrétoire des reins est faible et celle de la peau presque nulle.

Appareil respiratoire. — La faiblesse et la déformation du thorax, l'inertie graduée des poumons, l'étendue augmentée des bronches et des cellules pulmonaires déterminent dans cet important appareil, point de départ de la vieillesse, de graves et nombreuses maladies. Il n'est plus donné au vieillard de respirer à *pleine poitrine.* Le principe de ces maladies tient évidemment au défaut de revivification complète du sang, par l'absorption et l'assimilation imparfaites de l'oxygène atmosphérique. Les phlegmasies des voies aériennes sont si fréquentes chez les vieillards qu'elles constituent chez eux comme un état ordinaire, qui complique souvent toutes les autres maladies : *la toux ronge-poumon*, comme l'a dit un vieux poëte, se manifeste à chaque instant. Les inflammations de la plèvre, celles du parenchyme pulmonaire, ou fluxions de poitrine à tous les degrés, le catarrhe aigu ou chronique dans toutes ses variétés, l'abondance excessive des crachats, peuvent être rangés dans cette catégorie; à quoi il faut ajouter l'asthme essentiel ou nerveux, l'asthme consécutif à une lésion du cœur ou des gros vaisseaux, l'angine de poitrine, la dyspnée, ou difficulté de respirer sans cause appréciable ou clairement démontrée.

L'affaiblissement sénile de l'activité circulatoire se manifeste surtout dans les vaisseaux du poumon, de là les congestions, les engouements passifs, les œdèmes de cet organe, si fréquents dans l'âge avancé. Ces stases sanguines deviennent souvent la cause de phlegmasies chroniques, favorisées surtout par l'hypertrophie, ou anévrisme du cœur. Comme les sympathies morbides augmentent dans la vieillesse, la bronchite catarrhale habituelle se complique ordinairement, à cause de la fréquence de la toux, de l'amincissement des parois cellulaires, d'emphysème pulmonaire, disposition qui, à son tour, provoque les quintes de toux, favorise l'oppression, ébranle le cœur, porte le sang à la tête, etc. Ces accidents de catarrhe chronique, toujours fréquents dans l'âge avancé, sont d'autant plus redoutables qu'ils passent à l'état aigu pour les plus petites causes extérieures, notamment par les effets de la température. Enfin les stases ou congestions sanguines pulmonaires sont parfois si subites, si étendues, que le malade est frappé d'une suffocation mortelle : c'est ce qu'on nomme *apoplexie pulmonaire*, maladie dont moururent deux hommes célèbres, le marquis de Louvois et Molière.

Le cerveau et les centres nerveux. — Dans la vieillesse même peu avancée, le cerveau s'altère dans ses conditions normales. La trame organique cérébrale perd souvent sa force de cohésion ; elle se ramollit, se déchire, se modifie plus ou moins profondément sur un ou plusieurs points, de là des tremblements, des paralysies partielles, des difficultés de locomotion selon le siége de l'altération. D'ailleurs la circulation se fait péniblement dans cet organe en raison de la pléthore veineuse, condition première des hémorrhagies et d'un état congestionnel plus ou moins prononcé. Les inflammations partielles, les assoupissements, les vertiges, les pesanteurs de tête opiniâtres ont la même origine. L'*apoplexie*, cette épée de Damoclès suspendue sur la tête des vieillards, notamment quand ils sont replets et sanguins, tient aux causes précédentes. Quand elle n'est pas foudroyante, l'hémiplégie ou d'autres paralysies en sont la suite inévitable. Et, chose remarquable, d'un côté, la nature travaille à détruire le caillot apoplectique avec un art infini ; de l'autre, elle soulève à chaque instant une masse de sang qui écrase l'organe et tue l'individu. Quelquefois le cerveau s'affaiblit graduellement dans sa totalité et l'intelligence également, origine de l'incohérence et de la faiblesse des idées, des absences du sens intime, du radotage, enfin de l'état d'aberration mentale caractérisée sous le nom de *démence sénile.*

La moelle épinière éprouvant aussi de graves altérations dans la vieillesse, quoique assez obscures, la faiblesse des extrémités inférieures, les tremblements, un sentiment de fourmillement, et même la paraplégie ou paralysie de ces parties ainsi que celle de la vessie, en sont les résultats inévitables.

Organes des sens. — Tous s'affaiblissent et s'émoussent par l'âge ; ceux qui s'altèrent le plus fréquemment, et les plus importants malheureusement, sont la *vue* et l'*ouïe.* Relativement à la première, on remarque principalement les ophthalmies chroniques, la cataracte, l'amaurose ou goutte sereine, à tous les degrés, l'affaiblissement graduel de la vue, le glaucome et une foule d'affections de l'action visuelle et qui ont à peine un nom dans le cadre pathologique.

Rien de plus commun dans la vieillesse, que la dureté de l'ouïe, et même la surdité complète. Les tintements, les bourdonnements d'oreilles, sont également fréquents, ainsi qu'une grande difficulté d'entendre distinctement les sons et les paroles sans causes bien appréciables.

Organes de la locomotion. — Les os chez le vieillard, saturés de phosphate calcaire, se fracturent d'ailleurs d'autant plus facilement, surtout les os longs, qu'il y a amincissement de leurs parois intérieures. La consolidation de ces fractures est toujours tardive en raison de la diminution de la force plastique vitale. Par les progrès de l'âge, le squelette du vieillard se courbe, se déforme, il y a soudure de beaucoup de vertèbres, ainsi que des petites articulations.

La puissance musculaire est faible; on observe souvent des contractures, des tremblements des membres et souvent la roideur des grandes articulations. Le rhumatisme à tous les degrés, la goutte asthénique ou faible se remarquent fréquemment: nous disons la goutte asthénique, car la goutte violente, inflammatoire, réactive sur l'économie, appartient aux âges précédents, seulement elle se continue chez le vieillard. Passé soixante ans, il est même très rare que cette maladie se manifeste pour la première fois (1).

Organe cutané. — La peau chez le vieillard est froide, sèche, peu perspirable ; de là plusieurs affections pathologiques, comme les *dartres*, ordinairement très rebelles, le *prurigo* sénile , une susceptibilité marquée pour les influences atmosphériques par le défaut de réaction vitale calorifiante; enfin le danger des fièvres éruptives, comme la variole, la rougeole, la miliaire et même l'érysipèle, quand ces maladies se manifestent.

Organes de la génération. — Dans l'homme, ces

(1) C'est une vérité que j'ai cherché à démontrer dans l'ouvrage suivant : *Guide pratique des goutteux et des rhumatisants*, etc., 1 vol. in-8.

organes s'atrophient assez promptement. Leurs maladies les plus ordinaires sont l'engorgement squirrheux du testicule, sa dégénérescence carcinomateuse, le varicocèle, l'hydrocèle, l'engorgement des bourses, l'inflammation du pénis, de l'urètre, soit spontanée, soit déterminée par les urines, par des graviers, et même par d'anciens rétrécissements des parois de ce canal.

Chez les femmes, les maladies des organes de la génération sont singulièrement multipliées par suite des années. Quelquefois l'âge critique, c'est-à-dire celui de la suppression des menstrues, se passe sans accident, c'est un heureux privilége pour celles qui l'obtiennent de la nature. Souvent, au contraire, l'époque dont il s'agit est le point de départ d'une foule de maladies qu'on remarque dans la vieillesse des femmes, comme des pertes sanguines plus ou moins répétées, les engorgements, les hydropisies des ovaires, des prolapsus utérins, des polypes de la matrice, l'engorgement, le squirrhe, l'ulcération ou le cancer du col de cet organe, des flux leucorrhéiques, enfin une multitude d'affections morbides plus ou moins graves, dépendant presque toujours d'une inflammation chronique de la muqueuse de ces organes, phlegmasies méconnues, traitées peu méthodiquement ou qu'on n'a pu guérir.

Maladies générales. — A quelques exceptions près et dont nous parlerons dans un instant, les vieillards peuvent être atteints par toutes les fièvres qu'ont les autres âges, soit continues, soit intermittentes, bien que les résultats ne soient pas les mêmes, en raison de la faiblesse radicale de l'économie et des éléments constitutifs du sang.

Les phlegmasies ou inflammations ne sont pas rares dans la vieillesse, surtout dans les organes de la vie intérieure. Mais en général elles ont un caractère passif; moins violentes, moins aiguës, elles prennent très facilement une marche chronique.

Les *hémorrhagies* qu'on désigne sous le nom de passives, sont les plus fréquentes dans la vieillesse, comme l'hématémèse ou vomissement de sang, l'hématurie ou pissement de sang, le flux hémorrhoïdal, etc. Cette disposition tient à ce que la balance circulatoire n'est plus la même que dans la jeunesse, la proportion du sang veineux l'emportant de beaucoup sur celle du sang artériel.

Les dégénérescences. — Rien de plus commun chez les vieillards que des tumeurs d'un caractère insolite, des dégénérescences de tissus, des squirrhes qui passent à l'état carcinomateux, non seulement aux parties extérieures, mais aux organes que renferment le crâne, le thorax ou l'abdomen. D'autres fois ce sont des ulcérations, des gangrènes, par causes internes, par l'altération profonde du sang, par l'oblitération de certains vaisseaux, c'est ce qu'on désigne sous le nom de *gangrène sénile*, maladie dont mourut Louis XIV et qui était alors très peu connue.

Enfin, soit par une débilité naturelle de constitution, soit par des altérations organiques cachées, on voit quelques vieillards s'affaiblir de plus en plus, perdre graduellement leurs forces et tomber d'assez bonne heure dans la *cachexie sénile*, qui n'est ordinairement que le dernier terme de la détérioration progressive des fonctions organiques.

Tel est l'exposé des maladies principales qui attaquent les vieillards par suite du décroissement de l'énergie vitale d'une part, et de l'autre par l'altération du sang. Elles sont graves, nombreuses, fréquentes, quelques unes très douloureuses, et toutes menacent d'éteindre plus ou moins rapidement le foyer de vie qui anime encore l'économie. Cet état de souffrance, d'alanguissement, qui ne fait que s'accroître, doit contribuer à adoucir et dans quelques cas à faire désirer le dernier terme de l'existence. A quoi bon, en effet, cette même vie, quand elle est dans un état pathologique ou morbide, toujours limitrophe entre la vie et la mort? Madame du Deffand, qui éprouva longtemps cette fâcheuse disposition avant de succomber, avait donc raison d'écrire à Horace Walpole : « *Je pourrais faire des observations sur l'état de la vieillesse, les dédier aux sexagénaires ; elles leur feraient passer l'envie de devenir octogénaires.* » Et pourtant cela n'est pas certain.

CHAPITRE IV.

COMPENSATIONS.

Quelque triste que soit le tableau précédent, il n'en est pas moins l'expression d'une vérité incontestable. Toutefois, en cherchant bien, on trouve quelques compensations qu'il faut nécessairement se hâter de signaler. Il est vrai que c'est au déclin de l'âge viril que commence à se développer cette longue série d'infirmités, plus nombreuses dans la race humaine que dans aucune autre, et qui, dans l'ordre physique, balancent presque ses perfections ; mais il ne l'est pas moins aussi que par une sorte de privilége de la vieillesse, il est des maladies qui n'attaquent jamais ou que très rarement les personnes âgées. Parmi ces maladies, on peut ranger les phlegmasies très aiguës. On regarde la fibrine comme la substance la plus animalisée, c'est-à-dire celle qui possède au plus haut degré les propriétés qui caractérisent la matière animale. Or cette substance est en moins dans le sang du vieillard, et par conséquent le prédispose peu à ces inflammations violentes, si fréquentes dans le jeune âge et à l'époque de la virilité.

Ainsi l'inflammation des méninges connue sous le nom de *fièvre cérébrale* chez les enfants et même chez les jeunes gens, les hydropisies du cerveau qui en sont la suite, ne s'observent jamais chez les vieillards.

Parmi les fièvres graves dont ils sont exempts ou qu'on ne voit chez eux que par exception, on peut citer la *fièvre typhoïde*, si fatale à une foule d'enfants, de jeunes personnes de l'un et de l'autre sexe.

Les fièvres éruptives comme la variole, la rougeole, la scarlatine, la miliaire et autres inflammations aiguës de la peau, sont communément très rares dans la vieillesse, et des cas exceptionnels n'infirment pas une règle générale.

Les esquinancies, les inflammations d'amygdales, le croup ne se voient que très rarement dans la vieillesse.

Si certaines maladies de poitrine sont fréquentes et graves à l'âge avancé, il en est d'autres qu'on n'y observe peut-être jamais, comme les hémoptysies ou crachements de sang, la coqueluche et surtout la *phthisie tuberculeuse*, maladie implacable qui fait tant de ravages dans l'enfance et surtout dans la jeunesse. En général, le cancer est commun au déclin de la vie, mais le tubercule, autre espèce de dégénérescence, y est très rare, compensation qui ne laisse pas que d'avoir des avantages marqués.

Les affections vermineuses, sans en excepter le *tœnia* ou ver solitaire, les convulsions, les scrofules, les abcès froids, la coxalgie, le ramollissement et la carie des os par suite du rachitisme ne s'observent pas non plus dans la vieillesse.

Le rhumatisme a très souvent lieu à cette époque de la vie, mais cette forme si connue sous le nom de *rhumatisme articulaire* y est très rare, et c'est la plus douloureuse.

La monomanie furieuse, les névroses aiguës, les spasmes, les contractions violentes des membres, la danse de Saint-Guy, etc., sont également des maladies étrangères aux vieillards. On en voit quelquefois les résultats plus tard, lorsqu'on en a éprouvé des atteintes dans les âges précédents, mais elles ne surviennent jamais spontanément quand l'organisme est à son déclin d'action. Il en est de même de l'hypochondrie, de l'hystérie et même de la goutte. Quand ces maladies existent, nous l'avons fait remarquer, elles sont la suite d'attaques bien antérieures ; c'est une sorte d'hérédité pathologique transmise par les âges qui ont précédé.

Il est aussi d'observation que si les vieillards succombent promptement aux effets des maladies contagieuses et épidémiques, comme la peste, la fièvre jaune, le choléra-morbus, ils en sont atteints plus difficilement que les personnes moins avancées en âge, soit à cause des conditions physiologiques de la peau, sait à cause de l'activité diminuée du système nerveux. Enfin si les maladies chroniques sont plus nombreuses dans la vieillesse que dans les périodes de vigueur de l'existence, il est démontré aussi qu'elles ont rarement le même danger immédiat, que souvent même elles se prolongent en ne déterminant que très tard des accidents graves.

Sans exagération d'optimisme, on peut donc assurer que le *maximum* de la cause de beaucoup de maladies se trouve chez les enfants et les jeunes gens, et le *minimum* chez les vieillards ; que ces compensations rendent la vie moins douloureuse, moins maladive dans la vieillesse, surtout dans sa première période. Cette vérité, d'ailleurs frappante, remonte aux époques les plus reculées de l'art ; elle n'a point échappé à Hippocrate. « Les vieillards, dit-il, sont *ordinairement* moins maladifs que les jeunes gens ;

mais les affections chroniques qu'ils contractent, les accompagnent le plus souvent jusqu'au tombeau (1). » La sentence d'Hippocrate ne doit cependant pas être prise dans un sens absolu, puisqu'elle énonce que les vieillards sont, *pour l'ordinaire*, moins souvent malades que les jeunes gens, chez qui la vigueur vitale, l'orgasme des humeurs ou les turgescences sanguines, bilieuses, etc., sont plus fréquentes. Il est vrai que la première vieillesse jouit d'une bonne santé, mais il n'en est plus de même à mesure que l'on avance vers la décrépitude. A ce dernier terme de la vie, de nombreuses infirmités surviennent et persistent. Aussi c'est de cet âge avancé qu'Hippocrate entendait parler lorsqu'il a dit : *Morbosissimi senes, et his vicini*, etc. (*De diæta*, lib. I, p. 101.) Toujours est-il que quand la vie a été sobre et sage, la vieillesse a bien rarement des infirmités douloureuses, et l'inévitable faiblesse physique qui l'accompagne n'est pas sans quelques charmes : elle rend le repos si doux !

CHAPITRE V.

CARACTÈRE ET MARCHE DES MALADIES DANS LA VIEILLESSE.

On a défini depuis longtemps la maladie, *un effort* de la nature pour repousser toute cause nuisible à

(1) *Senes* UT PLURIMUM, *quidem juvenibus minus ægrotant ; quicumque vero ipsis morbi fiunt diuturni, plerumque commoriuntur.* (*Aph.*, sect. II, 39.)

l'économie, définition qui ne manque ni de justesse ni de vérité. On conçoit dès lors que quand la nature affaiblie, opprimée par elle-même, manque de force et d'énergie comme dans la vieillesse, cet effort se réduit à bien peu de chose. Aussi à parler en général, à cette époque de la vie, les maladies sont assez caractérisées par la succession lente de leur développement, de leur marche, de leurs symptômes, notamment quand elles dépendent, ce qui a lieu le plus souvent, d'altérations organiques plus ou moins graves et profondes. Quand un homme avancé en âge succombe assez rapidement dans une maladie, on peut être assuré d'avance que cette maladie remontait à une époque très éloignée mais impossible à désigner. En général, le temps nous dupe, la maladie s'ourdit en silence dans la profondeur d'un ou de plusieurs organes; très souvent il est impossible de reconnaître où la santé finit, où la maladie commence. Il y a mille nuances qui nous échappent, et l'on peut dire, surtout au déclin de l'âge, qu'une maladie grave est le dernier terme ou l'extrême du désordre, dont le point de départ est très éloigné. Les affections pathologiques ont alors un caractère marqué d'asthénie ou de faiblesse. Il en est de l'homme dans la vieillesse, de ses maladies, comme de celles de ses plaisirs, elles sont moins ardentes, moins violentes que celles de la jeunesse. Pour être lentes, toutes ne sont pas cependant sans vives douleurs, on en voit, au contraire, qui présentent ce cruel phénomène, et parmi ces dernières on peut certainement compter la plupart de celles des voies urinaires, soit graviers, soit calculs, ou toute autre affection de cet appareil. Montaigne en fit la rude expérience une partie de sa vie, à cause de sa gravelle, maladie qui ne fut pourtant pas la cause de sa mort. « L'opiniâtreté de mes pierres, dit-il, spécialement en la verge, m'a parfois jecté une longue suppression d'urines, de trois, de quatre jours, et si avant en la mort, que c'eust esté folie d'espérer de l'éviter, voyre désirer, veu les cruels effets que cest état apporte. Oh ! que ce bon empereur (Tibère) qui faisoit lier la verge à ses criminels pour les faire mourir à faute de pisser estoit grand maistre en la science de bourrellerie (liv. III, ch. 4). » Heureusement qu'il n'en est pas toujours ainsi dans les maladies de l'âge avancé.

Toujours est-il néanmoins que les symptômes de réaction, si énergiques dans les âges précédents, surtout dans la jeunesse, ne se manifestent qu'à un faible degré chez les vieillards, et il est facile d'en trouver l'explication. Aussi les solutions des maladies sont-elles tardives, les terminaisons lentes, pénibles, incertaines. Ce qu'on appelle les *crises* n'a pas lieu, ou du moins ne se manifeste que d'une manière imparfaite, surtout par les *sueurs*, ce qui s'explique par l'état de faiblesse du système cutané ; les mouvements organiques sont constamment au-dessous du but à atteindre, malgré les ressources de l'art, et très souvent les maladies restent incomplétement *jugées*, selon l'expression d'Hippocrate. Le docteur Michel Levy ne manque pas d'en faire la remarque dans son excellent traité d'hygiène : « La force de résistance, dit-il, va diminuant avec les années ; aussi le nombre des jours de maladie par année augmente-t-il avec l'âge. C'est ce qui résulte de la statistique dressée par *une commission des associations charitables* d'Écosse ; la durée moyenne des maladies s'y trouve exprimée dans les proportions suivantes :

« A l'âge de 20 ans, 4 jours de maladie ; 30 ans, de plus de 4 jours ; 40 ans, de 5 à 6 jours ; 45 ans, de 7 jours ; 50 ans, de 9 à 10 jours ; 55 ans, de 9 à 13 jours ; 60 ans, de 16 jours ; 65 ans, de 30 à 31 jours ; 70 ans, de 73 à 74 jours (1). »

On a remarqué que quand la réaction fébrile a lieu chez les enfants, elle est presque toujours accompagnée d'accidents nerveux, disposition qui se continue dans la jeunesse et même dans la force de l'âge, surtout chez certains sujets. Dans la vieillesse, de pareils accidents ne s'observent jamais. S'il y a du délire, il est presque toujours calme, se rapprochant même plus ou moins du *carus* ou de l'assoupissement. D'ailleurs, les phénomènes réactionnels, à cause de leur intensité, de leur violence même dans les âges précédents, ont un grand retentissement dans l'économie entière ; une maladie locale même légère suffit quelquefois pour provoquer des mouvements fébriles. Il n'en est pas de même chez le vieillard : il faut que l'atteinte soit vive et profonde pour déterminer une excitation générale, encore cet état conserve-t-il un caractère

(1) *Traité d'hygiène publique et privée.* Paris, 1850, t. I, p. 282.

particulier de concentration, d'accablement et de prostration. La petitesse du pouls, la faiblesse et l'imperfection des mouvements respiratoires, la difficulté de se mouvoir, la lenteur et l'embarras des facultés intellectuelles, ne dénotent que trop l'affaissement radical des forces organiques. Il ne faut pas cependant regarder ces principes comme trop absolus ; cet état de faiblesse offre en effet des nuances très variées, suivant les divers individus, ce qui doit mettre le médecin en garde quand il s'agit du pronostic. Quelquefois, jugeant par l'ensemble des apparences, on pourrait croire le terme funeste encore éloigné et le malade meurt très prochainement ; d'autres fois, et lorsque tout paraît désespéré, la nature se ranime insensiblement et marche vers une guérison plus ou moins rapide. Cela tient à une sorte de *ténacité de vie* remarquable dans certains hommes, et qui n'existe pas chez d'autres bien qu'ils paraissent plus robustes.

D'ailleurs, pour bien comprendre la marche des maladies dans l'âge avancé, il ne faut jamais perdre de vue les conditions physiologiques, l'actualité morbide étant toujours subordonnée à la prédisposition constitutionnelle. En voici un exemple : Pourquoi la pneumonie ou fluxion de poitrine est-elle si grave dans la vieillesse? C'est que la respiration est rapidement gênée, oppressée par la faiblesse des mouvements thoraciques, par l'engouement muqueux des bronches, par l'étendue de la congestion sanguine ; par la difficulté de sa résolution, par la diminution du nombre et l'agrandissement des cellules pulmonaires, ce qui rétrécit d'autant plus l'aire de la respiration. De cette difficulté de respirer produite par les causes précédentes naissent des quintes de toux plus fortes, plus répétées, plus pressantes, une agitation plus grande, un plus grand abaissement des forces et même une sorte d'*asphyxie* rapidement mortelle. La plupart de ces phénomènes sont observables dans les bronchites ou catarrhes des vieillards, quoique dans de moindres proportions. Nous devons également remarquer que la percussion de la poitrine donne en général, chez les vieillards, un son plus clair que chez les adultes; on attribue, non sans raison, cette disposition à la diminution des parties musculeuses, à la dilatation augmentée des conduits aérifères, ainsi qu'à celles des cellules pulmonaires.

On ne doit pas non plus perdre de vue que, dans les fièvres ou les maladies des vieillards, le pouls paraît toujours dur au toucher; on se tromperait étrangement si l'on attribuait ce symptôme à la pléthore et à l'inflammation; on sait qu'il est constamment le résultat de l'état calcaire et osseux des parois de l'artère radiale, disposition commune à toutes les artères.

Mais ce qui démontre avec une pleine évidence le peu d'énergie vitale dans les maladies de la vieillesse, c'est la lenteur, les difficultés de la convalescence; toujours les forces restent en arrière, la maladie même n'existant plus. Dans la jeunesse, les maladies peuvent être violentes, éminemment dangereuses, mais une fois que la nature et l'art ont triomphé, en général, la convalescence est rapide et l'équilibre des forces ne tarde pas à se rétablir. Que les choses se passent différemment dans la vieillesse, même peu avancée! Il faut dans toutes les convalescences, comme je l'ai dit ailleurs (1), *refaire* du sang pour *refaire* des forces; mais c'est là le point difficile, car le vieillard, accablé par la maladie précédente, a les organes digestifs tellement débiles qu'il ne mange et ne digère qu'avec répugnance; d'ailleurs, la force tonique et fibrillaire de l'estomac, en qui réside le principe essentiellement digérant, se trouve à peu près anéantie, et ne reprend jamais, ou du moins bien rarement, sa plénitude d'action. Aussi remarque-t-on longtemps, lors de la convalescence des vieillards, des dégoûts, des pesanteurs d'estomac, des flatuosités incommodes et répétées. En supposant même qu'il n'y ait pas de rechute, une suite de laborieuses digestions imprime toujours à l'économie un cachet de faiblesse, d'alanguissement tout particulier. La *cacochylie*, selon l'ancienne et très juste expression, autrement dit, la mauvaise élaboration du chyle, ne répare ni le sang, ni les forces, ni l'énergie organique. Qu'on ne s'étonne donc plus de voir, après une maladie un peu grave, tant de vieillards languir, se traîner péniblement jusqu'au terme prochain de leur existence.

Les assertions qui précèdent, fondées sur une expérience constante et journalière, prouvent combien,

(1) Voyez *Études de l'homme dans l'état de santé et dans l'état de maladie*, Paris, 1845, t. I, p. 193; *Principe général et inductions pratiques relatives à la convalescence*, etc.

en général le pronostic doit être grave dans les maladies aiguës des vieillards. Bien plus, quand la réaction est forte, ce qui indique un violent, un suprême effort de la nature, peut-être doit-on craindre davantage le résultat, car ce même effort n'a lieu qu'aux dépens des forces plus radicales de l'économie, et leur source est loin d'être inépuisable, surtout quand le malade est d'un âge avancé. Il est cependant des personnes âgées, qui contre toute attente résistent à des maladies graves et se rétablissent. Tel vieillard vigoureux, dès longtemps exercé à braver le mal, se relève parfois assez facilement. Une maladie est même chez ces privilégiés de la nature une sorte d'accroissement de l'existence ; ils ont fait, comme on dit vulgairement un *renouvellement de bail* avec la vie. En effet, la mort semble ordinairement attendre plus patiemment ceux-là que les autres. Dans de pareilles circonstances, eux-mêmes sont étonnés de recouvrer une certaine vigueur ; on sait qu'un vieillard de quatre-vingt-cinq ans s'étant rétabli d'une maladie très grave, dit en souriant : *En vérité, ce n'était pas la peine de me rhabiller.*

Mais si le pronostic doit être porté avec beaucoup de réserve dans les maladies aiguës des vieillards, il ne faut pas toujours lui donner ce caractère dans les maladies chroniques, nouvelle preuve que la vie soit régulière, soit anormale, ne peut être renfermée dans des formules précises et rigoureuses. Nous avons, en effet, déjà fait la remarque que beaucoup de vieillards supportent des maladies chroniques sans que la vie soit chez eux immédiatement menacée. On en voit qui sont atteints d'affections au cœur, au foie, à la vessie et même de dégénérescences cancéreuses, n'en prolongent pas moins longtemps leur carrière. Ayant pour ainsi dire fait la part de la maladie, habitués à traîner le poids de leur existence suspendue par un fil sur un abîme, ils vivent contre toute probabilité, toute prévision possible. Ces différences proviennent sans doute, des modifications diverses de l'économie et de la *résistance à la destruction*, plus ou moins grande, que présentent les individus de la race humaine. Malheureusement ces importantes différences sont pour nous tout à fait inappréciables, elles tiennent au type physiologique primordial de l'individu qu'on ne peut reconnaître que par les circonstances, par les phénomènes, en un mot par l'expérience.

CHAPITRE VI.

PRINCIPES GÉNÉRAUX DE TRAITEMENT DANS LES MALADIES DE L'AGE AVANCÉ. — LE MÉDECIN DU VIEILLARD.

Medicus curat, natura sanat: oui, sans doute, le médecin donne ses soins et c'est la nature qui guérit, rien n'est plus vrai, mais aussi rien ne prouve mieux combien l'art a peu de ressources à l'arrière-saison de la vie, puisque la nature ne seconde que bien faiblement ses efforts; qu'on se garde néanmoins de rendre ce principe trop absolu et de tomber dans un scepticisme décourageant.

La profonde étude de la physiologie de la vieillesse, la nature et la marche de ses maladies, leur caractère pour ainsi dire spécial, montrent clairement la conduite à tenir dans le traitement de ces maladies. Les indications, *ingenia morborum*, comme on disait autrefois, sont dès lors évidentes, et le praticien judicieux peut les apprécier, en tirer d'utiles conclusions. Quelle est donc leur base principale? C'est de ménager les forces, c'est de ne pas s'en laisser imposer par un certain appareil de puissance réactive, c'est de prévoir que les accidents étant calmés, le rétablissement complet sera long et pénible, c'est d'en combiner de bonne heure les moyens, c'est enfin de saisir avec sagacité les différences individuelles, qui toutes ont une importance extrême. Ainsi il est des vieillards qui supportent bien la saignée, il en est d'autres dont elle brise et détruit très rapidement les forces. Le médecin doit donc apprécier les circonstances particulières, non seulement de la maladie, mais encore de la *constitution sénile*, de l'état individuel des forces, des antécédents, en un mot de la vie actuelle et surtout de la vie passée; car on ne saurait nier que beaucoup de maladies de la vieillesse proclament la justice de la nature. Il n'est pas toujours aisé de démêler le fond, la réalité des apparences, on doit en convenir; il est certains cas où la pénétrante sagacité du praticien décide seule la question. Il faut, dit-on au poëte, le *mens divinior*, l'esprit d'en haut; qu'on soit bien convaincu que cet esprit est également nécessaire au médecin dans certaines circonstances obscures et délicates. Remarquons encore que plus l'homme vieillit, plus il va *s'enfonçant toujours dans ses années*, comme l'a dit un illustre écrivain, plus il convient de ménager, de soutenir les forces, même en combattant les surexcitations et les inflammations locales qui peuvent avoir lieu. En général, à cet âge, on doit plutôt recourir aux remèdes qui restaurent, qu'aux médicaments qui affaiblissent, tout en s'en rapportant à la prudence et au tact du praticien. D'ailleurs le temps est encore ici le plus heureux des médecins ; toutefois, il faut le seconder par un régime convenable, par de bons médicaments, une bonne direction médicale et hygiénique. Nos organes ne sont qu'un assemblage forcé d'éléments divers, contre la désunion desquels lutte sans cesse l'énergie vitale ; il faut donc s'attendre au désavantage de cette lutte quand la force inconnue de la vie, *vis abdita quædam*, inhérente à la matière organisée, perd de plus en plus de son activité. C'est là ce qui fait qu'on ne doit pas se flatter, dans les maladies des vieillards, d'obtenir un succès complet, définitif. « Je suis malade d'être venu au monde quarante ans trop tôt, » disait le célèbre musicien Paër, dans une maladie dont il ne pouvait guérir entièrement. Quand on peut gagner du temps, circonscrire ou diminuer le mal, obtenir du soulagement, prolonger la vie, si c'est là vivre, on a souvent beaucoup fait dans quelques circonstances. L'homme comme tous les êtres animés, passé un certain degré de vigueur, tend irrévocablement à sa fin, et quand elle approche, les cordiaux, les alexipharmaques, les élixirs de longue vie, la transfusion, les panacées de toutes les formes viennent infailliblement échouer. Il faut pourtant convenir que la pente est plus ou moins rapide d'après la conduite actuelle et antérieure du malade, d'après sa disposition constitutionnelle, et l'on peut hardiment ajouter d'après l'habileté de son médecin.

N'oublions pas de remarquer que, dans la vieillesse, l'expérience a démontré que s'il est des maladies incurables, il en est d'autres qu'il faut bien se garder de guérir, de crainte d'accidents aussi subits que dangereux. La nature, dans certains cas, a une si longue habitude des mouvements dépuratoires du centre à l'extérieur, qu'il n'est pas sans danger de les supprimer. Parmi ces maladies, on compte d'anciens ulcères aux extrémités, des dartres plus ou moins étendues, des tumeurs assez volumineuses, enfin des exutoires d'une longue durée comme des vésicatoires ou des cautères. C'est un point très délicat de la médecine des vieillards, qui exige beaucoup de prudence et de réflexion.

Comme il n'entre point dans le plan de cet ouvrage de parler des maladies de la vieillesse en particulier, ni de leur traitement, nous renvoyons, aux traités spéciaux de médecine, l'histoire de ces maladies. C'est le seul moyen d'avoir la pleine connaissance des faits, des choses, des détails accumulés sur chacune de ces maladies, par le labeur incessant des siècles et de l'expérience, bien que le domaine de la vérité soit encore assez peu étendu. Il nous suffit d'insister d'une part, sur ce principe fondamental, que la *force médicatrice* de la nature est et sera toujours la limite qu'on ne franchira jamais, et que cette force diminue de plus en plus par les progrès de l'âge; d'un autre côté et par une conséquence directe, que l'état *organo-pathologique* du vieillard est tellement subordonné à l'état physiologique que quiconque n'a sur celui-ci que des notions vagues et confuses ne saura jamais se diriger à l'époque de l'actualité morbide; telle est l'origine des tâtonnements, des hésitations, quelquefois même des imprudences de certains praticiens dans le traitement des maladies de la vieillesse. Il est des médecins qui s'occupent exclusivement des maladies de l'enfance, qui en font une étude exclusive; pourquoi n'en existe-t-il pas également pour les maladies de la vieillesse? Ces dernières n'ont-elles pas une marche subordonnée à la prédisposition, n'ont-elles pas un cachet particulier qui exige des modifications de traitement et des applications spéciales? Quelques vagues principes, une connaissance superficielle de ces objets ne suffisent pas dans la pratique de l'art. Tel médecin perd beaucoup moins de malades âgés qu'un autre, parce qu'il connaît à fond la constitution sénile dans son ensemble ou d'une manière individuelle. L'observation abandonnée à elle-même, obéissant à l'inspiration de cette raison instinctive qu'on nomme le bon sens, est certes une chose précieuse, mais la certitude, la précision expérimentale et pratique sont plus grandes encore quand elles ont pour guide la lumière physiologique. D'ailleurs si un bon médecin ne guérit pas toujours de sa maladie un homme affaibli par l'âge, au moins le préserve-t-il d'un mauvais médecin, aggravant le mal, le rendant incurable, précisément en ce qu'il ignore ce qu'est le malade. Heureux donc le vieillard souffrant, aidé, conseillé par l'homme de l'art connaissant les lois de la vie, leurs modifications, leurs tendances au déclin de l'existence. Plus heureux encore si ce médecin est son ami depuis longtemps, par une conformité de goûts et de sentiments, s'il a pu le connaître à fond dans les périodes diverses de son existence, apprécier son tempérament, sa manière d'être, les maladies qu'il a éprouvées, etc., pour celui-là, bien des chances sont en sa faveur, il peut espérer d'obtenir de la nature et de l'art tout ce qu'ils peuvent donner. Cependant il ne faut pas pousser ces espérances au delà de certaines limites, car les années s'accumulent, les infirmités se multiplient, les douleurs augmentent, l'existence devient de plus en plus pesante, et presque intolérable. Ainsi va notre vie, ainsi sont nos épreuves, toutes confirment ce qu'a dit Vauvenargues. « Ni les dons, ni les coups de la fortune, n'égalent ceux de la nature, qui la passe en rigueur comme en bonté. »

QUATRIÈME PARTIE.

HYGIÈNE. — LA VIE PROTÉGÉE.

Mon mestier et mon art, c'est vivre.
(MONTAIGNE.)

CHAPITRE PREMIER.

VUES PRÉLIMINAIRES.

Il est une vérité qu'on ne saurait trop répéter, c'est que quand on a dépassé le summum de l'énergie organique, ce point qu'on peut appeler la floraison de la vie, on dirait que la nature abandonne l'individu ; elle lui retire la force, la beauté, la vigueur et l'étendue des facultés ; elle semble dire, tu as vécu, tu as procréé, tu as multiplié ton semblable, mon but est atteint, passe, maintenant, et fais place à ceux qui ont la vie dans sa plénitude et le don de la transmettre, loi dure et néanmoins loi inévitable et implacable. Alors que doit faire le condamné? Se défendre longtemps, bien connaître ce qui lui reste de son trésor de forces vitales, qu'il ne doit dépenser qu'avec discernement, mesure et économie. Dans la première époque de la vie, la nature tout entière à son grand objet, la reproduction, nous traite comme une douce et tendre mère, mais plus tard, disposée à détruire ce qui est, pour préparer ce qui sera, elle agit en véritable marâtre, n'attendant que nos restes et nos dépouilles pour les employer à d'autres combinaisons.

Toutefois, l'homme qui a vécu et réfléchi a pour lui deux grands avantages, l'intelligence et l'expérience. S'il sait d'une part que la mort l'attend, qu'il ne peut lui échapper, il sait aussi qu'il doit tâcher de parcourir l'orbe entier de son existence avec peu de douleurs et de maladies. Il faut que la vie s'en aille, s'il est possible, sans secousse et sans déchirement, comme elle est venue, enfin, que la trame en soit usée jusqu'au dernier fil livré à la parque. Cette espérance est fondée, et le but nullement chimérique ; où la nature a écrit *faiblesse* et *dépendance*, la sagesse a aussi écrit *prudence* et *prévoyance*. Le point essentiel, le grand secret, est de bien profiter du présent, d'entretenir et de ne pas trop aviver la flamme de la vie, en un mot, comme on dit vulgairement et avec justesse, de faire vie *qui dure*, sans trop souffrir, ramassant çà et là les plaisirs, les jouissances compatibles avec l'état actuel de l'économie. La vie est un duel qu'on soutient jusqu'à la mort avec le destin, pourquoi pas le prolonger aussi longtemps qu'il est possible, pourquoi ne pas mettre les chances de son côté en se servant du bon sens, de la raison et de l'expérience? Est-il au pouvoir du sage d'éloigner le terme de l'existence comme il est au pouvoir de tout homme insensé de l'avancer? Sans contredit, puisqu'il nous est donné de modérer ou de hâter, et de précipiter l'action vitale. L'homme tient donc, jusqu'à un certain point, dans ses mains, le fil de sa destinée, qu'il le dévide doucement et il l'allongera : *sanitas sanitatum*, *omnia sanitas*, tel est le but important à atteindre. Une existence humaine se compose d'années, chacune d'elles de jours et d'instants, qu'on tâche donc de les mettre tous à profit jusqu'au bout, et l'on trouvera la solution de cette grande équation finale, une longue vie, et des jouissances variées selon les âges, et même jusque dans l'arrière-saison. Lorsque l'on jouit de la force de l'âge, on peut, jusqu'à un certain point, se laisser aller au courant des affaires et des plaisirs, mais il n'en est plus de même quand la vieillesse est arrivée; les précautions à prendre, plus ou moins négligées jusqu'alors, ne peuvent plus l'être impunément; il y a une première fleur qui, une fois cueillie et flétrie, ne renaît plus: autre chose est de remonter le fleuve ou de le redescendre. Il est bon même de prendre un peu l'avance, *dum superest Lachesi quod torqueat*, comme l'a dit Juvénal :

Tant qu'il reste à la Parque encor de quoi filer.

Plus la vie avance et s'épuise, plus il convient de veiller attentivement; c'est là ce que me disait un vieillard cacochyme, et qui ajoutait : Je ne sens aucun mal particulier, mais je suis comme une vieille montre qui se détraque, qu'il faut conduire au doigt et à l'œil pour la mettre à l'heure présente.

Mais, dira-t-on, à quoi bon tant de soin, tant de précaution, tant de prudence, de réserve; à quoi bon?... à vivre, précisément ce que les hommes sensés, raisonnables, aiment le plus, et surtout les vieillards, à finir de vivre doucement et paisiblement. Si l'on ne jette pas l'ancre dans le fleuve de la vie, au moins peut-on le descendre avec plus ou moins de rapidité. On dit encore, la lutte est vaine, impossible, car elle a lieu contre les lois de la nature, tout au plus peut-on ajouter quelques années à une vieillesse languissante et décrépite, cela vaut-il les efforts que l'on fait ? ce n'est plus la vie, ce n'est que son fantôme. Ceux qui raisonnent ainsi, certainement ne sont pas encore vieux, ils changeront de sentiment plus tard. Ne remarquez-vous pas que c'est au contraire entrer dans les voies de la nature, qui nous a donné l'instinct de la conservation jusqu'au terme le plus extrême de l'existence. S'il est vrai que la nature fait tout et peut tout dans l'organisme, eh bien ! c'est encore par elle, en suivant ses indications, en écoutant sa voix, en étudiant ses lois, qu'on peut espérer de *vivre toute sa vie*, si l'on peut s'exprimer ainsi. C'est par cette science qu'il est possible d'obtenir un sursis qui quelquefois se prolonge au delà de ce qu'on espérait. Aidez-vous, la nature vous aidera ; il en est ici comme de la grande question du libre arbitre, la nature dirige tout, mais l'*homme coopère*.

On aura beau faire, le vieillard, poussé par son instinct et aussi par sa raison, désire continuer son être. L'homme a toujours cherché à prolonger sa vie d'une manière démesurée, et même dans sa folie, il a osé prétendre à l'immortalité. L'histoire de l'esprit humain présente sur ce sujet le plus étonnant mélange de faiblesse, d'orgueil, de pénétration, de vues puériles, de préjugés ridicules et de conceptions justes.

La physique, la chimie, l'astrologie, et surtout les sciences occultes, tout a été fouillé, creusé, interrogé, pour obtenir cet *arcanum arcanissimum*, le grand secret de vivre longtemps. Il n'est pas d'invention, d'effort, de recherche, de formule, qui, aidés de la crédulité et de l'espérance, n'aient été prônés à différentes époques. Dès l'origine des sociétés, alors que les sciences venaient à peine de naître, on a voulu trouver le moyen d'être immortel, ou au moins de ranimer le foyer de la vie près de s'éteindre. Ainsi, on a essayé la transfusion et l'aspiration des émanations vitales. Le vieux roi David couche avec la jeune Abigaïl pour s'imprégner de sa force juvénile ; Bacon lui-même vante ce moyen et d'autres analogues qu'il appelle des *fomentations vivantes*. On raconte que, dans l'antiquité, un certain Hermippus vécut ainsi plus d'un siècle. Un médecin allemand, Cohausen, a vanté de nouveau ce mode de revivification vitale (1). Boerhaave racontait à ses élèves qu'on avait conseillé à un vieux prince d'Allemagne de coucher entre deux jeunes filles bien portantes et sages, ce qui produisit

(1) *Hermippus redivivus, seu exercitatio physico-medica curiosa, de methodo rara ad* 115 *annos prorogatæ senectutis per anhelitum puellarum, ex veteri monumento romano deprompta*, etc. Francfort, 1742. Il y a une traduction peu exacte, faite par Delaplace (Bruxelles et Paris, 1789). Cette méthode consiste à faire séjourner des jeunes filles fraîches et bien portantes dans une chambre, puis à aspirer, au moyen de tubes de verre disposés à cet effet, les émanations vivifiantes de leurs corps. Il faut être bien étranger à la physiologie, à la chimie, pour proposer sérieusement de pareils moyens de rénovation vitale.

en peu de temps un si bon effet qu'on jugea prudent de faire cesser le remède. Le savant Boerhaave croyait-il à cette fable? La *transfusion du sang* d'un animal jeune dans le système circulatoire d'un organisme usé par l'âge a été tentée sans succès, j'en ai dit la raison. Quant aux baumes, aux essences, aux élixirs de longue vie, à l'or potable, cet ensemble de rêveries de l'ancienne chimie a disparu, mais il a fallu des siècles pour guérir l'esprit humain de cette infatuation : pourquoi s'en étonner? On croit facilement ce que l'on désire, et l'espérance s'allie parfaitement avec la plus aveugle crédulité.

Qui le croirait? Plus tard, les prétentions ont été les mêmes, tout en suivant les progrès de la science. Le médecin Valli, trouvant que la vieillesse n'était autre chose que l'envahissement successif du *phosphate calcaire* dans l'économie, assure qu'en se privant d'aliments où ce sel existe, en recourant même aux substances qui le décomposent, on pousserait sa carrière bien au delà de ce que nous voyons aujourd'hui. Les *bains tièdes* prolongés ont également été vantés pour le même objet. Qu'est-ce que la vieillesse? L'endurcissement, le racornissement successif des parties. Que faut-il faire? Les assouplir, les ramollir par la puissance de l'eau, et les années s'accumuleront sans fin. Quelques personnes pensent aujourd'hui qu'il est réservé au magnétisme animal de nous découvrir le grand secret d'une vie séculaire et au delà. Mais laissons ces chimères dont le temps et la vérité n'ont que trop démontré l'impuissance. Toutefois l'espérance gît toujours au fond du cœur de l'humanité, et l'étonnant progrès des sciences vient sans cesse l'entretenir. Ce progrès ne peut-il arriver enfin à nous faire connaître un agent vivifiant par excellence, capable de ranimer et de prolonger l'existence? Il est des corps qui tuent par une sorte de *fulguration*, en attaquant radicalement le principe nerveux. Est-il donc impossible de trouver une substance agissant dans le sens contraire? Non, cela n'est pas hors de toute probabilité, mais cela n'est pas, et rien encore n'annonce que cela sera. Avec ce triple levier, la science, le temps et le hasard, on soulève bien des résistances, on pénètre bien des secrets, mais jusqu'à présent celui dont nous parlons a été couvert par la nature du voile le plus épais, et le Prométhée scientifique est encore à naître. Si jamais ce secret tant cherché peut être révélé, s'il est possible de découvrir une panacée réparatrice de notre économie, ce ne peut être que par deux moyens : le premier, de conserver aux poumons l'*entière* puissance d'extraire de l'air le principe de vie qu'il contient ; en un mot, que l'oxygénation du sang ou l'*hématose* se continue, autant que possible, complète et parfaite, que le sang conserve, à une époque de la vie fort avancée, sa force plastique et nutritive. Le second moyen remonte encore plus haut, il s'agirait de démontrer l'analogie et la différence qui existent entre le principe nerveux et l'électricité. Il est certain que l'élément *électro-vital* n'est point encore connu, quelques faibles lueurs sont à peine répandues sur ce grand sujet ; personne ne doute cependant de l'active prépondérance de ce principe dans l'économie; il en est pour ainsi dire le ressort principal, car il n'est pas une fibre, pas une molécule vivante qui ne soient sous son influence. Faut-il donc désespérer de connaître un jour la nature, les lois de ce principe, et par conséquent les applications qu'on peut en faire à la santé, à la prolongation de l'existence? Gardons-nous des chimériques illusions, mais aussi pas de lassitude et de désespoir : ce qu'on a obtenu de la science depuis un siècle seulement n'est-il pas une garantie des progrès de l'avenir? L'humanité ne meurt pas; comme la nature, elle a le temps pour elle, et il arrive une époque où *la lumière se fait* sur un point qui fut couvert d'une profonde obscurité pour les générations qui ont précédé.

Mais dans l'état actuel des choses, il faut le dire hautement, nous n'avons rien au delà de quelques conjectures sur cet important sujet. On doit donc s'en tenir aux lois communes de la nature, aux résultats observés et appréciés; en un mot, à l'*expérience* basée sur les connaissances physiologiques et hygiéniques les mieux éprouvées. Or, d'après ce principe, que doit donc faire tout individu atteint par la vieillesse? Le voici :

Évaluer les forces qui restent, les exciter et les soutenir avec art, afin de jouir de la vie LE PLUS POSSIBLE, LE MIEUX POSSIBLE, *et* LE PLUS LONGTEMPS POSSIBLE.

Tel est, en effet, le problème à résoudre; mais

quelles que soient son évidence et son apparente simplicité, la solution en est difficile, compliquée et rarement complète. Le principal obstacle est que la force vitale diminuant progressivement, il est de plus en plus malaisé d'arriver à une évaluation exacte des forces. Tout calcul plus ou moins approximatif à cet égard, dans un temps donné, ne convient plus dans un autre, et cela quelquefois dans des termes assez rapprochés ; de là, des changements, des modifications nouvelles à introduire dans l'hygiène adoptée. Si le mode d'être varie, il faut nécessairement varier le mode des agents modificateurs ; sans cette condition, d'utiles qu'ils étaient, ils deviennent nuisibles. Autre difficulté : On désire la fin, le but, mais sans recourir aux moyens; les hommes se retrouvent en toutes choses, et rien n'est plus commun que d'aimer la vie sans s'assujettir aux moyens qui la conservent. D'ailleurs, l'homme est enchaîné, entravé dans le milieu social où il est né ; très souvent il ne peut disposer des moyens qui lui conviendraient pour améliorer son existence, conserver sa santé : la fortune, les institutions, les lois, les coutumes, les préjugés, le climat, l'habitation lui sont trop souvent contraires. Peut-il donc toujours lutter contre de pareils obstacles ? Cependant, outre que ces obstacles n'existent pas toujours, ou du moins que si les uns sont nuisibles, les autres sont favorables, on peut, sous bien des rapports, affaiblir, diminuer, neutraliser les premiers. La suprême loi de l'expérience, écarter ce qui nuit, se servir de ce qui est utile, est ici d'une application rigoureuse. Consultons donc ses enseignements, et tâchons, s'il est possible, d'établir de solides bases constituant le meilleur code d'*hygiène de la vieillesse.*

CHAPITRE II.

QUATRE RÈGLES FONDAMENTALES.

On ne peut nier, et il est bon d'insister sur ce point, que tout homme qui a vécu doit savoir clairement, nettement, ce qu'il est et ce qu'il doit faire. Beaucoup de vieillards, surtout quand leur santé est prospère, poussent néanmoins l'oubli de ce principe jusqu'à la négligence la plus dangereuse et la plus fatale. Si on les en croit, ils n'ont besoin ni de la médecine ni du médecin ; ils se portent bien, cela leur suffit. Rien n'est plus vrai, sous certains rapports, bien qu'on puisse se passer quelquefois du médecin, et non jamais de la médecine, surtout de la vraie, de la bonne, de celle qui, connaissant l'homme, sait l'éclairer et le guider. Une chose certaine, c'est qu'il y a autant de tempéraments que d'individus de l'espèce humaine ; toutefois, malgré les différences individuelles, il faut bien admettre des règles générales qui s'appliquent à tous et à tout, dont l'infraction peut amener de fâcheux résultats. C'est pour ainsi dire l'hygiène *synthétique* ou l'extrait condensé de ce que l'expérience a produit de moins contestable, de plus vrai, de plus positif sur le sujet qui nous occupe. Bien entendu, néanmoins, que ces règles générales se modifient ensuite d'après les circonstances de l'individu, ses habitudes, et même d'après l'âge plus ou moins avancé. En voici un exemple : *Rien de trop*, n'est-ce pas là une maxime excellente, une maxime pour ainsi dire émanée du ciel, et qui s'étend à tout ce qui embrasse la science de la vie? Cependant, en combien de manières ne faut-il pas la modifier, en varier les applications : ce qui est excès dans une circonstance donnée est souvent modération dans une autre ; ce qui est la borne possible pour l'un peut être impunément franchie par l'autre ; un régime fortifiant pour celui-ci ne l'est pas pour celui-là, et l'on pourrait étendre fort loin ces considérations. Il n'en est pas moins vrai qu'il est des règles générales, fondamentales, devant former la base d'une méthode hygiénique judicieuse et bien conçue. J'aurais pu les multiplier pour ce qui concerne la vieillesse, je les ai réduites aux quatre suivantes ; elles suffiront pour bien reconnaître le but, pour l'atteindre et s'y fixer.

PREMIÈRE RÈGLE. — Savoir être vieux.

Croyez-le bien, lecteur, c'est une grande, c'est une importante science, mais peu de gens la possèdent, et la Rochefoucauld, ce profond moraliste, en fait la remarque. Cette science *de parti pris* paraît en effet d'une très difficile application pour certains hommes. « La Parque, à la sourdine, a diablement filé, » et ils ne peuvent se décider à le croire ; or, rien de plus triste et de plus fâcheux, il n'est pas de plus mauvaise prédisposition pour leur bien-être et leur santé à venir. Accepter la vieillesse sans faiblesse de cœur, sans trouble de raison, franchement, courageusement, est au contraire un moyen presque assuré d'obtenir une santé ferme et constante. Oui, l'art de ne pas vieillir trop vite consiste à ne pas s'obstiner dans la croyance de la jeunesse continue. C'est là un principe fécond en bonnes, en utiles conséquences. Tout d'abord, la paix intérieure qui résulte de cet *acquiescement* à ce qui est, à ce qui ne peut changer, produit dans l'économie un calme, un bien-être qui tournent au profit de la santé et de la prolongation de l'existence. Une vieillesse avancée ne paraît pas si vieille que quand elle se déguise. D'ailleurs, il n'y a point de fontaine de Jouvence qui puisse ranimer un cheveu blanc, effacer la plus petite ride. Que voulez-vous? « Mon bon homme, c'est faict, on ne vous sçauroit redresser; on vous plastrera pour le plus, et on estansonera un peu, et alongera-t-on de quelques heures vostre misère. » (Montaigne, liv. III, chap. 13.) Dans l'impossibilité de lier sa propre jeunesse à l'éternelle jeunesse de l'univers, le mieux est de se résigner, de ne pas se révolter contre les suites de l'humanité, d'autant plus que la révolte ne sert de rien : le temps est plus fort que nous, et les destins sont impitoyables. C'est là une de ces vérités dont les hommes devraient se pénétrer de bonne heure; ils en seraient plus heureux, parce qu'ils seraient plus tranquilles. Loin de là, il est des gens qui ne peuvent consentir à vieillir, qui ne veulent pas croire qu'ils vieillissent, ou qui ne s'en aperçoivent jamais de sang-froid; peu s'en faut qu'ils n'aient la folie d'être honteux de leurs années. Une conduite si folle et si *détruisante*, selon l'expression de Bossuet, ne reste jamais impunie. En général, ce que les jeunes gens savent le moins, c'est qu'un jour ils seront vieux; ce que les vieillards ne savent que trop, c'est qu'ils ont été jeunes : de là cette fâcheuse résistance au cours des années, cette jeunesse feinte et fardée qui ne trompe personne; de là encore ces extravagances, ce désordre présentant si souvent la succession d'une jeunesse sans pudeur et d'une vieillesse sans dignité. Avec un cœur relaps à la jeunesse malgré les années, avec l'*ignis fatuus* de l'imagination, avec des prétentions que n'autorisent ni les forces ni le bon sens, on ne prouve qu'une chose, c'est que la vieillesse n'est pas toujours l'âge de la raison. Si l'on ne comprend pas qu'on peut posséder des facultés pour les désirs et des organes faibles pour les réalités, alors il est rare qu'on n'agisse pas en conséquence de ce principe, c'est-à-dire qu'on ne mène la vie grand train, qu'on ne prenne sur le capital des forces, capital qui, déjà diminué, ne tarde guère à être entièrement dissipé. Quand la raison reste en arrière, que sert d'accumuler des jours, des mois, des années? Ils ne sont donnés que pour nous éclairer : ne faut-il pas tâcher d'être trouvé mûr au jour de la moisson?

On a dit qu'il fallait avoir l'esprit de son âge, quoi de plus juste et de plus vrai! mais cette expression a plus d'étendue qu'on ne croit. Avoir l'esprit de son âge, c'est avoir l'esprit de son tempérament, l'esprit de ses forces, de ses infirmités, l'esprit de sa position, de sa fortune, du milieu social où l'on est placé ; mais pour cela, il faut se voir tel qu'on est, tel qu'on peut être. Croyez-en donc les signes du temps, et réglez la pendule de l'existence d'après ce conseil : c'est une question de vie et de mort.

Deux choses contribuent puissamment à entretenir l'erreur, à masquer, pour ainsi dire, les progrès de l'âge chez certains individus. La première, c'est quand on a été doté par la nature de certains avantages physiques. Être vieux et faible, et considéré comme tel, quand on a été jeune et beau, oh ! quel sacrifice ! comme le *moi* crie au fond des entrailles ! comme les souvenirs sont quelquefois cruels ! combien on cherche à se faire illusion le plus longtemps possible, notamment chez l'homme blasé qui a tout vu, tout possédé, tout trouvé vide ! La seconde cause du mensonge qu'on se fait à soi-même, c'est quand il reste encore une certaine somme de force, qu'on se sent, qu'on s'estime encore valide : on ne saurait croire la puissance de ce motif. Plus d'un vieillard est toujours prêt à dire : *Agnosco veteris vestigia flammæ* (*Æneid.* IV) :

Du feu dont j'ai brûlé je reconnais la trace.

Si, après être descendu de quelques degrés, on en remonte quelques uns très facilement, on se croit revenu à l'ancien niveau, en sorte qu'on reste dans une révolte permanente contre les inflexibles réalités de l'âge. Dans mille occasions, ces vieillards sont avertis que le temps a marché, a profondément sillonné l'économie, ridé le front, courbé la taille; mais en vain, l'édifice est encore debout, et ils ne le croient pas ruiné. « J'ai un cœur de cent ans et une tête qui n'en a pas vingt, » disait un de ces vieillards faciles aux illusions. Il faut que de graves maladies ou des infirmités bien prononcées compriment ces velléités de jeunesse rétrospective, les avertissent rudement de penser à la retraite, de se renfermer dans le cercle du possible, cercle qui se rétrécit d'autant plus qu'on veut l'étendre davantage. Alors on arrive à ce point, plus désirable qu'on ne croit, c'est que les privations ne sont point sensibles quand le désir est éteint.

C'est surtout chez les femmes que cette règle de savoir être vieux est d'une exécution pénible et douloureuse. Soyons justes : pourquoi ne pas compatir au tourment d'une femme qui, contrainte par le temps de laisser son *miroir à Vénus*, se sent vieillir et voit peu à peu ses charmes s'effacer et disparaître à jamais? Quelque temps encore, cette seconde beauté, due à l'exubérance d'un embonpoint naissant, soutient le courage; mais à la fin, il faut céder : malgré d'ingénieuses combinaisons de toilette, malgré ces fines habiletés féminines pour déguiser la vérité, le temps fait quelques pas, et les rides se prononcent, et la vieillesse est arrivée et les regrets avec elle, bien que l'illusion ait duré le plus longtemps possible. Est-ce donc un reproche à faire aux femmes sur le retour? Non, sans doute; leurs organes sont si tendres, leur imagination si mobile, leur désir de plaire si grand, que leur coquetterie est pour ainsi dire une loi de la nature, aussi est-elle de tous les temps, de toutes les époques (1). On voit néanmoins des femmes qui, ayant brillé par leur beauté, loin de protester, de s'irriter contre le temps, contre le pli douloureux de la première ride, acceptent avec résignation la position que leur fait la vieillesse. Ce sont ordinairement les femmes d'une haute intelligence; après avoir régné par la beauté, elles dominent encore par l'esprit, et passent, comme on l'a dit, d'un trône à un autre. Mais l'infortunée qui n'a jamais appris qu'à plaire et qui a cessé de plaire parce que le temps l'a marquée de son irréparable outrage, ne voit arriver la vieillesse qu'avec effroi : on ne sait que devenir à quarante-cinq ans, quand on n'a su qu'être belle. Les femmes ont toutefois une ressource précieuse dans les sentiments d'une piété plus ou moins éclairée, mais vive et affectueuse : une religion qui recommande, qui ordonne d'aimer toujours, d'aimer au delà du tombeau, est un baume précieux pour des personnes atteintes par l'âge, mais dont le cœur n'a jamais de rides et ne s'*use jamais*, selon leur douce et consolante expression.

Quoi qu'il en soit, cette règle d'hygiène de la vieil-

(1) Dans les musées égyptiens, notamment à celui de Turin, dit-on, on remarque des boîtes qui renferment incontestablement des restes de fard dont quelques belles contemporaines d'Osymandias ou de Sésostris se sont servies pour augmenter et conserver le pouvoir de leurs charmes.

lesse, celle du *parti pris*, doit être maintenue au premier rang par son importance et par les avantages qu'on en retire. En effet, à quoi serviraient les autres, si celle-ci fait défaut? Ne déplaçons pas plus les âges que les saisons, et la santé s'en trouvera bien. Heureux donc le vieillard qui, confiant dans les enseignements de la nature et de la sagesse, aura appris de bonne heure à se conformer à son âge, à mesurer ses moyens, à borner ses désirs, à dissiper ses illusions, à ne vouloir que l'utile, à ne tenter que le possible, à mettre les choses qu'il croit dépendre de lui en harmonie avec les choses dont il sent qu'il dépend, enfin à se soumettre à la nécessité, à consentir à sa destinée ; toutes les chances d'une vie saine et longue sont en sa faveur.

DEUXIÈME RÈGLE. — Se bien connaître soi-même.

Ce moment si fugitif qu'on nomme la vie se compose d'une suite de points infinis dont chacun a son importance, puisque chacun est marqué par un fait, par une pensée, une joie, une souffrance ; or, tout a sa valeur dans l'existence. D'ailleurs, nous naissons tous dans des conditions individuelles arrêtées par un ordre providentiel organique : ce sont ces conditions qu'il faut connaître avec soin, avec discernement, avec une rigoureuse impartialité. Régler, établir sa vie d'après son tempérament, ses habitudes, d'après ce qu'on a été et ce qu'on est, d'après les maladies qu'on a éprouvées et celles qui peuvent être menaçantes, c'est là le fond le plus solide d'une bonne hygiène. L'histoire de la santé est écrite dans l'histoire de la vie. On ne sait jamais ce que le destin tient en réserve, car il y a toujours quelque chose de *fatidique* dans la vie humaine, mais du moins acquiert-on, avec la science de soi-même, une somme de probabilités capable de conserver sa santé jusqu'à l'extrême phase de son existence. D'ailleurs, les vieillards n'ont-ils pas ici un incontestable avantage, c'est d'avoir réfléchi sur eux-mêmes? Ne savent-ils pas ce qui leur est bon ou nuisible, ce qui leur convient, ce qu'ils doivent écarter? N'ont-ils pas pesé, apprécié leurs habitudes, leur manière d'être, véritable criterium servant à bien diriger l'existence sans l'affaiblir ni la trop exciter, pour vivre tout à l'aise dans la moyenne région, qui est la bonne? Si jamais du trépied de Delphes est sorti un oracle digne de la réputation du brillant fils de Latone, c'est la leçon universelle : *Connais-toi toi-même.* Mais il ne suffit pas de la connaître, il faut l'appliquer et s'en servir. Ainsi, comme on sait que la force est identique et proportionnelle à l'organe, il faut donc ménager l'un pour conserver l'autre; il est évident que celui qui en un jour consume deux fois autant de force vitale qu'un autre, épuisera une fois plus vite la somme de force vitale qui est en lui. Toutefois cette somme peut varier en raison de l'organisme et des antécédents, c'est là ce qu'il faut savoir, ce qu'il convient d'évaluer le plus exactement possible. On y parvient en soumettant les données de l'expérience habituelle, qui ont leur prix, aux vérifications physiologiques, qui ont aussi le leur, et en suivant la progression même de l'âge. Faire autrement, c'est marcher en aveugle, c'est tomber dans l'habitude routinière, qui va toujours parce qu'elle a été, et qui finit par éprouver les maux qu'elle cherchait à éviter. Soyons bien convaincus que la seule chose véritablement précieuse dans la vie est *la vie elle-même;* c'est un bien que nous a confié la Providence, il faut donc l'améliorer, le conserver autant que possible : c'est un devoir pour l'homme, et à ce devoir sont attachés son bien-être et sa santé.

Cependant cette règle de se connaître soi-même, physiologiquement parlant, tout importante qu'elle est, n'en est pas moins celle qu'on néglige le plus, soit par ignorance, soit par indifférence. Chacun sait qu'il doit vieillir, mais bien peu savent comment ils doivent vieillir. Ce qu'on a peine à concevoir, c'est que souvent le vieillard, toujours sage dans les conseils qu'il donne aux autres, si prudent dans la gestion des affaires qui lui sont confiées, si défiant, si intéressé relativement à sa fortune, soit presque toujours si imprudent, si ignorant quand il s'agit de s'apprécier lui-même dans l'état positif de ses forces, de la faiblesse de son tempérament; le souvenir est toujours là pour repousser ou voiler le présent. Il est vrai que c'est une entreprise assez pénible, que l'examen de nous-mêmes au physique et au moral, que de découvertes mortifiantes pour l'amour-propre ne fait-on pas? On dirait qu'il y a toujours quelque chose en nous qui se révolte contre l'évidence et la vérité. Ordinairement on se laisse aller au train ordinaire sans songer que l'économie, affaiblie par l'âge, est continuellement exposée à des attaques dangereuses. Mais comment y résister si l'on ignore le degré de force réactive qui est en nous. La vie bien conduite doit être un registre où il faut établir, à différentes reprises, l'*actif* et le *passif* de sa santé; en connaissant bien les *pertes* et l'*avoir*, on saurait à quoi s'en tenir sur ce qu'on peut se permettre et ce dont il faut s'abstenir. Cette affaire en vaut bien une autre, n'eût-elle pour résultat que le plaisir exquis qu'éprouve le vieillard dans le simple sentiment de l'être et du bien-être ?

Tout cela est bien difficile, dira-t-on. Pas autant qu'on le croit. A ce constant régulateur de la santé dont nous avons parlé, l'*expérience* intime de soi-même, il faut ajouter quelques connaissances des lois vitales qui régissent l'économie. Ainsi, quand on sait qu'il y a dans chacun de nos organes *deux forces* particulières, bien que dans le fond elles soient identiques, l'une journalière, habituelle, toujours employée, l'autre cachée, en réserve, qui ne se déploie que dans les occasions extraordinaires, *vires in actu*, *vires in posse*, on est certainement conduit à ne jamais faire d'excès. C'est dans ces derniers, en effet, que l'emploi des forces en réserve est nécessaire ; mais comme ces forces ne se réparent qu'à la longue et difficilement, on conçoit qu'il ne faut y recourir que le plus rarement possible, surtout le vieillard dont l'organisme est usé et fatigué par les années. L'art de bien se connaître, heureux présent que, dans sa mansuétude, Dieu donne à ceux qu'il veut récompenser, exige donc deux conditions importantes : une volonté bien ferme de s'étudier, de s'approfondir, de raisonner l'expérience qu'on a de soi-même ; puis certaines connaissances physiologiques indispensables : sans celles-ci, on ne marche qu'au hasard, sous l'égide d'une expérience nullement tutélaire, parce qu'elle est aveugle. Il ne faut pas non plus retarder cette étude, car le temps semble doubler de rapidité au déclin de l'existence. Le lendemain a été donné à l'homme pour faire pénitence de la veille, il n'en est pas ainsi pour la vieillesse, elle souffre et ne peut plus rien gagner ; qu'elle résiste, qu'elle se défende, c'est là sa prétention et son triomphe.

Mais s'il est grandement utile d'avoir la science de soi-même, de comparer ce qui fut avec ce qui est, et comme l'a dit un poëte, s'il faut

> « Refeuilleter sans cesse et son âme et sa vie... »
> (ANDRÉ CHÉNIER)

on ne saurait croire combien il importe de se garder de certaines illusions, de ne pas interposer le prisme de la vanité entre le désir et la réalité. C'est là ce qui rend ce tact d'exploration de son être physique et moral ordinairement si difficile et si imparfait. Je le répète, nous avons toujours plus d'années que nous ne le croyons, l'amour-propre se glisse ici comme ailleurs. Que l'estimation des forces, comme l'examen, soit donc franche, juste, impartiale, autrement, loin d'en obtenir des avantages marqués, les conséquences en seraient fatales, car on agirait en sens inverse de ce qui est. L'expérience de soi-même est la *pierre de touche* par excellence pour régler son hygiène, mais il convient de l'appliquer à propos. Si les indications sont les mêmes en apparence pour l'or faux des jouissances que pour le métal pur d'une vie bien conduite, à coup sûr on risque des maux infinis. Ces réflexions sont surtout applicables à certains hommes âgés qui, encore verts et drus, se font d'incroyables illusions ; ils hésitent, ils ne veulent pas glisser sur la pente de l'âge, et bientôt ils s'y sentent précipités.

TROISIÈME RÈGLE. — Disposer, arranger convenablement sa vie habituelle.

La nature ne traite pas toujours les vieillards avec indulgence, souvent les plaisirs qu'elle leur offre sont autant de piéges qu'elle leur tend pour s'en débarrasser plus vite. Ainsi, arrivé à un certain âge, l'homme ne doit rien livrer au hasard ; que toutes ses actions soient, autant que possible, en rapport avec la faiblesse de ses organes ; que tout ce dont il use soit apprécié, mesuré à sa manière d'être, assorti à ses habitudes ; un choix même doit être fait entre les bonnes choses dont il se servait autrefois indistinctement. A quoi servirait de se connaître soi-même, de s'être étudié plus ou moins profondément, si l'on n'arrange ni sa vie, ni son régime, ni ses occupations, ni sa manière d'être en général ? Cet arrangement doit être regardé comme une règle fondamentale, parce que ses conséquences sont aussi nombreuses qu'importantes. Quelque bien assuré que soit le fonds de puissance vitale, et par conséquent la santé dont on jouit, il est infiniment avantageux pour le vieillard de ne pas vivre à l'aventure; il ne doit pas ignorer que chaque nouvelle année est une conquête sur la mort, que chaque lendemain est en réalité un jour de grâce, et qui sait, en effet, si Dieu, comme à Ézéchias, nous accordera un *tour de cadran*. Vivez donc avec un certain art, c'est-à-dire en combinant l'état de l'organisme avec les agents qui le modifient, le nourrissent, le soutiennent ou lui sont nuisibles. Être maître de soi et souvent de son temps, est un des plus grands avantages qu'apporte l'âge mûr, pourquoi n'en profiterait-on pas pour accroître le nombre de ses jours, pour prévenir les maux qui menacent sans cesse un corps affaibli par l'usage même de la vie? Il faut d'ailleurs, autant que possible, être libre d'affaires, et certes on en a le droit quand on a vieilli. Le cardinal de Retz, ce hardi et intrépide brouillon, devenu vieux, ne cherchait plus que l'aisance et le repos, les petites douceurs et un bon fauteuil. C'est le seul prix, disait-il, qu'il attachait désormais à *cette farce qu'on nomme la vie*. Qu'on se figure bien qu'à cet âge surtout, la nature n'accorde rien gratuitement; il faut se donner quelque peine pour obtenir ses faveurs, si elle en accorde: la vérité est que, plus on a d'années, plus on sait de quelle importance il est d'en bien diriger le cours. Notre conservation dépend donc d'une sorte de prévoyance et d'attention journalières. La sagesse de la conduite, d'après un ancien philosophe, consiste à se procurer de grands plaisirs à petits frais et à éviter de grandes douleurs en sacrifiant de petits plaisirs : or, rien n'est plus facile pour le vieillard, dont le plus grand plaisir est d'*être*, surtout quand il ne souffre pas.

L'art de bien conduire l'existence doit surtout embrasser l'ensemble des actions habituelles, c'est à ce prix que la durée prospère de la santé semble avoir été attachée. Il y a des gens âgés qui, inhabiles à vivre, se contentent d'une surveillance particulière sur certains objets qu'ils n'ont pas même approfondis. Ils disent, par exemple, qu'ils se sont beaucoup occupés de connaître le meilleur régime à suivre ; mais quand on veut savoir la mesure approximative de ce *beaucoup*, on trouve que cela se réduit à des choses tout à fait vagues. Toujours est-il qu'il faut s'occuper de l'ensemble même de la vie, adopter un bon système d'hygiène qui passe en habitude, presque en instinct (1). L'expérience de soi-même est importante, toutefois il faut la coordonner, la combiner avec prudence. L'ordre aide à la raison ; il est le commencement, la fin, et même le signe du bonheur, notamment quand il s'agit de régler l'existence, en réglant le système d'hygiène le plus convenable à nos besoins et à nos plaisirs. La faculté des sages, comme la faculté de médecine, l'a décidé ainsi.

Mais une fois qu'on a établi ce système, il faut s'y maintenir, s'y abriter pour ainsi dire, au moins pen-

(1) On pourrait appliquer à ce système, ordinairement si négligé, ce que dit Sénèque de la vie morale : *Ideò peccavimus quia de partibus vitæ omnes deliberamus, de vita nemo.* (Epist. 71.)

dant un certain nombre d'années. Quel que soit d'ailleurs ce système d'hygiène individuelle, on peut être certain que l'habitude le rendra en peu de temps d'une très facile exécution; bien plus, accoutumé, par exemple, à la sobriété, on y rencontre, pour le bien-être, une foule de délices inconnues aux intempérants. Ensuite, rien de plus évident que de nouvelles modifications survenues dans le tempérament, dans la santé, exigeront des changements, des modifications aux règles adoptées. Ces circonstances sont d'ailleurs faciles à saisir dans l'état des forces, qui varie par celui des fonctions ou des organes, en qui résident les actes de la vie ; c'est là ce qui constitue le fatalisme providentiel de l'existence matérielle, dont il faut écouter et surtout régler les inspirations. Ces variations de l'organisme sont, comme dit Fontenelle, « autant d'avis secrets donnés par la nature, si cependant la nature a un soin de nous si exact, et auquel on puisse tant se fier. « (*Éloge de Tschirnhaüs.*) Vivre toute la vie, départie à l'espèce humaine, tel est le but à atteindre ; vivre au jour le jour, ne compter que sur le présent, tel est, en particulier, celui du vieillard, car l'heure qui sonne lui appartient moins qu'à tout autre. *Jam non tua*, disait Corvisart, premier médecin de Napoléon. C'est ainsi qu'en coordonnant la vie aux choses tant extérieures qu'intérieures, qu'en suivant les indications données par une juste expérience de soi-même, en se renfermant dans les limites d'un bon système d'hygiène, se tenant même toujours en deçà si l'on craint de se heurter contre elles, on *réussit à vivre* longuement et sainement, dirigeant en quelque sorte la destinée. Ignorez-vous que, sous bien des rapports, chacun est sa Parque à soi-même, et se file pour ainsi dire son avenir?

Est-il maintenant besoin de dire que le vieillard ne doit employer que très rarement la force en réserve dans chaque organe, et dont il a été question précédemment. Qu'est-ce qu'un *excès?* Pas autre chose que l'obligation de recourir à cette force dernière et profonde, mais qui ne se répare que difficilement. Or, si ces excès sont dangereux à tout âge, que doivent-ils produire dans la vieillesse, lorsque la nature est défaillante, quand la *courbe* de la vie s'abaisse de plus en plus? Le bon sens et l'expérience signalent ici le danger. Pourquoi la médecine et la philosophie ont-elles tant de rapports? C'est que le bonheur et la santé sont pour ainsi dire solidaires et inséparables. Pour maintenir cette dernière, il est donc important de ne jamais dépasser la limite de la capacité organique, la force étant toujours identique et proportionnelle à l'état des organes, d'agir toujours selon son tempérament, selon sa nature, selon sa mesure; en un mot, se maintenir dans cette modération conservatrice qui fait vivre longtemps parce qu'elle ne fait pas trop vivre. Que si, oubliant votre âge et vos forces, vous soufflez en vous-mêmes sur le feu de vos désirs pour en activer la flamme, il est certain que la vieillesse se hâte, *ruit in servitudinem morbi*, elle se précipite dans l'esclavage des infirmités. Le seul moyen de combiner le meilleur système hygiénique est de jeter à peu près un voile sur le passé, de se voir tel que l'on est, vieux, faible, obligé de lutter par l'expérience contre une foule de causes morbifiques intérieures et extérieures. Qu'on s'y conforme donc, il faut, dans l'*opera seria* de la vie près de se terminer, jouer son rôle naturellement, pour le bien remplir selon le temps et les années. L'homme judicieux, *averti par ses cheveux blancs*, doit arranger sa vie, son régime, ses sentiments, ses opinions, ses passions même, s'il en a encore, d'après son âge et ses infirmités; leur poids en sera plus léger. « Pourquoi suis-je né? » se demandait un ancien philosophe. Il se répond : « Pour vivre conformément aux lois de la nature. »

Veut-on une preuve de ce qui vient d'être dit? Il n'y a qu'à considérer la santé, la longévité de certains vieillards malingres et délicats. On croit à chaque instant que la mort va souffler sur eux ; il n'en est rien, les années s'écoulent, beaucoup d'hommes forts succombent, tandis que ces vieillards prolongent leur existence aussi loin que possible. *Mon miracle est d'exister*, disait Voltaire : et quand on considère la délicatesse de sa constitution, son irritabilité excessive et les immenses travaux auxquels il se livra, on trouve sa réflexion pleine de justesse. Beaucoup d'hommes moins célèbres ont été dans ce cas : quel fut leur secret? De se juger vieux quand il fallait, de s'astreindre dès lors à un système de vie tout à fait en rapport avec le tempérament de leur âge. On ne saurait croire combien une petite santé bien conduite se soutient et se prolonge dans le temps (1). Qu'on se garde d'ailleurs de confondre de sages précautions hygiéniques avec une vie molle, oisive et nonchalante. Cette vie ne convient à personne, pas plus aux vieillards qu'aux autres ; il faut au contraire, comme je le dirai plus tard, une certaine activité du corps et de l'esprit. Selon un ancien : *Annosus stultus non diu vixit, diu fuit :* « Un vieillard imbécile a existé longtemps, mais n'a pas vécu. » Rien de plus démontré : vivre, c'est agir, pourvu toutefois que le stimulant ne soit pas au-dessus de l'excitabilité vitale, c'est-à-dire que l'excitation ne dépasse pas les limites de la tolérance organique.

Mais voici l'éternelle objection : à quoi bon tant de soins pour si peu de jours? Est-ce donc vivre, dira

(1) Au commencement de 1808, me rendant en Espagne, lors de la grande et fatale guerre de Napoléon contre ce pays, je me trouvai à table, à Bayonne, avec onze personnes ayant la même destination. Là se remarquait un personnage qui, connaissant l'Espagne, dissertait amplement sur son climat, sur sa température et la manière de vivre des habitants, puis m'avisant tout à coup au bout de la table, il dit : « Quant au jeune docteur que j'aperçois là-bas, en me désignant, *ce sera un déjeuner du soleil d'Espagne.* » Eh bien ! ce jeune docteur, après six ans de séjour dans ce rude pays, après des dangers continuels, des fatigues inouïes, des privations sans fin, est sorti de l'Espagne sain et dispos, sans y avoir éprouvé la plus petite maladie, tandis que la plupart des personnes robustes qui écoutaient ce triste augure n'ont pu résister au climat de la Péninsule. Je ne fis pas autre chose que d'adopter et de suivre scrupuleusement des règles d'hygiène en rapport avec le climat et les circonstances, règles dictées par la raison et le sens commun.

l'un, que de vivre ainsi au jour le jour, de la vie des mollusques? D'abord, le vieillard instruit et qui a réfléchi ne vit jamais ainsi ; à l'activité modérée du corps il joint celle de la pensée. En second lieu, quel est son but principal? Nous l'avons dit bien des fois, exister, et surtout avec le moins de souffrances possible. Or, c'est déjà une assez difficile entreprise ; puisque le désir de vivre est inhérent à notre nature, puisque à tout âge, et notamment dans la vieillesse, c'est un bien que chaque homme est sujet à surfaire et à conserver à plus haut prix qu'il ne vaut peut-être, il faut donc en chercher les moyens. C'est beaucoup pour le vieillard d'être heureux, s'il peut obtenir cet état où l'on ne se sent vivre que par le sentiment profond de son existence, tant la vie est pleine, égale et bien équilibrée. On ne saurait nier que ce sentiment est pour l'homme qui a vécu une sorte de volupté. Montaigne en fait la remarque tout exprès. « Il a passé sa vie en oisyveté, disons-nous ; je n'ay rien fait d'aujourd'hui. Quoy ! avez-vous pas vescu? C'est non seulement la fondamentale, mais la plus illustre de vos occupations. » (Liv. III, chap. 13.) Le philosophe a raison, mais il faut savoir diriger sa manière d'être, la coordonner sagement, prudemment : la bonne hygiène est la vie bien entendue.

Voici une autre objection : Pour disposer sa vie comme vous le dites, pour combiner un bon plan de manière de vivre, il faut être riche. Cette objection est plus spécieuse que réelle, car dans toutes les conditions sociales il y a une sage ou une pire conduite. Partout il est facile d'obtenir et de conserver la santé *à bon marché*, il faut plus de bon sens que d'argent. On ne peut nier cependant que l'aisance aide à vivre sainement, mais les limites peuvent en être beaucoup plus étroites qu'on ne croit. Il n'y a que les deux extrêmes, l'indigence et l'opulence qui soient à redouter, l'une parce qu'elle manque de tout, l'autre parce qu'elle a tout à profusion. L'or est un tentateur, aussi bien pour celui qui le possède que pour celui qui le convoite ; à moins d'une puissance de raison, assurément très rare, car la richesse *amollit*, selon une expression vulgaire et très juste, on est trop disposé à satisfaire son goût, ses passions, ses caprices, quand on n'a qu'un signe à faire, puiser dans sa bourse. C'est ainsi que les vieillards riches, d'ailleurs si habitués à secouer le sablier pour le hâter, trouvent parfois le secret de centupler leur part d'amertumes et de souffrances, de toucher le fond de la douleur possible à l'homme, et d'arriver au dernier terme avec un corps usé, un cœur flétri, et une âme sans illusions. Être exempt en même temps des soucis de la richesse et de l'oppression de la misère, telle est la position la plus désirable, la plus digne d'envie. Si les besoins sont pressants, on peut encore les satisfaire ; si la raison est faible, elle trouve d'insurmontables obstacles dans la médiocrité de la fortune : *parca quod satis est manu*. Bénissez-la donc, cette médiocrité, seconde mère du repos, de la liberté, de la santé, et s'il n'est pas possible d'obtenir de pareils biens, qu'a-t-on à perdre en mourant ?

QUATRIÈME RÈGLE. — Combattre toute maladie dès sou origine.

Cette règle convient à toutes les époques de la vie, mais elle semble s'appliquer davantage à l'âge avancé. Jamais peut-être, ce qu'a dit un médecin célèbre: *Parva magnorum initia*, n'eut une plus juste appréciation. Il est facile d'en comprendre la raison: alors la force de réaction n'existe plus qu'à un faible degré, le ton organique a baissé plus ou moins, mais enfin il n'est plus ce qu'il était autrefois; il est urgent d'agir en sorte que les petites choses n'aient pas une valeur exagérée. Aussitôt donc qu'une maladie, une simple indisposition se déclare, il faut s'efforcer de la combattre et de la vaincre; qu'on se garde bien de la braver, comme font quelques vieillards imprudents et vaniteux. Un *rhume négligé*, un commencement très léger d'une *affection* de vessie, un *principe de goutte* ou de rhumatisme qui se porte sur les entrailles, etc., produisent ensuite et quelquefois subitement les plus graves accidents. Qui n'a pas appris quelquefois avec étonnement la mort de personnes âgées après une *courte maladie?* Sans doute la maladie apparente était courte, mais les forces étant épuisées, la mort a frappé sans différer. Dans les premières années, de violentes maladies peuvent fatiguer l'économie, l'affaiblir comme dans l'âge avancé, mais la nature y a ménagé de puissantes ressources dont elle a privé la vieillesse débile: la vie a pour ainsi dire deux enfances, elle n'a pas deux printemps.

Une chose importante surtout, c'est de surveiller attentivement les organes qui, faibles dès l'origine, n'ont jamais exécuté leurs fonctions qu'imparfaitement. On peut s'attendre que cette disposition morbide s'accroîtra avec l'âge, et il est bien rare qu'il en soit autrement. Chez l'un, c'est l'*estomac ;* chez l'autre, c'est la *poitrine* ou le *cœur*, ou la *vessie*, etc., qui sont affectés depuis longtemps : ainsi, quand les années s'accumulent, il convient de redoubler de surveillance sur ces organes déjà affectés. Souvent on a dit : L'avenir est le présent bien vu. Jamais principe et ses conséquences ne furent plus justes que pour le corps humain dans son entière activité et dans la décadence de ses forces. Tel homme a succombé, qui eût certainement prolongé son existence, si, s'examinant bien dans le présent, il avait vu dans l'avenir le contingent, le possible, en un mot, ce qui est parfois d'une probabilité si marquée, qu'elle tombe à l'évidence. Souvent encore il arrive que, sans qu'il se manifeste de graves accidents, sans que le mal soit actif et puissant, on tombe dans un état qui n'est ni la maladie ni l'état normal. Comme le désordre n'est encore qu'à son début, il n'y a aucune maladie caractérisée, mais il manque une certaine plénitude de force et d'harmonie ; il n'y a plus ce paisible et ravissant bien-être qu'on appelle *santé*. Ainsi, l'homme épuisé, languissant, végète, traînant difficilement la dernière période de la vie. Ce mieux futur, fatal espoir qui le consolait, n'arrive jamais, et finit même par s'effacer de son esprit. Triste existence, situation cruelle, où l'on peut dire avec tant de vérité :

Non vivo, non moro,
Ma provo un tormento
Di viver penoso,
Di luongo morir.

« Je ne vis pas, je ne meurs pas; mais j'éprouve le tourment d'une vie pénible et d'un mourir sans fin! » Eh bien! on peut assurer que, dans la grande majorité des cas, cet homme aurait pu disputer longtemps encore sa santé, ses forces, son bien-être, si, de bonne heure, il eût eu recours à une sage prévoyance, en combattant une multitude de maux qui l'ont d'abord accablé. Par le plus étonnant contraste, on peut dire : l'homme ne veut point vieillir, l'homme veut mourir le plus tard possible, et il hâte sans cesse, par ses actes, le temps qui le mène à la vieillesse et à la mort. Un peu de *raison*, un peu de *prévoyance*, que de maux nous épargnent ces deux gardiennes de l'existence. Au reste, souvenons-nous toujours de la grande et importante règle : *Principiis obsta*, *sero medicina paratur*. Et, d'ailleurs, quand quelques infirmités accompagnent la vieillesse, il faut savoir composer avec elle. C'était là en quoi consistait l'art consommé de Fontenelle, et il en tira grand parti; aussi écrit-il au professeur Vernet, de Genève: « Je suis beaucoup mieux qu'il ne m'appartiendrait, vu mon grand âge, et il me fait grâce de plusieurs infirmités dont il pouvait me charger : je n'en ai que d'assez légères dont je lui suis bien obligé. »

Maintenant que les grandes règles sont posées, entrons dans des applications plus distinctes et plus positives.

CHAPITRE III.

MILIEU ATMOSPHÉRIQUE. — TEMPÉRATURE. — CLIMAT. SAISONS. — HABITATIONS.

On doit comprendre, par tout ce qui a été dit précédemment, la haute importance de la respiration, et combien, dans la vieillesse, il faut s'attacher à l'accomplissement de cette fonction (1). L'homme ne vit de pain que trois ou quatre fois par jour, il vit d'air à chaque minute, à chaque seconde de son existence. Il en résulte qu'à tout moment le corps reçoit, du milieu où il vit plongé, de nouvelles modifications, d'abord imperceptibles, mais qui fréquemment et longtemps répétées, influent sur son existence d'une manière très utile ou très nuisible. Les conditions de la composition de l'air, de pression atmosphérique, de chaleur, de lumière, d'électricité, de magnétisme terrestre, voilà ce qui compose le *milieu ambiant*, sorte d'océan atmosphérique où reste plongé tout ce qui respire, tout ce qui existe organi-

(1) On doit se rappeler que, dans la première partie de cet ouvrage, j'ai fixé la cause et le point de départ de la vieillesse à l'époque même de l'altération des organes de la respiration.

quement. Ainsi, la vie prend ses racines dans notre planète et s'harmonise, jusqu'à un certain point, avec les forces de l'univers. Mais cet effet a lieu principalement par l'air et les éléments qui le constituent. L'air est le principe de toute existence animée ; tout en vient, tout y retourne après avoir subi diverses périodes d'accroissement, d'existence et de décomposition.

Des trois gaz qui sont les éléments de l'atmosphère, l'oxygène est, à proprement parler, pour l'homme, le *pabulum vitæ;* c'est lui, en effet, qui revivifie le sang, lui imprime des qualités nutritives et qui en fait l'excitant le plus énergique de toutes les parties vivantes. Cependant il faut des organes capables d'opérer ce grand et important phénomène. Or, chez l'homme qui a vécu, la poitrine et les poumons n'ont plus cette vigueur intrinsèque qu'ils avaient jadis; leur capacité, leur élasticité vont diminuant, l'enduit muqueux dont les conduits aérifères sont tapissés rend le tissu pulmonaire de plus en plus imperméable au principe organique; la revivification du sang veineux, récemment exprimé des aliments, est donc imparfaite. De là, moins de calorification, moins d'activité, moins de nutrition, moins de vie dans l'économie; de là toutes les débilités, toutes les chances de maladies qui en sont les conséquences. Le sang sert de ciment aux premières assises de l'édifice organique, et l'on conçoit ce qui doit arriver quand les conditions de la vitalité sont très diminuées. Alors que faut-il faire dans la vieillesse ? Rechercher constamment l'air vif, l'air pur, l'air parfaitement oxygéné, l'air qui circule pleinement, librement; tâcher d'en imprégner, d'en saturer les poumons autant qu'il est donné de le faire. Si l'on ne peut rendre à ces organes leur force d'action primitive, on doit au moins leur fournir un air pénétré des qualités les plus convenables à la fonction respiratoire, par conséquent à soutenir et à prolonger l'existence. Plus l'air sera oxygéné, plus il sera salubre et vitalisant, pourvu que ce soit dans les combinaisons atmosphériques établies par la nature, et par conséquent les plus en harmonie avec les lois de notre économie. On a vu des vieillards vouloir respirer partiellement, ou par forme d'essai, une atmosphère sursaturée artificiellement d'oxygène, et s'en mal trouver; cela devait être : l'appareil respiratoire organique n'étant pas en rapport avec une pareille préparation atmosphérique, l'assimilation oxygénique ne se faisait qu'imparfaitement ou bien devenait trop excitante. Il faut pourtant l'avouer, peut-être y a-t-il sur ce point des recherches et des découvertes à faire. Je suis certain que la vie peut être augmentée, soutenue par ce moyen que le progrès des sciences et l'étude approfondie des effets de l'oxygène pur dans certaines proportions, sur nos organes, mettront dans un parfait rapport avec l'appareil respiratoire. Toujours est-il que c'est dans l'air respirable et respiré que la vie puise sa propre conservation et les éléments d'elle-même, et notamment dans l'oxygène atmosphérique. On a calculé qu'un homme consomme par heure à peu près 40 grammes d'oxygène, c'est-à-dire 960 grammes par jour, et par conséquent environ 350,000 kilogrammes de ce gaz par an ; mais il y a beaucoup de variations à cet égard. La nature, d'ailleurs, a placé dans son laboratoire une telle quantité d'oxygène en réserve, que, selon des évaluations assez justes, la proportion que les animaux en consomment par siècle n'excède pas 1/7200e. C'est donc à l'homme âgé, plus peut-être qu'à nul autre, qu'il convient de rechercher un air pur et vivifiant ; qu'il évite surtout les réunions nombreuses où l'atmosphère est constamment altérée. En effet, qui ne serait effrayé en pensant que dans ces assemblées l'air que chaque individu respire a passé et repassé un grand nombre de fois, en tout ou en partie, par les poumons de tous les assistants? Or, quand ces organes sont affaiblis par l'âge, qu'espérer pour la vie et la santé d'une pareille atmosphère? Il est prouvé, du reste, que la plupart des hommes qui ont prolongé leur existence au delà du terme ordinaire ont été des marins, des agriculteurs, toujours plongés dans une atmosphère pure et salubre. On demandait à un homme très âgé et d'une verdeur d'existence remarquable, quel avait été son secret : « Le voici, répondit-il, *j'ai vécu en plein air* le plus qu'il m'a été possible. » Ainsi, à parler en général, quand la nature, par l'affaiblissement de nos facultés, nous avertit du rapide déclin de la vie, lorsque la main du temps nous a, pour ainsi dire, décomposés pièce à pièce, il reste encore des moyens de neutraliser, de retarder jusqu'à un certain point le mouvement de destruction. Un des premiers, peut-être le plus puissant, est de respirer continuellement un air aussi pur que possible. C'est l'*élixir vital* par excellence. Il en pénètre toujours une partie, même à l'âge avancé, dans les dernières profondeurs du poumon, ce qui soutient, ce qui ranime d'autant plus l'existence.

Température, insolation. — Toutefois il ne suffit pas que la composition intime de l'air soit tout à fait convenable à la vie, sa température est une chose des plus importantes, surtout pour les vieillards. En général, la chaleur du sang est estimée de 35 à 37 degrés centigrades, mais elle n'est plus la même quand le temps et les années ont fatigué l'organisme ; le sang est alors refroidi, et par cela même toute l'économie. Bien plus, le reste de chaleur que le vieillard possède encore est réparti d'une manière inégale ; les organes centraux en sont encore le foyer, tandis que les extrémités et la surface du corps ont une température très inférieure : les *membres glacés* du vieillard est une expression poétique prise dans la réalité même des choses. De cette disposition résultent deux graves inconvénients, des congestions intérieures, et à l'extérieur de fréquents refroidissements, cause d'une infinité de maladies, comme des catarrhes, des fluxions de poitrine, des rhumatismes, etc. La vie, on le sait, est ennemie du froid ; il convient donc d'éviter, dans la vieillesse, toute température froide, glaciale, et de reporter au contraire par la chaleur les mouvements organiques du centre à la périphérie du corps. Combien ne voit-on pas d'hommes âgés mourir dans la rude saison de l'année ; un souffle d'hiver les touche et les éteint, parce que s'étant exposés, imprudemment ou par accident, à l'inclémence de la température, la réaction vitale n'a pu se faire qu'imparfaitement, et ils ont succombé (1). Il s'en faut bien que tous soient aussi heureux que le cardinal de Fleury. « Après avoir été assez malade, dit un de ses contemporains, il s'avisa, il y a deux jours, ne sachant que faire, de dire la messe à un petit autel, au milieu d'un jardin où il gelait. M. Amelot et M. de Breteuil arrivèrent et lui dirent qu'il jouait à se tuer. — *Bon, bon, messieurs*, leur dit-il, *vous êtes des douillets.* A quatre-vingt-dix ans, quel homme ! » Qu'est-ce que cela prouve ? Que le cardinal de Fleury jouait, en effet, sa vie, avec la folle vanité de certains vieillards. Quelquefois même l'action d'une basse température ne se fait sentir que par ses effets dangereux ; la sensation même juge mal cette température qui semble n'effleurer que la peau, et dont l'influence passe jusqu'au principe de la vie, air perfide, acéré, pénétrant, qui, selon le proverbe espagnol, *n'éteint pas une chandelle et tue un homme.* C'est surtout quand on reste

(1) Les plus instruits même ne sont pas toujours les plus prudents. A la fin de l'hiver 1562, il faisait très froid. Bacon descend de voiture, entre chez un paysan, achète un poulet, le fait vider, et le farcit de neige. Au milieu de cette opération, un froid glacial le saisit, et il mourut au bout de peu de jours. Ce grand homme voulait prouver qu'on pouvait employer la neige pour conserver les substances animales. Sur le point de mourir, il écrivit que l'*expérience du poulet* avait complétement réussi.

immobile sous l'action d'une pareille température que le danger devient plus imminent et plus assuré.

Toutes choses égales d'ailleurs, un air à température chaude et douce convient spécialement à l'homme courbé sous le poids des années; c'est dans cet air qu'il vit le mieux et certainement le plus longtemps. La chaleur étant le radical des stimulants de la vitalité, il faut y avoir recours dans certaines proportions. La température *froide et humide* est sans contredit la plus pernicieuse pour les vieillards, selon la judicieuse remarque de M. Michel Lévy. « Cet air enlève plus de chaleur au corps que l'air froid et sec, parce que l'eau qu'il contient augmente sa conductibilité pour le calorique ; de là l'incommode sensation de froid pénétrant que déterminent les brouillards par une température basse : il semble que l'air humide s'applique plus exactement à la surface cutanée (1). » Quant à fixer, d'une manière précise, le degré de cette température, cela n'est guère possible en raison des circonstances, du climat, de la constitution originelle et des habitudes. On voit des vieillards corpulents, replets, craignant les congestions sanguines, rechercher volontiers une température légèrement fraîche, tandis que ceux d'un tempérament opposé se plaisent dans une atmosphère un peu chaude. Voltaire, avec sa constitution maigre, sèche, irritable, ayant plus de nerfs que de sang, faisait chauffer ses appartements en tout temps. Il écrit de Lausanne à la comtesse de Lutzel-

(1) *Traité d'hygiène publique et privée.* Paris, 1850, t. Ier, p. 382.

bourg : « Mon appartement est si chaud que j'y suis incommodé des mouches en voyant quarante lieues de neige. » Et l'on peut dire néanmoins qu'une température de 16 à 20 degrés centigrades est tout à fait convenable, même pour le vieillard débile, frileux, craignant le froid et les accidents qu'il entraîne.

Cependant les avantages de la température chaude sont bien autrement importants quand ils sont le résultat de l'action du soleil plutôt que ceux d'une chaleur artificielle. En effet, à la température douce se joignent la pureté, la vivacité de l'air, l'action de la lumière et sans doute aussi celle de l'électricité, quoique ses effets soient moins connus ; certes il n'est pas de concours d'éléments plus favorable au maintien de la santé. L'*insolation*, quand elle est possible, active ou modérée, selon le climat et la saison, est un des plus puissants moyens de conservation vitale qu'il y ait. Aussi un vieillard attribuait-il à cette cause la vigueur de sa santé : « *Mon ami et mon médecin*, le SOLEIL, m'a pris, disait-il, sous sa protection, et je vivrai un siècle. » Heureux donc celui qui peut et sait employer ce puissant agent modificateur de notre organisation ! Heureux celui à qui il est permis de respirer à pleine poitrine cet air embaumé des matinées d'été, le plus sûr, le plus enivrant des moyens de se procurer une longue vie !

Action des vents. — Les courants atmosphériques sont utiles à l'assainissement de l'air ; mais, soit par leur violence, soit par les matières et les miasmes dont ils sont le véhicule, soit aussi par la variation de température qu'ils produisent, ces courants déterminent parfois de fréquentes maladies individuelles ou épidémiques. C'est donc une sage précaution, quand la vieillesse est arrivée, de se prémunir contre les grandes perturbations atmosphériques; elles ébranlent les forts, elles abattent les faibles : qu'on les évite le plus possible. Beaucoup plus qu'un autre, le vieillard doit être soumis aux caprices du baromètre. Le changement de température déterminé par ces courants doit surtout fixer l'attention. Dans une haute température, que le vent s'élève, c'est un doux zéphyr qui rafraîchit et ranime; mais qu'il devienne violent et passe à la tempête, il est rare qu'il n'occasionne pas de malaise dans les constitutions débiles. C'est bien pis si la température est froide; cette température peut être tolérable quand l'atmosphère est calme, mais l'agitation de l'air la rend parfois insupportable. Un vent du nord sec, violent, pénétrant à travers les tissus jusqu'à la peau, et par la respiration jusqu'aux derniers ramuscules des bronches pulmonaires, présente d'imminents dangers pour les vieillards. Il en est qui bravent ces dangers, mais non pas toujours à beaucoup près sans de grands risques pour leur santé, et les exemples, à cet égard, sont trop nombreux pour que l'impunité ne soit ici que l'exception. Qu'on se tienne pour averti, que le vent pendant une température basse et froide est une cause incessante de graves maladies.

Sécheresse, humidité. — L'air sec, élastique, imprimant une certaine tonicité à la fibre animale, convient assez aux vieillards, la température fût-elle froide. Lorsque l'hiver de notre climat prend cette forme, ce qui est assez rare, la plupart des hommes âgés, d'ailleurs vigoureux, s'en trouvent bien ; ils respirent facilement, l'appétit se soutient, et pour peu qu'ils prennent de l'exercice, ils se sentent allègres, comme doués d'une certaine exubérance de vitalité. Mais il n'en est pas de même quand l'atmosphère est chargée d'humidité, saturée de parties aqueuses. Si cette humidité est chaude, qui ne se sent lourd, faible et nullement disposé à agir? Que s'est-il passé? le corps a-t-il augmenté de poids? La pondération dit le contraire, mais le ton vital manque d'énergie. Or l'homme âgé éprouve plus que tout autre cette disposition asthénique, indépendamment d'une prédisposition aux congestions sanguines, à l'apoplexie, etc. Si l'atmosphère est froide, il faut tâcher ou de l'éviter, ou d'en combattre les effets, car il n'en est pas de plus favorable, attendu le très facile refroidissement de la peau, pour la production de ces rhumes, de ces catarrhes, de ces toux dites de *cercueil*, dont le timbre, en effet, atteste le triste état de la poitrine, par conséquent de la respiration, disposition qui laisse toujours de fatales traces de débilité pulmonaire. Quant à moi, j'affirme, d'après des observations multipliées, que tout vieillard qui saura se défendre des catarrhes est presque assuré d'obtenir cette *longa et cervina senectus* dont parle Juvénal, en un mot, de vivre longtemps ; mais cela est très difficile dans un air froid et humide. Toutefois, avec de la prudence et des précautions, en consultant ses forces et ses habitudes, sans rien braver, comme sans trop s'écouter ni se dorloter, on pourra éviter ces rhumes, ces catarrhes fatigants, maladie si fréquente dans notre pays et dans le nord de l'Europe.

Climats. — L'étude du climat où l'on est, des rapports qui existent entre ce climat et notre organisation, est une des plus importantes pour quiconque fait cas de sa vie et de sa santé. Remarquons d'abord que le climat n'est pas seulement le chaud et le froid ; c'est un *être collectif* qui se compose de la température, de la lumière, de l'électricité, de la sécheresse et de l'humidité, des mouvements de l'air, de la nature des lieux, des productions du sol, de la situation du terrain et de sa culture. A moins d'une insalubrité extrême, par des causes spéciales, on peut vivre et vivre longtemps sous toutes les latitudes, pourvu qu'on se conforme aux exigences des *lieux*, des *airs* et des *eaux*, selon le précepte d'Hippocrate(1). Varron en fait aussi la remarque : *Graviora quæ ex cœli terræque insalubritate oriuntur mala, per nostram diligentiam leviora fieri possunt* (*De re rustica*, lib. I, cap. 5) : c'est-à-dire « que les maux les plus graves qui naissent de l'insalubrité du climat et du pays, diminuent toujours par nos précautions. » Rien de plus sage, de plus exact que cette assertion ; malheureusement on en tient peu de compte : souvent on se laisse aller aux influences malfaisantes d'un pays, soit par habitude et insouciance, soit parce qu'ayant évité pendant un certain temps les influences dangereuses de ce même climat, on se flatte qu'il en sera toujours

(1) *Traité des airs, des eaux et des lieux.* (*Œuvres d'Hippocrate*, trad. par E. Littré Paris, 1840, t. II.)

ainsi. C'est une conduite fatale, surtout quand l'âge, ayant affaibli le corps, en a diminué la force réactive organique. Est-il un climat qui convienne mieux que tout autre à la vieillesse ? Il est difficile de répondre à cette question, parce que sous tous les climats, excepté ceux d'une température excessive, on trouve des hommes qui ont poussé très loin leur carrière. Il y a plus, c'est qu'un climat ayant toujours cette constance de température moyenne qu'on désire tant ne serait peut-être pas aussi salutaire qu'on le croit ordinairement. Il faut à l'homme et aux animaux certaines variations dans l'atmosphère qui en changent la disposition et par conséquent les effets. Toutefois, dans notre pays, les climats doux paraissent les plus agréables aux vieillards ; ils les recherchent autant que possible ; aussi voit-on beaucoup de gens âgés, riches, passer l'hiver en Italie, sur les côtes de l'Espagne ou dans le midi de la France. Ils ne veulent pas abandonner le soleil, cette source abondante de chaleur et de vie. D'autres, ne pouvant s'éloigner, cherchent par les ressources de l'industrie à se faire une sorte de climat tempéré qui, sans avoir les avantages d'un climat naturellement doux, neutralise pourtant un froid par trop rigoureux pour quiconque est avancé en âge. On sait que Buffon, devenu vieux, faisait chauffer pendant l'hiver toutes les pièces de son vaste appartement à 16 degrés de l'échelle de Réaumur et n'en sortait plus pendant près de six mois : c'est ce qu'il appelait son *Italie artificielle*. On ne conçoit pas, aujourd'hui où les progrès de l'industrie et des recherches du bien-être ont été poussés si loin, que l'on n'ait point établi, ou du moins qu'on ne l'ait fait qu'imparfaitement, de vastes serres ou *maisons d'hiver*, où l'on respirerait un air pur et toujours tempéré. De cette manière on pourrait goûter les plaisirs de la promenade au milieu d'un jardin qui, orné de fleurs, vivifié même par le chant des oiseaux, représenterait véritablement le printemps et en réunirait les avantages au fort même des hivers les plus rigoureux. Plusieurs médecins ont depuis longtemps émis cette idée, et le docteur Beddoes, qui écrivait à la fin du XVIIIe siècle, parle de ces établissements hygiéniques qu'il appelle, avec raison, des *Conservatoires de la vieillesse.*

Saisons. — Ce qu'on vient de dire des climats peut s'appliquer en quelque sorte aux saisons. Celles où la température est douce, chaude, tempérée, conviennent le mieux aux hommes affaiblis par l'âge; ils le savent et le sentent encore mieux. Aussi combien de vieillards cacochymes, languissants, catarrheux, attendent, soupirent après les *beaux jours*, qui presque toujours, en effet, apportent du soulagement à leurs maux. Madame de Sévigné, déjà sur le retour, écrit à sa fille : « J'ai vu une devise qui me conviendrait assez ; c'est un arbre sec, comme mort, et autour ces paroles : *Finche sol ritorni.* » Devise applicable à bien des personnes valétudinaires. Cela doit être, car la même force qui donne la beauté aux fleurs, la saveur aux fruits, la rosée aux plantes, la solidité au chêne, doit vivifier des corps flétris, usés par l'âge. Une pénétrante et suave odeur de végétation, un air tiède et pur, de chauds rayons de soleil, de doux parfums exhalés des champs et des bois, ont une puissance réparatrice que rien n'égale.

Cependant, qu'on ne s'y trompe pas, dans le climat de Paris, on doit partager l'année en deux parties seulement : la première, dangereuse, qui comprend l'hiver, où le soleil se montre et se fait à peine sentir, et le printemps, où le soleil se cache ou se montre irrégulièrement; la seconde partie, ordinairement favorable, embrassant l'été et l'automne, saisons où le soleil verse en plein sa chaleur, sa lumière et ses bienfaits sur les constitutions usées, débilitées par l'âge. Le printemps surtout est une des saisons les moins favorables à l'homme âgé; ses perfides douceurs cachent souvent bien des dangers, bien des douleurs, bien des maladies pour les deux extrémités de la vie humaine, l'enfance et la vieillesse. Aussi est-ce dans cette saison équivoque, qui, comme le satyre de la fable, souffle le froid et le chaud, que les statistiques nécrologiques sont le plus surchargées. Je l'ai dit ailleurs, *la mort est comme l'amour, elle aime le printemps.* Comment en serait-il autrement? A peu d'exceptions près, le printemps, dans notre climat, n'est qu'un hiver plus ou moins prolongé, *attiédi.* A un temps doux, à un air pur, à un soleil brillant, succèdent tout à coup le froid, la tempête, le givre, la bise et un vent glacial. Qu'y a-t-il de plus pernicieux pour les tempéraments dont la force de réaction vitale a diminué? L'homme peut s'accoutumer, jusqu'à un certain point, aux excès des conditions cosmiques, mais leur variabilité, plus ou moins brusque, sera toujours pour lui une cause incessante de désordre et de maladie. Selon Réaumur, « cinq degrés de thermomètre produisent exactement, sur la sensibilité générale de la peau, le même effet qu'un ton sur la sensibilité spéciale de l'ouïe (1). » Or, si cet effet, plus ou moins brusque et répété, a lieu sur des individus dans la force de l'âge, que sera-ce pour l'homme déjà usé par l'âge et peut-être aussi par la maladie?

Par la grâce de Dieu et du printemps, j'espère de la vie, de la force, s'écrie le vieillard épuisé ; mais souvent il se trompe. Les premières chaleurs de cette saison, si agréables et si désirées, sont elles-mêmes parfois une cause de péril. En raison de la difficulté de la circulation du sang dans le cerveau, qui a lieu chez la plupart des vieillards, il faut peu de chose pour occasionner l'apoplexie : eh bien ! ce *peu de chose* se trouve dans l'excès subit de calorique répandu dans l'atmosphère, qui, dilatant le sang, peut déterminer la rupture des vaisseaux, et par suite un coup de sang mortel ou une fatale paralysie. C'est une saison contre laquelle le vieillard doit être singulièrement en méfiance ; le froid, la chaleur, les subites variations de l'atmosphère, voilà trois ennemis d'autant plus redoutables que leurs atteintes ne sont pas sans quelque douceur apparente. Rien de tout cela n'est à craindre dans l'été, et surtout pendant l'automne de

(1) *Mémoires de l'Académie des sciences*, 1758.

notre climat ; la pureté, la légèreté de l'air, à peu de chose près l'égalité de la température, et je ne sais quoi de tranquille, de reposé, d'harmonique dans la nature, notamment pendant l'automne, favorisent beaucoup la santé! Le bonheur d'*être* qu'on éprouve alors n'est troublé que par la prochaine arrivée de l'hiver. Tout le monde en convient, cette dernière saison est vraiment redoutable pour le vieillard, la mort semble s'approcher plus près de lui ; elle paraît plus menaçante, plus pressante, parce que les causes qui la déterminent sont pour ainsi dire multipliées. Il est certain qu'on est plus vieux l'hiver que l'été : qu'en doit-on conclure? Qu'il faut redoubler de soins et d'attention. Mais ici se présente un double inconvénient déjà signalé. Si, par excès de précaution, on a recours à des vêtements trop épais, trop chauds, si l'on fait que les appartements soient toujours hermétiquement fermés, il en résulte, pour le corps, une trop grande susceptibilité, qui fait que les petites causes agissent alors aussi fortement que les grandes : c'est là ce qui arrive aux vieillards riches, toujours frileux et très souvent catarrheux. Si, au contraire, par défaut absolu de précautions ou par nécessité, on reste exposé aux inclémences d'une saison rigoureuse, de graves et mortelles maladies peuvent en être la suite : c'est là ce qui arrive aux vieillards pauvres ou imprudents. Il y a en tout une combinaison habile, sensée, un moyen terme indiqué ici par la prudence et surtout par l'expérience qu'on a de soi-même. Ne rien braver, ne jamais agir qu'après avoir consulté ses forces, ses habitudes, sa manière d'être, ses occupations habituelles, telle est la grande règle hygiénique à observer dans ce cas. Qu'on ne craigne pas trop l'air extérieur, le froid même assez vif, mais il faut savoir choisir son temps, son heure, et si cela n'est pas toujours possible, recourir à certaines précautions indiquées par la plus vulgaire prudence. Nous avons vu un vieillard obligé de travailler dans un bureau fortement échauffé, mais qui, pour en sortir dans l'hiver, mettait près d'un quart d'heure à descendre l'escalier, afin, disait-il, de mettre sa poitrine en *équilibre* avec l'air extérieur. Ce vieillard avisé attribuait, non sans raison, à cette coutume, d'avoir été pendant de longues années exempt de rhume, de *grippe* et de fluxions de poitrine.

Habitation, séjour à la campagne. — On a dit qu'il était bon d'orner sa *cage* quand on est obligé d'y rester ; il est mieux encore, c'est de la rendre salubre, afin que la vie y soit douce et prolongée. Cette remarque convient surtout à l'homme atteint par la vieillesse. Le grand-père, l'aïeul ou l'aïeule, sont pour ainsi dire les dieux lares de la maison, parce qu'ils y restent plus longtemps que les autres ; c'est leur sanctuaire, c'est leur asile. Que cette maison soit donc saine, commode et agréable, exposée, si faire se peut, au midi ou au levant. Qu'on évite l'humidité et l'obscurité, ce sont les ennemis domestiques les plus à craindre ; l'humidité surtout, car il en résulte pour la santé les plus graves inconvénients. Beaucoup de soleil, beaucoup de lumière, de l'air pur, de nombreuses issues, voilà ce qui n'est pas moins indispensables. Les Italiens disent : « Où le soleil n'arrive pas, le médecin entre, » très utile proverbe fondé sur une incontestable expérience. Je n'ignore pas que la position, l'état de la fortune, les nécessités sociales, contrarient souvent ces dispositions ; je dis le mieux à faire, le possible vient ensuite, et dans ce possible il y a encore à se conduire d'après les enseignements de la raison et de l'expérience.

Mais si l'habitation est à la campagne, c'est alors qu'on peut ou la choisir, ou la bâtir convenablement. La somptuosité n'en doit être que la moindre qualité ; l'élégance même sera subordonnée au confortable bien entendu, aux commodités, à la salubrité. La fameuse maison aux *contrevents verts*, tant désirée par Rousseau, n'avait de charme réel que parce qu'elle réunissait la simplicité aux meilleures conditions hygiéniques. Mais quand le choix de l'habitation est fait, quand on l'a disposée convenablement, on doit y séjourner longtemps ; il faut en faire le *nid de sa vieillesse*, l'asile, le repos de ses dernières années, le port où l'on a jeté l'ancre pour se mettre à l'abri des orages de la vie. Le séjour à la campagne, quand il est paisible, peut être regardé comme un des moyens les plus certains pour améliorer et prolonger la vie. Le bonheur, pris dans son vrai sens, n'est que l'art d'acquérir et de conserver le meilleur sentiment possible de notre existence ; or, nulle part on n'y parvient mieux qu'à la campagne. C'est une vérité maintenant bien reconnue, et il n'est si pauvre captif retenu dans cette grande geôle qu'on appelle Paris, à l'exception de quelques individus dont nous parlerons, qui n'aspire, dans la saison, à se donner de l'air, du loisir, de la liberté. Un homme d'esprit a dit : « Nos jardins, dans Paris, sentent le renfermé. » Cette exagération représente pourtant la vérité sous certains rapports. Toutefois ce qui est un plaisir chez les uns est une nécessité pour d'autres que l'âge a brisés. L'homme sommé par la vieillesse de vivre en paix, de secouer les chaînes, les ennuis de l'ambition et des affaires, peut-il trouver mieux que la campagne pour abriter ses vieux jours? C'est là que l'on obtient cette monotonie du bonheur, l'état le plus délicieux qu'il y ait au monde, ce doux état où la fatigue de vivre n'existe plus. C'est donc là qu'il fait bon vieillir, où l'on peut mourir tout à son aise et le plus tard possible. Le repos! le repos! cette félicité de la vieillesse et en même temps un des meilleurs préceptes d'hygiène, ne peut vraiment exister que dans la vie rurale, qui, selon Columelle, est parente de la sagesse, *consanguineam*. Quelque abondante que soit la part que Dieu ait mise dans le calice d'amertumes d'un malheureux, le calme des champs peut la tempérer et la diminuer. Parmi ceux qui en ont fait l'expérience, je les appelle en témoignage, en est-il un seul qui, à la longue, ne se soit trouvé en quelque sorte régénéré, et n'ait senti avec surprise qu'il avait laissé sur les limites de son asile champêtre, sa faiblesse, ses infirmités, ses soins, ses inquiétudes, en un mot, la partie débile de son être, la portion ulcérée de son cœur? C'est qu'en effet, l'esprit et la raison y regagnent une sensibilité, une faculté de se reprendre aux choses du sentiment et de la pensée qui est une sorte de rajeunissement plein d'imprévu et de charme. Outre la pureté de l'air, l'exercice du corps, une nourriture simple et saine, c'est la quiétude de l'esprit, c'est le contentement de soi et des autres, c'est une vie calme, unie, reposée, qui entrent pour leur part dans le sentiment du bien-être qu'on éprouve à la campagne. *Vivre vite*, ce moyen si connu, si fatal, ne peut être appliqué dans les circonstances heureuses dont nous avons parlé. Au contraire, on vit plus lentement, et par cela même plus en concordance avec les lois de notre économie, et ceci est d'autant plus à remarquer qu'aujourd'hui les causes de destruction vitale semblent augmenter en nombre et en intensité. Il y a plus, c'est que beaucoup de maladies guérissent à la campagne, et celles qui sont incurables y sont presque toujours adoucies. L'air est si bon, la nature si belle, le consentement du Ciel pour la paix de l'homme si manifeste, qu'on est content de vivre ; on savoure tout à la fois, et l'existence, et les moyens d'exister. Il y a, pour ainsi dire, une surabondance de vitalité, car on la puise de tous côtés. La puissance calorifique et vivifiante de la respiration, dont j'ai tant parlé, semble acquérir à la campagne un surcroît d'activité ; la vie intérieure a plus d'énergie, on se sent léger, disposé au travail, propre à lutter contre les résistances ; les forces se raniment, le corps se revigore ; la vie se raffermit en même temps qu'elle coule doucement et uniformément : on dirait que les heures glissent sur vous et tombent en silence dans l'éternité sans vous faire sentir leur rapide passage.

> Du repos, du loisir, de l'ombre et du silence.....

voilà quatre puissants moyens de médecine hygiénique indiqués par un poëte, interprète sublime de la sagesse comme de la bonne médecine. C'est avec raison qu'un vieux sénateur romain, retiré dans son domaine où il jouissait d'une profonde paix, faisait tous les ans un sacrifice solennel *Phœbo pacatori*, à Apollon pacificateur, auquel il devait un si grand bonheur (1). Une pareille situation est d'autant plus remarquable, que si on le veut bien, elle est rarement troublée par les choses du dehors. Contraindre sa volonté par les affaires ; presser, hâter la vie par les intérêts et les chagrins ; tourmenter le présent par les préoccupations de l'avenir ; voir l'égoïsme sous toutes ses formes et dans toutes ses hypocrisies : telles sont en général les épreuves continuelles des habitants des villes. Qu'en résulte-t-il ? Un fonds habituel d'irritation physique et morale qui influe d'une manière fâcheuse sur la santé comme sur le bonheur. Ajoutons que chacun de nous a aussi des moments qui ne sont pas gardés ; plus d'une fois on agit sous l'inspiration d'une bile condensée et altérée dans la vésicule du foie. Mais à

(1) « Que je hais ces villes boueuses où tous les sentiments élevés se déforment et deviennent bas, où tout se souille en nous, notre corps et notre âme, nos pieds et nos ailes. » (Le marquis de Mirabeau à son frère le bailli.)

la campagne, et surtout pour le vieillard libre d'entraves et de soins, la prudence devient moins exigeante, moins nécessaire ; on peut se laisser vivre tranquillement, aisément à la grâce de Dieu, charme bien réel, bien positif, pour quiconque a longtemps vécu parmi les hommes, exposé aux traits de l'injustice, aux atteintes de la calomnie dont qui que ce soit n'a été exempt.

C'est précisément le calme de l'esprit qu'on éprouve à la campagne, à moins d'une passion extrême, ce qui n'a pas lieu chez le vieillard, qui contribue à maintenir la santé de l'économie. La vie morale, trop souvent le bourreau de la vie physique, est loin d'y avoir la même intensité que dans les grandes villes; aussi a-t-on ordinairement cette gaieté sérieuse de l'âme prouvant tout à la fois une bonne organisation, une bonne santé et une bonne conscience. Lorsque Bonaparte, alors premier consul, vint voir madame Helvétius à Auteuil, elle lui dit : « Ah! général, vous ne savez pas combien il y a de bonheur dans trois arpents de terre, » sages paroles que probablement il n'a bien comprises qu'à Sainte-Hélène. Un autre avantage de cette tranquillité d'esprit, c'est que le jugement semble devenir en quelque sorte plus sagace, plus pénétrant, *anima sedens fit sapientior*. Il est certain que hors du tourbillon des intérêts et des passions, le vieillard instruit, aidé de son expérience, apprécie mieux les hommes et les choses. Il ne daigne pas toujours regarder au-dessus de ses haies ce monde comme il est et comme il va, mais sa pensée est ordinairement pleine de justesse, parce qu'elle est dégagée de toute illusion. Toujours disposé à plaindre et jamais à flatter cette masse ignorante et souffrante, première assise de la société, il en comprend mieux que tout autre les besoins et les devoirs, d'autant plus que les bruits effrayants et fatigants de la machine politique ne parviennent à lui qu'affaiblis par la distance, et par conséquent sans influer directement sur son intelligence. Si l'on savait, comme on l'a dit, ce que c'est que Paris du fond d'un bois, ce qu'est la lecture d'un journal au pied d'un chêne, devant l'éclat et l'ampleur magnifique du ciel, quand on entend chanter de toutes parts et sur tous les tons l'hymne de l'amour et du printemps, on n'hésiterait jamais à s'éloigner des grandes villes.

Dans un siècle où chacun se hâte, se presse et se tourmente, n'est-ce pas un immense avantage de se trouver dans un milieu où l'on vit sans l'excitation fébrile des cités populeuses? Le vieillard a surtout besoin, je le répète, d'une certaine lenteur d'existence, et il ne peut guère l'obtenir qu'à la campagne. C'est là, d'ailleurs, où il comprend ce langage mystérieux, indéfinissable, qui nous attache si fortement au toit sous lequel fut placé notre berceau, toit de chaume ou château féodal; c'est là aussi, dans la paix et la solitude, où abondent les souvenirs, où s'exerce avec plus de force la mémoire, cette puissante faculté qui prolonge notre existence jusqu'aux horizons les plus lointains du passé. Ainsi, d'une part, douce activité du corps, repos entier de l'esprit; de l'autre, éloignement de toute cause grave d'irritation morale, n'est-ce pas là le meilleur système à adopter pour aider, pour protéger la vie, la prolonger autant que possible?

La médecine et la philosophie ont un fonds commun sur lequel se bâtit l'édifice de notre santé et de notre bonheur, mais ce fonds ne se cultive bien qu'à la campagne. Dans les grandes villes, la vie est communément si active, si haletante, si surmenée, qu'on y est heurté, poussé, entraîné malgré soi; on y existe trop par les autres et pour les autres, très rarement alors le poids de la vieillesse semble léger à supporter. A la campagne, au contraire, on vit pour soi-même et par soi-même; l'intensité constitutionnelle des forces physiques et morales ne se trouve jamais diminuée, compromise dans une foule de petites ou de grandes passions, d'intérêts qui ne sont pas toujours les nôtres: si nous le voulons, le bonheur y est toujours réel, toujours présent, en attendant ce bonheur éternel auquel nous aspirons tous et que notre âme entrevoit à travers un abîme.

Mais quels que soient les avantages du séjour à la campagne, avantages nullement exagérés, qu'on se persuade bien, néanmoins, qu'ils existeraient à peine si l'on s'abandonnait à cette vie torpide, à ce bien-être de végétation dans lequel se complaisent certains vieillards. Tôt ou tard l'ennui les saisit, puis viennent infailliblement les maladies. La vieillesse est une sorte de *tempérament spécial* dont on doit combattre les extrêmes, et très souvent on y parvient par des occupations convenables. Il faut nécessairement que l'homme travaille, et à tout âge; c'est la condition de son bien-être physique et moral. Que le vieillard à la campagne, retiré du monde et des affaires, se crée donc des occupations; comme il s'agit de distractions plus que de travaux, rien de plus évident que ces occupations seront calculées d'après la mesure des forces. Au plaisir du repos il s'agit d'ajouter le plaisir d'une douce activité, pas autre chose; quant à la nature de ces occupations, que l'on consulte ses goûts et ses habitudes. L'agriculture sans ses embarras et ses fatigues, bien mieux encore l'horticulture sans trop de soins pénibles, conviennent à beaucoup de personnes; l'histoire naturelle, notamment la botanique, l'entomologie ou l'étude des insectes, présentent des ressources infinies. Plus on s'y adonne, plus on multiplie ses jouissances; car, dit le savant Ramond, « rarement on consulte la nature sans y trouver plus qu'on ne cherche. » Les arts, les sciences, les travaux littéraires offrent des avantages relatifs aux goûts particuliers, aux connaissances acquises. Pline le jeune, retiré dans sa villa de Laurentin, écrit à son ami Minutius Fondanus : « Je ne m'entretiens ici qu'avec moi et avec mes livres. O l'agréable ! ô l'innocente vie ! qu'elle est honnête ! qu'elle est préférable même aux plus illustres emplois ! O mer ! ô rivage ! véritable séjour des Muses, que vous m'inspirez de nobles, d'heureuses pensées (1) ! » Il n'est pas jusqu'à cette philosophie

(1) Mecum tantùm et cum libellis loquor. O rectam sinceramque vitam ! o dulce otium honestumque, ac pene omni negotio pul-

douce, mélancolique, rêveuse, qui n'ait aussi son charme en élevant le cœur et la raison. Le spectacle de la nature et sa contemplation dans l'ensemble des merveilles de l'univers ouvrent une immense carrière aux jouissances intellectuelles. Que de beautés dans les plus petits objets! que de merveilles cachées dans l'abîme d'un rayon de lumière! Toutefois, quoique la puissance de Dieu soit aussi évidente dans la poussière de l'aile d'un papillon, dans l'œil d'un insecte, dans l'humble fleur de la prairie, dans les vaisseaux qui se ramifient sur une feuille, que dans la création d'un monde ou dans les lois qui président aux mouvements des planètes, il n'en est pas moins vrai que l'aspect des hautes montagnes, de l'Océan tranquille ou agité, d'un ciel pur et brillant de constellations, imposent davantage à nos sens et à l'imagination. Ajoutons que, dans ces méditations, la pensée se détache nécessairement des choses présentes et se reporte vers l'infini des choses futures... Si l'on peut varier ses occupations, elles n'en seront que plus utiles et plus profitables. Le point essentiel est de ne pas outre-passer la mesure des forces d'un corps déjà fatigué par l'âge, et d'échapper ainsi au *surgit amare*, plus dangereux à cet âge qu'à tous les autres. Surtout qu'on écarte toutes prétentions à la renommée, à la gloire. Ainsi, pas d'excitation extrême, nulle ivresse, aucun entraînement, tel est le principe à

chrius! O mare! o littus! verum secretumque μουσεῖον! quam multa invenitis, quam multa dictatis! (*Epist*, lib. I, IX.)

établir, la règle hygiénique par excellence. Encore une fois, il ne s'agit pas de travail, d'efforts, de labeur, il s'agit de vivre; il s'agit de jouir avec cette modération conservatrice qui active sans fatigue les ressorts de l'économie. Quand Voltaire dit : « Le plaisir est le but universel, qui l'attrape a fait son salut, » il peint le vieillard qui, ayant accompli noblement ses devoirs dans la société, ne pense plus, dans son asile rural, qu'à finir ses jours aussi doucement qu'il lui est possible.....

> Et passer, puisqu'il vient une heure où tout succombe,
> Du repos de la vie au repos de la tombe.

On conçoit qu'une existence aussi pleine, aussi heureuse, ne puisse guère s'obtenir que par le séjour habituel à la campagne, ou au moins pendant une grande partie de l'année. Mais tout le monde n'a pas cet immense avantage; il est des hommes âgés que la nécessité, certaines obligations, enchaînent dans les villes. Eh bien! à moins d'une indigence extrême, il est encore possible de temps à autre d'aller respirer l'atmosphère libre et pure de la campagne; qu'ils en profitent donc, leur santé n'en sera que plus raffermie. Le changement d'air seul peut l'améliorer quand elle est débile, à plus forte raison quand cet air est imprégné de doux parfums exhalés de toutes parts, pénétré de lumière et échauffé par les rayons d'un soleil bienfaisant; et même plus on en est privé, plus on en sent le charme : c'est une sorte de dédommagement dû à notre organisation et à nos habitudes.

Pour être tout à fait impartial et ne rien exagérer, je dirai qu'il est des vieillards, même riches, qui préfèrent la ville à la campagne et ne s'en trouvent pas plus mal; dans notre climat, Paris est surtout 'objet de leur prédilection. Volontiers ils diraient de cette ville ce que Bussy-Rabutin pensait de la cour, « que si elle ne rend pas heureux, elle empêche, après une longue habitude, qu'on ne le soit ailleurs. » A moins d'aller plus loin encore, et de s'écrier avec Coulanges, forcé de s'éloigner de Paris :

Je crois, en te quittant, sortir de l'univers.

Quel est donc le charme qui attire ces vieillards, amateurs citadins? Précisément ce qui déplaît à d'autres, le fracas et l'agitation d'une grande ville, et surtout de Paris ; ils ont besoin de ses excitants, de son air, de sa boue, de son fracas. La solitude leur déplaît, le silence les glace et l'uniformité de la vie est pour eux synonyme de l'ennui ; être éloigné du bruit leur semble triste comme la mort. Le continuel bruissement d'une grande ville, le mouvement de la société, les assemblées, les réunions, un certain désœuvrement affairé, des plaisirs plus ou moins renouvelés, c'est là ce qui les anime, ce qu'ils appellent mener la vie le plus joyeusement possible. On ne saurait disconvenir qu'il en est qui poussent ainsi très loin leur carrière: le maréchal de Richelieu, le duc de Lauzun, l'abbé de Chaulieu, l'abbé de l'Attaignant, ainsi qu'une foule d'autres, en sont des exemples remarquables. Mais, pour cela, il faut être doué d'une vitalité pour ainsi dire spéciale et capable de supporter bien des excès. Il est assez rare, en effet, qu'on résiste à l'impureté d'un sang échauffé, battu par des efforts auxquels répugne notre économie. Les hommes passent vite, parce que chez eux la vie est un feu qui consume : pourquoi donc l'activer jusque dans l'arrière-saison? pourquoi hasarder sa santé, son existence aux chances d'une pareille loterie? Toutes choses égales d'ailleurs, la vie des champs est cent fois préférable; encore une fois, l'air pur qu'on y respire et le calme de l'esprit qu'on y éprouve sont préférables à tout. Non, il n'est pas d'éléments plus propres à soutenir l'existence et à la prolonger pour le bien-être.

CHAPITRE IV.

RÉGIME ALIMENTAIRE, SES BASES, SA MESURE ET SES EFFETS DANS LA VIEILLESSE.

Modicus cibi, medicus sibi.

Tout en conservant en nous jusqu'au dernier moment le désir de vivre, la nature, par une contradiction inexplicable, nous en ôte peu à peu les moyens. C'est ainsi que chez le vieillard les dents n'existent plus ou à peu près; dès lors la mastication devient difficile, et par cela même l'*insalivation*, premier acte d'une bonne, d'une complète digestion. Cette circonstance est d'autant plus fâcheuse que le système digestif, bien qu'il résiste assez longtemps, s'affaiblit néanmoins avec les progrès de l'âge. Quoi qu'il en soit, il est très important de maintenir l'activité de ce système, radical soutien des forces de l'économie. La bonne digestion fait le bon chyle, le bon chyle fait le bon sang, le bon sang fait le bon tempérament, d'où vient la santé parfaite. Ainsi tout dépend du sang, de ce liquide précieux qui, quoique homogène dans ses éléments, nourrit les organes les plus différents en apparence : on dirait une sorte d'*homœomérie* comme l'entendait Anaxagore. Pour remédier autant que possible à la perte des dents, les vieillards ont deux ressources : la première, de mâcher lentement et longuement, de retenir dans la bouche le bol alimentaire, afin de l'imprégner de salive le plus intimement possible ; le second moyen est de recourir à des aliments tendres, bien préparés, n'exigeant qu'un broiement très modéré. Cette dernière précaution a maintenu la santé de beaucoup de vieillards privés de leurs dents depuis bien des années.

Est-il un régime particulier aux gens âgés? On peut répondre négativement, pourvu qu'il soit doux, modéré, convenable. Peut-être ce régime doit-il être un peu tonique et fortifiant ; mais un tel principe, vrai en général, est subordonné à tant de circonstances, tirées de la constitution, des habitudes et même de la fortune, qu'on doit se contenter de poser le principe, libre à chacun de l'expliquer d'après la connaissance intime qu'il a de lui-même et de ses forces digestives. Il en est de même du choix des aliments : ceux qui passent bien, qu'on digère le mieux, dont on a l'habitude, doivent sans contredit être le plus ordinairement employés. On a longtemps discuté ce point d'hygiène, si dans la vieillesse il fallait préférer les substances animales aux végétales. Il est certain que les premières ont sur l'estomac une action plus stimulante que les secondes; qu'à volume égal, elles réparent plus complétement et soutiennent plus constamment les forces : mais il ne faut ici rien d'exclusif; le mieux peut-être est de combiner l'une et l'autre substance dans une sage mesure. Si l'on trouve des vieillards qui attribuent leur bonne santé au régime animal d'après ce principe : *Carne fa carne*, combien voit-on de personnes vigoureuses, de robustes montagnards qui se contentent presque entièrement de végétaux. Encore une fois il ne faut rien outrer. Xénophon vante beaucoup la force de ces hommes sobres qui sont nourris, dit-il, de pain, de lait et de cresson; mais ce régime convient à bien peu d'individus, notamment dans les pays froids et tempérés. Cependant, à moins d'être l'ignoble esclave de son ventre, on fera bien de s'en tenir aux qualités d'une alimentation douce et substantiellement savoureuse. *Omne dulce nutrit*, a dit un médecin expérimenté. Que l'on consulte surtout les forces de son estomac. Cet organe est le protecteur ou le destructeur de la santé; il convient donc d'apprécier son état dans le choix d'un régime. Est-il débile; les digestions sont-elles ordinairement pénibles, laborieuses, suivies de gonflement, de malaise, de flatulences, les aliments à principes de haute et facile animalisation, comme la viande, le poisson, les œufs, le chocolat, etc., sont à préférer. L'estomac est-il au contraire chaud, actif, malgré l'âge, le régime végétal ou mixte doit être choisi. Erasme, cet esprit fin et sagace, le Voltaire du XVIe siècle, étant devenu vieux, avait obtenu une dispense du pape pour les jours maigres : il avait, disait-il, *l'âme catholique, mais l'estomac protestant*. Le point essentiel est d'établir, d'après l'expérience, une combinaison hygiénique dont le système digestif s'accommode surtout dans la vieillesse. En tout cas faites provision d'un bon régime, pour obtenir quelque chose des lois de la nature, car le régime qui fait la bonne santé, fait aussi la longue vie.

Mais si le choix et la qualité des aliments méritent une grande attention dans la vieillesse, la quantité de nourriture est aussi un objet des plus importants. C'est ici que les règles de la tempérance connues, préconisées dans tous les temps, trouvent une application rigoureuse, sous peine de voir abréger son existence ou d'être condamné à une vie de douleurs, disons la vérité, à une vie expiatrice. Il est des vieillards, amis de la sobriété, qui comprennent que leur santé en dépend, qu'à leur âge il ne s'agit que de soutenir les forces, et se conduisent d'après ce sage principe. Vivre avec le moins de douleur possible, est pour eux le but suprême, et ils s'efforcent de l'atteindre, bien convaincus, du reste, que vouloir se livrer aux jouissances de la bonne chère sans en craindre les effets, c'est vouloir prendre un brevet d'éternelle jeunesse sans garantie de la raison. Il est aussi des vieillards faibles, à estomac délicat, scrupuleux, modérés, petits mangeurs par nécessité : eh bien ! un régime dirigé dans ce sens, avec méthode et persévérance, peut maintenir très longtemps l'équilibre des forces, et par conséquent la santé. Combien n'en voit-on pas qui, malingres, chétifs en apparence, et dont la carrière se prolonge au grand étonnement de ceux qui les connaissent. C'est qu'ils ont su de bonne heure se nourrir dans de justes proportions : ni peu, ni trop, ce fut là leur règle, et cette règle est infaillible. Le célèbre Cornaro, dont la devise était, *non ut edam, sed ut vivam*, disait à ce sujet : « Si j'étais né avec une constitution robuste, je ne douterais pas de pousser ma carrière jusqu'à cent vingt ans ; mais ayant apporté en naissant un tempérament délicat, je n'espère de vivre *pas plus* d'un siècle. » Il vécut en effet cent ans, et sa mort singulièrement douce, comme un léger évanouissement, fut toute son agonie. Il mourut à Padoue, le 26 avril 1566.

Mais tous les vieillards n'agissent pas comme ceux dont il vient d'être question ; on en trouve qui volontiers se laissent aller aux béatitudes sensuelles. Gastronomes experts et habiles, viveurs surannés, toujours prêts *à dîner à fond*, selon leur expression, ils aiment la bonne chère, le bon vin, les longs repas. Leur estomac encore vigoureux ne refuse rien et digère tout ; donc, disent-ils, on peut s'en rapporter à lui. « La vivace intégrité du sens du goût, dit avec raison M. Michel Lévy, qui est un des rares privilégiés de cet âge, les entraîne au delà des limites que leur impose la médiocrité de leurs besoins; leur palais parle plus haut que leur estomac (1). » Ce sont de ces vieillards qui prétendent que la table étant le seul plaisir qui leur reste, il doit leur être permis de s'y livrer. Ajoutons que le péché de la gourmandise n'exclut pas un certain degré de gravité qui sied toujours aux personnes avancées en âge. Aussi est-il rare, avec certaines habitudes, à moins que le mal ne se fasse sentir ou menace d'une manière évidente, qu'on se mette au régime d'une stricte sobriété, on brave même quelquefois la maladie. « Plutôt la mort que l'abstinence! » s'écriait un vieux gastronome gisant sur son lit de douleur. Rien de plus dangereux qu'un pareil oubli des règles de l'hygiène les mieux fondées comme de la sagesse la plus vulgaire. Selon la maxime du comte de Broussin, illustre gourmand du XVIIe siècle, *on ne vieillit jamais à table.* Sans doute, mais on vieillit rapidement des suites de la table. On peut l'avouer, il est bien rare que l'on arrive à la vieillesse, et dans certaines conditions de la vie, sans que l'art, par ses douces et ingénieuses amorces, par des assaisonnements variés, par d'habiles combinaisons culinaires, ait introduit des changements dans le régime au préjudice de la simplicité, des goûts et des besoins primitifs; mais il convient, au déclin de la vie, d'y mettre beaucoup de prudence et de modération. Il faut toujours se souvenir du proverbe arabe : « La tempérance est un arbre qui a pour racine le contente-

(1) *Traité d'hygiène publique et privée*, t. II, p. 143.

ment de peu et pour fruits la santé et le calme. » Un des premiers dangers d'un régime stimulant et succulent, est de fatiguer l'estomac outre mesure, de forcer sa contractilité en même temps qu'on exalte sa sensibilité. De là des langueurs gastriques, des inappétences, des dégoûts qu'on essaie de faire passer par un moyen plus dangereux encore, celui d'un régime surexcitant, pour produire enfin ce qu'on appelle un *appétit déréglé*, mot plein de justesse et d'énergie. Règle générale : De tous les estomacs, celui qui digère le moins bien est celui qu'on a voulu contraindre à digérer davantage. Se livrer aux plaisirs de la bonne chère, faire de longs et savoureux repas, semble d'abord une bonne et joyeuse vie : de frais et rubiconds vieillards, prédestinés à l'apoplexie, en sont de fréquents exemples; mais à la fin il faut compter avec la nature, justice incréée, pour ainsi dire, éternelle, inexorable, sans exception de personnes. Beaucoup de maladies naissent de cette intempérance; une des plus fréquentes est certainement la goutte, et rien n'est plus implacable. La goutte est ici-bas l'enfer du vieux gourmand, c'est son remords, c'est sa furie. N'est-elle pas, en effet, vengeresse des lois violées de l'économie? Mais c'est à quoi ne pense guère l'homme se livrant à ses penchants, à ses habitudes d'un appétit factice, devant une table somptueusement servie. Attendez, la maladie n'est pas loin. Bien des fêtes de la vie ressemblent au tableau du Poussin : sur le premier plan, le rire, la joie, la danse; la tombe au fond.

Un grave inconvénient, et sans doute la cause de nombreuses maladies, du trop manger chez les vieillards, c'est de déterminer la pléthore sanguine. D'abord il y a trop de sang, puis ce sang n'a pas les qualités convenables que donne la respiration dans les âges précédents ; il est donc doublement nuisible par sa quantité et par sa qualité. Dans la jeunesse et même dans la première époque de l'âge mûr, il y a non seulement à réparer, mais il faut un excédant de sucs nourriciers pour l'accroissement. Dans la vieillesse, rien de semblable n'a lieu, il n'y a qu'à soutenir, fort peu à réparer ; à quoi bon une masse de sang mal élaboré? On ne perd à cet âge, ni par l'exercice, ni par la transpiration, ni par les évacuations du sperme, l'équilibre des forces doit nécessairement se rompre. A la vérité, ce dangereux excès de nourriture inspire quelquefois l'orgueil d'une fausse santé par l'obésité qui en est la suite. Qu'on ne s'y trompe pas, ce n'est plus cet accroissement progressif de l'économie, cet embonpoint modéré, salutaire, ce *suave incrementum* qui témoigne du bon état du corps et du tempérament ; c'est souvent une masse de graisse qui, saturant l'économie, fatigue et atrophie les organes, gêne leurs fonctions, obstrue les conduits, nuit à l'exercice, rend impropre à toute autre chose qu'à manger, à faire d'un homme un appareil à chyle. La pléthore graisseuse ou adipeuse est un pesant fardeau à un âge avancé. Ces ventres sans fond, ces estomacs où la sonde se perd en sont la source et l'origine. Aussi beaucoup de vieillards à corpulence pansue sont-ils lourds, indolents, accablés ; ils ont une figure gonflée, vultueuse, empourprée ; abattus, affaissés comme des boas gorgés, disposés à une continuelle somnolence avec ce fatigant *rhonchus* annonçant l'embarras des voies respiratoires, ils sont ce qu'on appelle des *apoplectiques ambulants.* Il y a même parfois de ces embonpoints monstrueux sous lesquels s'efface pour ainsi dire la noble figure de l'homme. Bien plus, les facultés intellectuelles s'affaiblissent proportionnellement, car le cerveau est plus qu'on ne croit sous la tutelle de l'estomac ; le corps cesse pour ainsi dire d'être spiritualisé, il devient bientôt cadavre : *corpus quod corrumpitur aggravat animam,* dit l'apôtre saint Jean. Il est certain que l'obésité morale, comme celle du corps, s'observe particulièrement chez ces vieillards gastrolâtres, intempérants, dont le *ventrualisme*, selon l'expression de Rabelais, annonce le penchant à la volupté physique pesamment et matériellement ignoble. Le cœur même se ressent de cette funeste influence ; quelquefois l'esprit jaillit encore par vives étincelles, mais le cœur est ossifié par un profond égoïsme ; il y a tel vieux gourmand très capable, comme on l'a dit, d'employer le feu sacré à cuire son potage. Un très grand philosophe, Sancho Pança, a dit : « L'homme ne fait pas son ventre, et souvent le ventre fait l'homme. » On peut en voir ici la preuve.

Il est un moyen d'augmenter encore le danger produit par une exubérance d'alimentation, c'est d'y joindre la variété, afin d'exciter, de provoquer sans cesse l'activité de l'estomac. A moins que le bon sens, l'expérience, la crainte de la maladie n'interviennent, rien ne détruit davantage ni si rapidement les forces digestives que la variété des mets. Les vieillards opulents, ayant un cuisinier habile, sont, par cela même, infiniment plus exposés que les personnes d'une fortune médiocre. Leur appétit, quand ils en ont, est d'autant plus perfide qu'il est difficile de distinguer celui qu'on nomme factice de l'appétit naturel. Le prince de Talleyrand se plaignait à l'illustre Carême, son cuisinier, qu'il le faisait trop manger. « Cela peut être, répondit Carême, mais mon métier est d'exciter votre appétit, il ne m'appartient pas de le régler. » En général, la véritable bonne chère est la chère accoutumée, parce qu'elle ne passe jamais les bornes d'une réfection suffisante. La sobriété, toujours la sobriété, voilà un moyen certain pour l'homme âgé de vivre sans douleur le plus longtemps possible; bien plus, de vivre agréablement, car dès que la gourmandise passe à l'intempérance, que l'estomac est blasé, qu'il faut recourir aux assaisonnements outrés, ce qu'un ancien appelle *irritamenta gulæ*, la maladie n'est pas loin. On l'a dit, tout homme d'esprit est destiné à être friand, « il l'est, le fut ou le doit être; » mais ce goût tend toujours à se limiter au nécessaire, au délicat et au fin, tandis que la gourmandise franchit toutes les bornes pour se satisfaire. Mais ce vice, indépendamment de ses autres inconvénients, a celui d'amortir la faim, de lui ôter son charme et son principal aiguillon. Quiconque étant âgé veut jouir du présent et préparer son avenir, sur l'objet qui nous occupe, doit aller jusqu'à une certaine ligne, plutôt en deçà qu'au delà, et s'y maintenir. Notre corps est ainsi fait, et demander l'infini en jouissances à des organes bornés dans leur sphère d'activité, c'est ne recueillir que la satiété au moral et la maladie au physique. Toujours est-il qu'il y a un danger évident à manger habituellement un peu trop, et jamais à manger un peu moins, d'où provient la grande règle de rester sur son appétit, surtout quand l'économie, fatiguée par l'âge, ne se débarrasse que difficilement du superflu des humeurs et ne compense pas les *pertes* par les *acquis.*

Il est, à cet égard, des idées bizarres dont certains vieillards, d'ailleurs hommes d'esprit, ont peine à sentir le peu de fondement. Une des principales, c'est qu'à force de bien manger, pourvu que la digestion soit bonne, on peut se promettre une existence séculaire; j'ai fait voir que cette espérance est souvent trompeuse. Il n'est pas vrai non plus que l'estomac du vieillard ait besoin d'être constamment réveillé ou stimulé par des assaisonnements divers pour remplir convenablement ses fonctions. Un homme sensé disait : « J'ai quatre-vingt-deux ans, et je n'ai jamais senti mon estomac que pour avoir faim. » A coup sûr, cet homme ne l'avait pas provoqué par de continuels excitants. Une autre cause d'erreur est l'entraînement produit par les habitudes sociales, par les usages de la société. Le préjugé, ce sot qui gouverne le monde, comme l'a dit la Bruyère, exerce ici un fatal empire. *Faire comme les autres* est une maxime absurde et dangereuse ; le nombre des infracteurs des lois de la nature n'abroge point celles-ci, et s'il n'y avait sur la terre qu'un seul homme chaste et sobre, il faudrait être le second. Que l'individu accablé par l'âge se conduise donc toujours d'après son jugement, d'après l'expérience qu'il a de lui-même; qu'il se persuade que, pour lui, de grands repas sont de grands dangers, que la vie n'est pas longue quand on ne vit que d'indigestions : et il faut entendre par ce mot ces digestions laborieuses, péniblement complètes et multipliées, produites par un excès de nourriture, qui, d'une part, fatiguent l'estomac, et de l'autre, introduisent dans l'économie un chyle mal élaboré, un sang abondant, surchargé de carbone, peu nutritif, et capable d'altérer profondément les organes.

Le malheur est que la plupart des hommes sont conduits par leurs habitudes, et plus encore les vieillards que les autres ; puis vient ce désir de la jouissance vive, de la sensation forte, qui ne nous quitte jamais. Ajoutons que le plaisir est toujours réel dans le présent, le mal toujours douteux dans l'avenir; dès lors on franchit, même les barbes grises, la ligne de démarcation tracée par la médecine et la sagesse : à tout prendre, la philosophie de l'abstinence et du renoncement est une des plus rares. Il n'en est pas moins vrai cependant que ce que l'on prend de trop nourrissant dans la vieillesse diminue les forces au lieu de les augmenter, ceci ressemble fort à un paradoxe et n'en est pas moins le résultat de l'expérience. Or, c'est ce résultat, ou prochain, ou encore éloigné, qu'il ne faut jamais perdre de vue. La tentation est le plaisir actuel, le châtiment ou la maladie est la peine future; le sacrifice est la peine actuelle, la santé est la récompense future. Tout conseille donc à peser, à estimer ce qui *est* contre ce qui *sera.*

Une chose bien prouvée, c'est que presque tous les hommes qui ont poussé très loin leur carrière ont été remarquables par leur frugalité, et cela dans tous les pays comme dans toutes les classes de la société. Soit par instinct, soit par raisonnement, ils ont compris cette utile vérité, que l'estomac est le principe du bien-être ou le gouffre de la vie, et qu'il est bon d'empêcher les aliments de fournir des matériaux aux maladies ; principe bien opposé, comme on le voit, à certains vieillards, avivant sans cesse, par la *haute cuisine*, le feu gastrique qui les dévore : ne dirait-on pas qu'ils sont très pressés de mourir, tant ils se hâtent de vivre. Encore une fois, voulez-vous donc réunir la plus grande somme de probabilité d'une longue vie, soyez sobres, notamment dans vos vieux jours; je le répète, la recette est à peu près infaillible ! Un homme vécut cent cinq ans, son unique moyen fut la frugalité et la diète à propos ; lui-même s'étonnait de s'être ménagé une vie si longue par un art si simple et si borné. Il y a des avares, des usuriers, moitié boue, moitié or, de quelque côté qu'on les examine, et qui vivent longtemps. Quelle est la seule cause de cette longévité. C'est qu'ils vivent chichement, c'est que cette épargne de l'argent prise sur le régime de la table tourne au profit de leur santé.

Est-il maintenant nécessaire de dire que, quand on

recommande la sobriété aux vieillards, il faut mettre en ligne de compte l'état particulier de l'estomac, la force ou la faiblesse de la constitution, les habitudes contractées et une foule de circonstances appréciées d'après l'étude qu'on a faite de soi-même? Remarquons de plus que recommander dans la vieillesse une sobriété plus grande encore qu'aux autres époques de la vie, ce n'est pourtant pas la condamner à cette tyrannique méthode d'existence où il soit nécessaire de doser son pain et son vin; et puis, l'heure que les vieillards passent à table donne un mouvement plus rapide à leurs idées, et quelque chose de plus expansif à leur langage. Non, il ne faut pas traiter le vieillard en malade et le contraindre à une manière de vivre absolue dans la quantité de ses aliments, uniforme dans son goût, minutieux dans son choix, de manière qu'il n'ose goûter d'un mets nouveau, ni recevoir sur sa table un plat de plus dans la crainte d'une indigestion. A quoi servirait d'être le martyr de la tempérance? La bonne médecine, comme la vraie philosophie, n'interdit que les jouissances qui amènent les regrets, elle conseille la modération et veut même que l'on soit sobre avec sobriété. Ce dernier point, qui le croirait, n'est pas toujours observé; il est des hommes âgés qui, par la crainte de la mort, ou par bizarrerie de système, s'infligent un régime par trop cénobitique ou d'une manifeste étrangeté. Joubert (*Pensées, essais et maximes*, t. II, p. 299) cite l'exemple d'un M. de Chazal dont les préjugés étaient sur ce point fort enracinés. « Ce M. de Chazal, dit-il, est un vieillard de soixante-seize ans, gai, spirituel, et médecin bénévole de tout le genre humain. Il a vécu moribond depuis l'âge de vingt ans jusqu'à celui de soixante, étudiant la médecine tous les jours de sa vie, et cherchant à se rendre anatomiste consommé. Il prétend que, pour vivre longtemps et se donner le temps de guérir, il ne s'agit que d'une chose, de *se tenir en appétit*, il n'y a qu'un moyen infaillible, qui est de *ne pas manger*. Une cueillerée à café de miel dans un verre d'eau, tous les matins, avec une rôtie de pain bien grillé, lui paraît un régime excellent. Un peu de vin de Bordeaux, pris à jeun avec du sirop de violette, est mis par lui au premier rang et à côté de la cueillerée de miel. Il est surtout important, selon lui, quand on a les maladies qu'il appelle vaporeuses, de dire à son imagination dès les premières bouffées : *Tu es une menteuse*, et de croire toujours qu'on souffre moins qu'elle ne le prétend. » Il est facile de prévoir qu'un pareil régime ne convenait peut-être qu'à celui qui le préçonisait. Voici un régime bien différent auquel un vieux médecin, qui se sentait affaibli de plus en plus, dut le complet retour de ses forces. On peut le citer comme modèle avec les modifications qu'on pourrait juger convenables. Ce médecin se mit, pendant trois ans, à ne manger, pour toute viande, que du pigeon. Il en prenait régulièrement une moitié à dîner et l'autre à souper, sans addition de soupe et de légumes. A déjeuner et à goûter, il prenait une tasse de chocolat mêlé de salep. Deux heures avant le dîner et le souper, il buvait une tasse de bouillon ou consommé de bœuf et de poule, épaissi par un jaune d'œuf et de salep. A l'exception d'une très petite quantité de vin d'Espagne qu'il prenait un peu avant le dîner, il ne buvait que de l'eau. Ce régime de petits repas multipliés et très nutritifs, dont il ne s'est point écarté un seul jour, ne l'a jamais ni rassasié ni incommodé. Cependant, à parler en général, la sobriété ramenée à ses justes limites n'en est pas moins indispensable chez l'homme âgé, non seulement pour la santé physique, mais aussi pour l'intelligence. Dans l'âge avancé, le cerveau est gorgé de sang veineux, toujours tendant au ramollissement morbide, à la décomposition, à l'affaissement, phénomènes dangereux et qui, augmentant par la pléthore générale, affaiblissent et entravent les fonctions de ce noble organe. Qui n'a pas quelquefois admiré de ces vieillards pleins de force et de sens, dont on a dit comme du chêne : *semper vivens, semper virens?* A quoi doivent-ils cette immense faveur de la nature? Au soin d'un régime sévère : le sage se contente de peu. Socrate s'était accoutumé à une vie si sobre qu'il croyait qu'on approchait d'autant plus près de la divinité qu'on se satisfait de moins de choses. Que ne cherche-t-on à imiter ce favori des dieux, à suivre son exemple en consultant ses forces et ses habitudes, tout en se rappelant que la santé n'est que l'équilibre des facultés organiques comme la raison l'équilibre des facultés morales. Cependant, il faut l'avouer, ce sont des préceptes dont beaucoup de vieillards, d'ailleurs instruits, conviennent facilement, mais qu'ils ne savent pas mettre en pratique ; très souvent on est étonné de voir une vie si mal dépensée, un esprit si mal employé, un savoir si inutile.

Gardons-nous d'oublier un autre précieux avantage de la sobriété au déclin de la vie, c'est non seulement de prévenir certaines maladies, mais encore d'en guérir un certain nombre. Le premier, le plus puissant des médicaments, est un chyle réparateur ; ainsi la médecine par les aliments est la meilleure, la plus sûre et certainement la moins désagréable qu'il y ait. Celse en a déjà fait la remarque : *Optima medicina, victus opportune datus.* Les analeptiques hygiéniques, ou substances nourrissantes, sont très supérieurs aux médicaments toniques. La sobriété seule, employée à propos, avec prudence et mesure, surtout avec persévérance, est un système de traitement des plus efficaces : « Méditer un mets, c'est quelquefois méditer une cause de guérison, » telle est l'assertion du médecin Gastaldy, ce fameux président du comité dégustateur. Bien entendu qu'il s'agit de méditer ce mets dans le vrai sens, celui de la sagesse et de la modération. « Quel est ce plat? » demandait un gourmand à table. « C'est un pâté de foie gras. — Ah! dit-il, que n'ai-je la maladie dont ce serait le remède ? » En effet, ce serait très heureux. Eh bien! cette maladie peut exister et l'on peut en dire autant de chaque substance alimentaire. N'est-il pas vrai que la diète *lactée*, c'est-à-dire l'emploi seul du lait, produit les meilleurs effets dans certains cas? J'ai guéri par la diète *ostrée* (1), c'est-à-dire par l'usage abondant des huîtres, plusieurs maladies qui avaient résisté à des médicaments infiniment plus variés, plus compliqués. La sobriété seule, convenablement employée, peut même guérir des maladies chroniques, donner au tempérament affaibli une force dont il était privé, et aux fonctions une régularité indispensable à la santé, et Cornaro, dont il a déjà été question, en est un exemple remarquable. On sait que cet illustre Vénitien du XVIe siècle éprouva de graves maladies. Condamné par les médecins dans la force de l'âge, il se guérit lui-même par un régime sévère et suivi avec la plus grande constance et le succès le plus complet. Aussi a-t-il écrit avec autant de grâce que de savoir trois traités sur ce sujet : le premier, à l'âge de quatre-vingt-trois ans ; le second, à quatre-vingt-douze ans, et le troisième, à quatre-vingt-quinze ans. Ces trois traités sont de véritables louanges de reconnaissance en l'honneur de la sobriété, et l'auteur la fait d'autant plus aimer qu'il fut lui-même l'irréfutable preuve de ses bienfaits.

Cependant il ne faut pas croire que le régime de Cornaro, qui tient d'assez près à la diète, convienne à tous les vieillards, ce serait une nuisible et grossière erreur ; lui-même, d'ailleurs, en fait la remarque. Mais le salutaire précepte de la sobriété, bon à tout

(1) C'est ce que j'ai tâché de montrer dans mes *Considérations hygiéniques et philosophiques sur les huîtres*, insérées dans le *Moniteur*, numéros des 9 et 25 février 1846, et traduites dans la plupart des journaux scientifiques de l'Europe.

âge et notamment dans la vieillesse, est démontré dans ses traités avec une force de raison et d'expérience vraiment remarquable. Posons donc en principe que, chez l'homme qui a vécu, l'appétit doit s'arrêter scrupuleusement au niveau du besoin. Cicéron, avec ce bon sens exquis de philosophie qui ne l'abandonne jamais, s'exprime ainsi : *Tantum cibi et potionis adhibendus est ut reficiantur vires, non opprimantur* (*De senectute*): c'est-à-dire « que la quantité de nourriture et de boisson n'a d'autre but que de ranimer les forces et non de les opprimer. » Sages et excellentes paroles qui devraient être gravées en lettres d'or dans tous les lieux consacrés aux plaisirs de la table.

Quant au nombre des repas, tout homme doit se conformer aux usages reçus, quelquefois néanmoins aux exigences de son estomac, viscère très capricieux, très irrégulier. Certains vieillards, gourmands parasites, chercheurs de franche lippée, s'attachant à la table des riches, mangent beaucoup et à des heures fixes ; cet esclavage du ventre finit toujours par déterminer des maladies plus ou moins graves. Il est bon également, dans la vieillesse, de ne pas manger trop tard le soir ; la circulation abdominale, gênée par le poids d'un *gaster* surchargé d'aliments, notamment pendant le sommeil, est une fréquente cause d'apoplexie et d'autres maladies. Montesquieu disait : « Le dîner tue la moitié de Paris, et le souper l'autre moitié. » Croyons que le dernier était infiniment plus coupable que l'autre. Les viveurs le regrettent aujourd'hui, mais non les hommes sensés ; car, malgré ses séductions, c'est un repas perfide pour le vieillard, surtout quand le tempérament est sanguin et pléthorique. Enfin, il est une dernière question qu'on ne doit pas oublier : faut-il faire de l'exercice après le repas? L'école de Salerne se prononce nettement : *Post prandium sta.* Mais la question ne doit se décider qu'en raison de certaines circonstances tirées des forces de l'individu, puis du climat et de la saison. Plutarque ne donne pas ce conseil, à moins, comme le dit si bien son traducteur Amyot, « que l'on se promène à l'ayse, tout bellement, et non que l'on s'escrime à outrance. »

Boissons. — Elles sont nombreuses, et parmi elles on distingue le vin, dont les effets sont bien connus depuis la plus haute antiquité. Le vieux et austère Caton lui-même en échauffait sa vertu, et probablement aussi soutenait sa santé par cette liqueur bienfaisante. Galien, vivant dans cette époque licencieuse et avilie des empereurs, ne manque pas d'en faire l'éloge. « Certainement, dit-il, le vin est dangereux aux enfants, mais il est très convenable aux vieillards (1). » Rien de plus vrai, en général ; mais les hommes, abusant des lieux communs de cette hygiène bachique, ont fini par amener l'ivrognerie, cause d'une infinité de maladies. *Le vin est le lait des vieillards.* Qui n'a pas lu, qui n'a pas entendu répéter cent fois cette assertion, souvent démentie par l'expé-

(1) *Sane vinum pueris est alienissimum, ita senibus aptissimum.* (*De sanit. tuenda*, lib. VI.)

rience? Sur ce point, la médecine et la poésie ne sont pas d'accord, mais l'une vit de fictions et l'autre de réalités. Combien, en effet, d'individus abstèmes ou buveurs d'eau ont une saine et verte vieillesse. Dans les vastes pays où règnent l'islamisme ou les religions de Brahma et de Boudda, on ne boit pas de vin, et l'on y trouve des hommes d'une longévité remarquable. Quoi qu'il en soit, le vin, par sa vertu calorifiante et vivifiante, convient aux vieillards quand il est de bonne qualité, léger, pris avec modération, pur ou coupé avec de l'eau. La bonne méthode serait celle du chevalier Temple, qui conseille trois verres d'eau avec une cuillerée de vin dans chacun : un pour vous, un autre pour vos amis, un troisième pour la gaieté, quelquefois un quatrième pour les ennemis. Du reste, si le vin *pousse au caractère*, comme l'a dit Rousseau, c'est-à-dire à la franchise imprudente, il est certain qu'il ranime le corps, maintient l'esprit dans une activité facile et constante ; il fait naître et développe les penchants bienveillants, la confiance, la cordialité ; enfin il émousse la pointe du chagrin, et reconforte le cœur mélancolique du vieillard. Tout dépend du mode et de l'à-propos : *vinum potens*, *vinum nocens*, comme dit un ancien. La température du vin mérite aussi une certaine considération ; et la règle des *Classiques de la table*, le madère froid, le bordeaux tempéré, le champagne à la glace, est une bonne règle d'hygiène. Tant de qualités n'appartiennent pas à la bière, qui pourtant a aussi ses avantages. Les poëtes, les gastronomes ont beau dédaigner cette *méchante cervoise du*

Nord, comme dit Rabelais, elle n'en est pas moins une boisson très saine quand elle est bien faite, fermentée à propos, et que l'estomac la digère bien ; une obésité menaçante ou confirmée peut seule en défendre l'usage. N'allez pas rejeter le régime de l'eau pour toute boisson habituelle ; ce régime est très convenable pour ceux dont l'estomac n'est nullement débilité. Les buveurs d'eau sont, en général, bien portants, et ils vivent longtemps. Heureux donc ceux qui peuvent supporter un pareil régime ! De tous les dons de la nature, le plus précieux est l'eau ; c'est un élément indispensable à notre bien-être, c'est très souvent un remède des plus efficaces, et il se trouve partout. *Mucho vale, poco cuesta :* « il vaut infiniment, et il coûte peu, » proverbe espagnol d'une éminente vérité.

Le *thé* est une excellente boisson, surtout dans les climats froids et dans les temps humides ; outre qu'elle peut aider à la digestion, elle favorise le mouvement de réaction, du centre à la périphérie du corps, si rare, si difficile dans la vieillesse, surtout quand le froid, impressionnant vivement la peau, lui ôte son énergie vitale et transpiratoire. Prendre du thé à propos et non se gorger de cette boisson, comme on le fait trop souvent, convient donc aux gens âgés sous le double rapport dont il a été question ; il en résulte un sentiment de chaleur, de bien-être, que beaucoup de personnes savent apprécier. Pétrone, ce fin observateur des hommes et des choses, malgré ses tableaux licencieux, a dit : *Calda potio*, *vestiarius est:* « Une boisson chaude vaut un habit. »

Le café. — Est-il utile, est-il nuisible dans la vieillesse? La question posée de cette manière ne peut avoir de réponse. Le café convient à certains vieillards, il est nuisible à d'autres, voilà ce que répond le divin oracle de l'expérience. Si le corps est nerveux, délicat, irritable, si la constitution est sèche, vibratile, s'il y a disposition à des congestions, abstenez-vous de café. Qu'il soit *lent* ou qu'il soit prompt dans son action, c'est évidemment un poison. Mais si le tempérament est épais, lymphatique, empâté, s'il y a une tendance à la somnolence, difficulté dans les mouvements, prenez du café, c'est une liqueur utile, bienfaisante; surtout ne vous en rapportez qu'à vous et aux effets qu'il produit sur votre organisation; n'écoutez ni les amateurs enthousiastes ni les dépréciateurs entêtés. On sait, en effet, qu'il y a une grande différence d'opinions sur le café? Les uns l'exaltent et pensent qu'il n'est pas possible d'exister sans prendre de café, et ils lui prêtent les qualités les plus précieuses, les plus singulières. Vauvenargues n'a-t-il pas dit: « Un peu de café après le repas fait qu'on s'estime. » Les autres pensent que le café n'est bon qu'à échauffer, qu'à irriter. Je ne puis vivre sans café, écrit Voltaire; le café me rend presque fou, dit Rousseau; il me fait penser, s'écrie Lavater; il me rabêtit, dit Zimmermann, etc. Fontenelle lui-même, dont on cite si souvent le mot, corps délicat, esprit froid, cœur glacé, avait fini, dans ses dernières années, par en diminuer beaucoup l'usage. Aujourd'hui même le café, avec ses trois et indispensables qualités en France, *clair*, *chaud* et *fort*, n'a peut-être pas la même vogue qu'il eut jadis : on craint d'agiter le système nerveux par un stimulant physique, ce même système n'étant déjà que trop surexcité par de vives préoccupations morales. Quoi qu'il en soit, l'anathème de madame de Sévigné est resté sans effet : on aimera toujours le café comme un agent calorifique et digestif, comme un agent de bien-être, de feu, d'excitation, comme un principe revivifiant de l'esprit et de l'imagination ; aussi, dans l'âge de déclin, quand les forces sont défaillantes, y a-t-on recours avec délices, car il agit agréablement tout à la fois sur le corps, sur les sens et sur la pensée. Son arome seul donne à l'esprit je ne sais quelle activité joyeuse : c'est, pour ainsi dire, un génie qui prête ses ailes à notre fantaisie et l'emporte au pays des *Mille et une nuits.* » Quand je suis plongé, me disait un vieillard, dans mon vieux fauteuil, les pieds en espalier, devant un feu flambant, l'oreille caressée par le gazouillement de la cafetière qui semble causer avec mes chenets, l'odorat doucement excité par les effluves de la fève arabique, et les yeux à demi voilés sous mon bonnet rabattu, je me sens tout autre, mon imagination redevient presque juvénile, et le poids de la vieillesse est infiniment allégé. »

Liqueurs spiritueuses. — C'est malheureusement ici l'écueil de la santé de beaucoup de vieillards, surtout dans certaines classes de la société. Pourquoi cela ? C'est que ces individus, poussés par une funeste erreur, prennent toujours l'effet de l'excitation alcoolique pour de la force communiquée. Jusqu'à présent rien n'a pu détruire cet homicide préjugé. Que de maux, que de douleurs, que d'infirmités, que de désordres causent aux hommes ces fatales préparations ! Qui a bu, boira : jusqu'à présent cette sorte d'arrêt a été sans appel, et notamment dans la vieillesse. Aussi, quoi de plus abattu, de plus épuisé, que tout vieillard adonné aux liqueurs fortes ! Un vieil ivrogne à la trogne rouge, aux yeux éraillés, au nez bulbeux et violacé, à la démarche chancelante, annonce sur-le-champ l'être le plus dégradé, le plus condamné aux servitudes de l'animalité ; son aspect repoussant devient une bonne leçon de *clinique morale* à la façon des Spartiates. Par quel non-sens, par quelle contre-vérité a-t-on pu donner le nom d'*eau-de-vie* à une liqueur âcre, corrodante, qui ne réchauffe que par sa causticité? Les Indiens l'ont appelée un *feu liquide* avec plus de raison. Un flacon d'eau pure, fraîche, prise à propos, mérite cent fois mieux cette pompeuse dénomination. Dans l'âge avancé, on est très disposé aux congestions sanguines de la tête ; n'est-ce pas en augmenter l'intensité, le danger, par l'usage tant soit peu fréquent de ces stimulants pernicieux ? Or, qu'on juge de l'abus. Un autre inconvénient non moins grave, c'est que l'usage, même modéré, de ces liqueurs ôte le goût des aliments simples ; l'appétit se perd presque infailliblement, car l'estomac est usé, brisé, et la membrane muqueuse qui le tapisse se trouve dans un état d'inflammation chronique. Il y a des cas néanmoins où l'usage de ces liqueurs peut être utile, mais ces cas sont rares, et une modération extrême peut seule en légitimer l'emploi. Cette modération est d'autant plus importante qu'on s'accoutume très facilement au stimulant d'une liqueur spiritueuse, tant l'homme a le désir, le besoin d'une excitation quelconque; aussi passe-t-on vite de l'usage à l'abus, à l'habitude et à ses fatales conséquences, car toutes les habitudes peuvent prendre une incommensurable extension. C'est ce qui arriva à un homme âgé, fin gastronome, et qui peu à peu fut entraîné à des excès que lui-même condamnait. Après chaque repas il lui fallait trois liqueurs d'une saveur graduellement élevée et stimulante: c'est ce qu'il appelait sa *trinité alcoolique*. Certes, il n'est pas nécessaire de dire qu'un pareil régime altéra sa santé à un tel degré, qu'il ne pouvait plus rien digérer. Sa *trinité* le tuait et le consolait tout à la fois : il termina ses jours par un squirrhe au pylore. Un chimiste célèbre, Bucquet, pour faire passer quelques coliques, avait pris quelques doses d'éther; puis peu à peu il s'accoutuma tellement à cette liqueur qu'il en prenait jusqu'à une bouteille par jour; ses entrailles en furent pour ainsi dire brûlées et cautérisées, aussi mourut-il à trente-quatre ans (1).

Ce qui vient d'être dit sur les aliments et les boissons prouve combien, à tout âge, mais surtout dans

(1) Voy. Vicq d'Azyr, *Éloge de Bucquet.*

la dernière période de la vie, il faut apporter de jugement, de soins, d'attention sur le régime à adopter : la puissance animale et la puissance morale doivent être continuellement en surveillance. Si, comme on l'a dit, la vieillesse est une maladie qui se termine par la mort, encore faut-il une méthode de traitement pour ainsi dire spéciale, afin de la prolonger, puisque les lois éternelles de la nature ne permettent pas de la guérir complétement. L'essentiel est de ne pas surcharger son estomac; alors la digestion est complétement réparatrice, et c'est dans ce sens qu'il faut entendre l'ancien adage, que celui qui *mange peu, mange beaucoup en effet.* Un autre point non moins important, est d'attendre que le besoin se prononce, et ne pas le provoquer. Nos repas et notre sommeil, ces deux grandes nécessités de la vie matérielle, ne laissent rien à désirer quand le sommeil est préparé par la fatigue, et le repas assaisonné par l'appétit. Après cela, que chacun vive selon ses forces, selon son goût, ses facultés, ses habitudes même, fussent-elles bizarres, et l'on pourrait à cet égard citer des exemples multipliés. Il faut, en outre, se rappeler que chaque âge de l'homme est marqué par une rénovation complète de son être, qu'en un mot il meurt plusieurs fois par parties avant de mourir en entier ; mais cette rénovation se fait au moyen des organes digestifs, ces racines de l'animalité. On doit donc, surtout dans l'âge avancé, surveiller leur action, la tempérer, l'exciter à propos et avec prudence. Par cette méthode, le mouvement vital continue très longtemps, naturellement, régulièrement, et l'individu semble quelque temps oublié par la mort. A quatre-vingt-huit ans, Saint-Evremond se vante de bien vivre, de savourer une foule de mets délicieux, et il espère, de cette manière, pousser plus loin sa carrière. Son régime était une conséquence de la maxime vantée par cet aimable épicurien : « La sagesse nous a été donnée principalement pour ménager nos plaisirs. » Le malheur est que beaucoup d'hommes âgés imprudents, présomptueux, ou ne voulant rien relâcher de leurs penchants à la sensualité, font peu de cas de ces préceptes, parce que la maladie ne s'ourdit qu'en silence au fond de leurs entrailles ; il en est encore qui, comme Médée, voient le mieux, l'approuvent, et suivent le pire. Tel homme fait le projet de s'amender dans l'avenir, il remet sans cesse à adopter les règles de la sobriété : mais un jour on le cloue dans sa bière ; il avait dit la veille : Demain je veux suivre un bon régime.

Résumons maintenant ces *conseils pratiques* sur le régime alimentaire dans la vieillesse, afin qu'ils frappent plus vivement l'attention. Souvenez-vous toujours :

Que *manger pour vivre* est la règle première, importante, fondamentale, pour maintenir la santé, et qu'il faut peu manger pour vivre.

Qu'éveiller le désir par la privation, et l'appétit par l'abstinence, est un bon calcul qui tourne toujours au profit du plaisir et de la santé.

« Que ce qu'on laisse d'un repas *dont on mangerait*

encore nous fait plus de bien que ce que nous avons déjà mangé. » (Cornaro.)

Que la table est un autel élevé à la frugalité, par conséquent à la santé, au bien-être, à une foule de jouissances.

Que le repas qu'on fait ne doit jamais nuire à celui qu'on doit faire.

Que la sensation de *réplétion* gastrique une fois acquise et bien discernée, il faut s'arrêter court; au delà est le besoin factice, et avec lui l'indigestion, la douleur, les maladies.

Que la grande science du bien-être tient à celle de bien connaître la mesure de ses facultés digestives; car jauger avec précision la capacité de son estomac fait partie du *connais-toi toi-même*, ce sublime précepte émané de l'oracle de Delphes.

Qu'il est très bon, quand on a passé certaine ligne de modération gastronomique, de faire des réserves d'abstinence pendant quelque temps.

Que la variété dans les mets irritant sans cesse l'estomac, car l'*appétit vient en mangeant*, ne doit jamais être dans une proportion incompatible avec la santé.

Que l'esprit est plus souvent la dupe de l'estomac que du cœur.

Qu'il est très essentiel, surtout au vieillard, d'adopter, d'après l'expérience, un régime convenable à son estomac : on commence par la raison, on continue par l'espérance, et l'on persévère par habitude.

Que la bonne digestion d'un dîner sobre est un summum de perfection qui se lie aux deux plus belles choses de la vie, la sagesse et la santé.

CHAPITRE V.

HYGIÈNE RELATIVE AUX HABILLEMENTS. — BAINS. — FRICTIONS. SOINS DE PROPRETÉ DANS LA VIEILLESSE.

Un des phénomènes les plus remarquables de la vieillesse, et qu'il est utile de rappeler sans cesse, à cause de son importance, est la concentration graduelle des mouvements de la vie dans l'intérieur. Il en résulte que le système cutané ou la surface extérieure perd peu à peu de sa vitalité, par conséquent de sa température. La chaleur extérieure du corps diminue non seulement par la cause que je viens d'indiquer, mais encore parce que le système sanguin capillaire s'obstrue et s'efface peu à peu. Autant la peau des enfants, des jeunes gens est chaude, colorée, pleine de sang, autant celle des vieillards est terne, sèche et froide, et pourtant, chose remarquable, elle ne perd pas de sa sensibilité autant qu'on pourrait le croire, en sorte que les impressions extérieures se font toujours sentir d'une manière plus ou moins fâcheuse, selon leurs rapports avec les lois vitales.

D'après une pareille disposition de l'économie, est-il besoin de dire combien les personnes âgées ont un besoin urgent de se bien couvrir, surtout en établissant, comme principe général, que le tissu de ces vêtements soit un mauvais conducteur du calorique. Ces vêtements ont donc le double but de conserver la chaleur du corps, puis de défendre la surface extérieure de l'inclémence des saisons, de maintenir autour du corps comme une atmosphère tempérée singulièrement favorable à l'action vitale.

Cependant il est une remarque importante à rappeler, c'est que plus on couvre la peau, plus elle devient susceptible et *impressionnable*. Les rhumes sont, dit-on, pour la bonne compagnie. Pourquoi ? C'est que sous un drap moelleux, sous une fourrure épaisse, sous le satin ouaté, se trouve un système cutané dans les conditions dont je viens de parler ; aussi le refroidissement, les suppressions de transpiration sont-ils toujours à craindre. On a beau prendre mille précautions, il est des occasions où ces précautions sont inutiles ou négligées, et l'on est souvent atteint dans des circonstances où l'on se croyait le mieux défendu ; ajoutons qu'une petite cause agit ici comme une beaucoup plus grande, parce que la disposition du corps existe à un haut degré. Ainsi, bien souvent, ce qu'on fait pour se garantir du froid nous y rend par cela même infiniment plus sensible. Au contraire, si la peau est accoutumée de bonne heure aux intempéries de l'atmosphère, ce qui s'observe chez les gens du peuple, la nécessité des vêtements chauds se fait beaucoup moins sentir. Quoi qu'il en soit, la disposition physiologique dont j'ai parlé chez le vieillard l'oblige à plus de précautions que dans les autres époques de sa vie.

Il y a parfois des imprudences qui coûtent cher : une indifférence peut être rudement punie par des infirmités graves et douloureuses.

Deux conditions sont exigées pour les vêtements dans la vieillesse : qu'ils soient *chauds* et qu'ils soient *légers*, conditions qui s'accordent parfaitement avec la diminution de température du corps et la faiblesse musculaire qui ont lieu à cette époque de la vie. La laine, la fourrure, les tissus ouatés sont en général les plus convenables et aussi les plus employés. Le grand point est de savoir y recourir ou les quitter à propos. On conseille toujours aux personnes âgées de les prendre de bonne heure, peut-être a-t-on raison dans notre climat ; mais comme on s'y habitue assez promptement, quand le froid devient plus vif on est ensuite fort embarrassé. Le conseil de quitter les habits d'hiver assez tard est beaucoup plus certain dans ses effets, notamment à cette époque de température variable, incertaine, qu'on appelle le printemps à Paris. *En avril, n'ôtez pas un fil,* tel est le proverbe plein de sens de beaucoup d'agriculteurs. Dans certaines années, il est fort utile d'étendre la prohibition jusqu'au mois de mai. D'ailleurs notre pays n'est pas le seul exposé à ces variations plus ou moins subites et extrêmes de température, on les éprouve également dans les pays méridionaux : c'est ce que j'ai observé dans le midi de la France, en Italie, en Dalmatie et en Espagne. Les habitants de ce dernier pays le savent si bien, qu'ils ne quittent leur manteau que le plus rarement possible : la *capa* est, pour un Espagnol, toute sa défense contre le froid, contre le chaud, contre les variations de température auxquelles il peut être exposé dans les pays montagneux qu'il habite.

Ainsi, comme le fait observer avec raison le docteur Michel Lévy, « le vieillard est forcé, par l'affaiblissement progressif de ses fonctions de circulation, d'exhalation, de caloricité, etc., d'épaissir de plus en plus le rempart de laine, de soie et de fourrures qu'il élève entre lui et le monde extérieur ; toute l'hygiène est, pour lui, dans l'entretien de la chaleur et de la circulation. » Il y a ici des avertissements de la nature qu'on ne doit pas négliger ; il y va de la santé, chose précieuse à tout âge, mais particulièrement quand la force vitale est en décroissance. A tout prendre, néanmoins, s'il y a un peu d'excès, il vaut mieux que ce soit du côté du trop vêtir que dans l'excès contraire, et Boileau nous en avertit : *le chaud est un ami incommode et le froid un ennemi mortel ;* les résultats sont par conséquent bien différents. Du reste, il faut avoir égard aux tempéraments divers : le vieillard sanguin, replet, obèse, a moins besoin d'être vêtu chaudement que le vieillard maigre, fluet, délicat, éminemment sensible au froid. Les habitudes même doivent être consultées, bien qu'il soit nécessaire de les combattre quand elles sont évidemment dangereuses. On voit des hommes d'un âge avancé ne garder qu'un seul habit en toute saison sans en éprouver d'inconvénients ; il en est au con-

(1) *Traité d'hygiène*, t. II, p. 333.

traire qui se couvrent beaucoup et provoquent ainsi une transpiration qui leur est favorable. Notons cependant ici un danger manifeste, car si la température s'élève brusquement, ce qui arrive dans certains jours de printemps, la sueur abondante qui survient énerve et fatigue ; se dépouille-t-on, la température peut s'abaisser non moins rapidement, et les accidents qui en résultent sont des plus graves, en raison de la susceptibilité de la peau, cet organe, dans la vieillesse, ne pouvant se défendre par lui-même. Il est aussi des vieillards qui, dans l'intention de prévoir toutes les circonstances, varient singulièrement leurs vêtements : Marsile Ficin, célèbre philosophe du XVIe siècle, avait jusqu'à huit calottes d'épaisseur différente qu'il mettait quelquefois dans le même jour. Le poëte Malherbe, numérotant ses bas d'après les lettres de l'alphabet, les mettait les uns sur les autres d'après la rigueur de la saison. Il lui est arrivé un hiver, disait-il, d'aller jusqu'à la lettre L. Sans garantir la vérité de l'anecdote, rien de plus certain qu'il y a sur cet objet des habitudes très variées. Les uns négligent trop cette partie essentielle de l'hygiène ; les autres y apportent une attention extrême, superstitieuse, descendent jusqu'à des détails infinis, minutieux, dont ils sont ensuite les esclaves, quelquefois même les victimes.

Une chose des plus importantes quand il s'agit de l'habillement, est qu'aucune des pièces qui le constitue ne doit gêner ni comprimer les parties sur lesquelles on l'applique. Ce conseil, bon dans tous les temps, est particulièrement applicable aux vieillards, chez lesquels la circulation du sang manque d'activité, d'autant plus que les artères commencent à s'ossifier, ainsi que les orifices et les valvules du cœur, tandis qu'au contraire le système veineux est gorgé de sang. Dans cette disposition de l'économie, comprimez longtemps un seul point, bientôt peu à peu, de proche en proche, la circulation du sang sera gênée, il se formera des stades ou congestions sanguines au cœur, aux poumons, au cerveau et sur d'autres organes. Des jarretières, des bretelles, une cravate habituellement serrée, un habit qui gêne sous les aisselles, etc., produisent parfois des accidents dont on cherche vainement une cause éloignée. Cette aisance, cette facilité de mouvements indispensables à la santé se remarque dans les habits larges, dans ceux qui, ayant été portés longtemps, se sont moulés, façonnés aux formes du corps : c'est ce que Diderot a exprimé avec une verve admirable dans ses *Regrets à ma vieille robe de chambre.* Mais si toutes ces précautions hygiéniques relatives aux habillements sont faciles à obtenir chez les hommes, il n'en est pas toujours ainsi pour les femmes, même quand la jeunesse et la beauté ont depuis longtemps disparu. Que d'accidents, que de maladies, que d'infirmités, les médecins n'ont-ils pas observés en France, à une époque où, sans égard à la différence des climats, on imitait les habillements grecs et romains, les bras, le sein, la gorge étant, à peu de chose près, constamment découverts. Que de jeunes Cornélies ont été tuées à la fleur de l'âge par d'affreuses maladies de poitrine ! Et maintenant encore ne voit-on pas des femmes âgées se servir de ce dangereux instrument, de cette machine à haute pression qu'on appelle un *corset ;* j'en ai déjà fait la remarque ailleurs (1). Mais rien jusqu'à présent n'a pu convaincre la femme des dangers de cette meurtrière pratique, ni la raison, ni le bon sens, ni la crainte d'une infinité de douleurs et de maladies. La *mode* a dit : Je veux qu'il en soit ainsi ; et toutes obéissent à sa puissante et irrésistible voix.

Quant à la forme des habillements dans l'âge avancé, le simple et le digne, l'utile et le commode, voilà la règle essentielle. Il convient de ne suivre la mode qu'avec ce tact d'un vieillard adroit qui veut avant tout éviter le ridicule; or, celui qui sait au juste la date de sa naissance et qui a du jugement, n'aura point une mise plus jeune que lui. S'il est vrai que la simplicité est souvent la coquetterie du bon goût, elle est de plus ici un bon moyen de conserver la santé.

Bains. — Quand le corps est devenu vieux, faut-il prendre des bains ? Cette question, si simple en apparence, a néanmoins été vivement controversée. Chez les anciens il en fut autrement, soit à cause du climat, soit à cause qu'ils ignoraient l'usage du linge. Aussi Celse ne manque pas de dire : *Calida lavatio et senibus et pueris apta est.* Dans nos climats, il convient d'agir à cet égard avec prudence, surtout à l'époque

(1) Voy. nos *Études de l'homme dans l'état de santé et dans l'état de maladie*, t. II, p. 413. *Hygiène du corset*, *Lettres* à madame C... de B...

de la mauvaise saison. Il fut un temps néanmoins où l'on prodiguait les bains, en raison d'une théorie médicale toute particulière. Étant admis que la vieillesse consistait uniquement dans le racornissement des parties, on en conclut facilement qu'en se tenant longtemps plongé dans de l'eau tiède, on diminuait ce racornissement, et l'on rendait aux organes une grande partie de leur souplesse, moyen certain de prolonger la vie au delà du terme ordinaire. Quelques insensés poussèrent même le rêve jusqu'à l'immortalité obtenue par ce moyen, tant est grand en nous le fol espoir de vivre toujours. Sur la fin du siècle dernier, le médecin Pome donna une certaine vogue à ce système, assurant que toutes les maladies nerveuses dépendaient seulement du *racornissement* des nerfs. Détendez-les, disait-il, et la guérison est immédiate. Beaucoup de gens du monde eurent ce préjugé ou plutôt cette faiblesse. Une femme qui ne manqua ni d'esprit ni de célébrité, madame Dangevilliers, en fut un exemple remarquable. « L'âge, dit un de ses biographes, avait amené des idées bizarres dans la tête de cette dame : elle croyait déjà depuis longtemps que la mort provenait d'un racornissement ; en conséquence, pour reculer le fatal accident, elle passait *chaque jour* deux ou trois heures dans le bain pour tenir sa frêle machine dans un état émollient ; puis elle rentrait dans son lit qu'elle ne quittait jamais que pour sa baignoire, afin de ne pas *racornir.* » Elle mourut pourtant à l'âge de soixante-quinze ans, bien maigre et bien sèche. Maintenant peu de vieillards ont ce préjugé, sans pourtant renoncer à l'usage des bains. Le fait est que leur usage, mais un usage modéré, convient aux personnes d'un âge avancé, à moins d'une contre-indication formelle, résultat de certaines maladies. Toutefois la température de ces bains est un objet des plus importants. A moins que ce ne soit comme médicament positivement prescrit par le médecin, le bain chaud est tout à fait contraire à l'état physiologique du vieillard ; il rappelle bien le sang et la chaleur à la périphérie du corps, mais, déterminant par la raréfaction du sang une pléthore subite, il devient la cause occasionnelle de congestions sanguines à la poitrine, au cœur ou à la tête, des plus dangereuses, surtout quand il existe une disposition obésique. Les exemples de vieillards frappés d'apoplexie dans un bain chaud ne sont pas rares. Quand les bains de vapeur furent dans leur nouveauté et leur vogue, beaucoup de personnes âgées éprouvèrent des accidents de ce genre d'affection pathologique. Le bain froid est également nuisible : repoussant le sang de toute la surface du corps dans les centres circulatoires, dans les cavités principales, il détermine aussi des accidents plus ou moins dangereux. J'ai vu périr ainsi un vieillard atteint d'un anévrisme au cœur encore peu développé. L'action du bain froid peut être salutaire en raison de la réaction qui suit parfois son emploi ; mais on compte en vain sur cette réaction quand l'économie manque de force et d'énergie. Le bain tiède seul, dans le but de nettoyer la peau, de faciliter la transpiration, le cours des urines, convient aux vieillards désireux de conserver leur santé ; encore exige-t-il deux conditions particulières, c'est-à-dire qu'il ne soit point pris l'hiver ou du moins bien rarement, et qu'on n'y reste pas longtemps. Pourquoi ces conditions ? C'est que les bains tièdes ou domestiques rendent la peau très *impressionnable* aux influences atmosphériques, toujours à éviter pour les personnes âgées, notamment dans l'hiver. Les individus atteints de goutte et de rhumatisme n'ignorent pas l'influence dangereuse des variations atmosphériques sur leurs maladies ; il est vulgaire de ne pas prendre un bain quand on est enrhumé : on en comprend ici le motif physiologique. Accordons quelque chose aux habitudes et aux climats, mais l'expérience n'en consacre pas moins le principe que je viens d'exposer.

Frictions. — Une bonne, une salutaire coutume des anciens était celle des frictions sèches sur toute la surface du corps, et cette méthode a des avantages très marqués sur les bains sans en avoir les inconvénients. La peau, ce vaste organe de dépuration de l'organisme, ce grand moyen que la nature emploie sans cesse pour entretenir la température de l'économie, pour enlever au sang un excès de carbone, manque d'énergie fonctionnelle dans la vieillesse ; or, les frictions sèches, plus ou moins répétées, sont une excellente méthode pour lui redonner une partie de sa vitalité. Les vieillards retireront toujours un très grand avantage de ce moyen hygiénique, parce qu'il a pour effet constant d'activer la circulation du sang dans la peau ; d'appeler les fluides en plus grande quantité à la périphérie, et par là d'y maintenir une température plus élevée ; de rendre la peau plus élastique, plus souple, plus perméable, d'augmenter ainsi la transpiration cutanée ; d'imprimer aux tissus cellulaire et ganglionnaire un mouvement secret d'oscillation, et aux muscles eux-mêmes ce degré de force, de vigueur, d'où résulte un sentiment d'aptitude et de bien-être général. Peut-être même que ces frictions développent et favorisent la puissance électrique de l'économie dans un sens favorable à la santé, mais nous n'avons à cet égard que des idées aussi vagues qu'incertaines, parce qu'elles tiennent à l'insoluble problème des forces élémentaires qui régissent l'univers et de leurs rapports avec notre économie. Toujours est-il que l'usage des frictions sèches sur la surface du corps est un excellent moyen pour entretenir la santé dans la vieillesse ; j'ai constamment vu que le petit nombre de ceux qui les emploient s'en trouve toujours bien. Un homme illustre de notre époque ne manque jamais de dire aux personnes qui se plaignent d'être malades, *c'est que vous ne vous frottez pas*. Chez les anciens, il était généralement reconnu que les frictions par l'action du *strigil* sur la peau constituaient un moyen très convenable pour maintenir les forces. Platon même reproche au médecin Hérodicus, qui faisait des frictions presque un remède universel, de prolonger trop la vie, qui finissait alors par une lente et odieuse décrépitude.

On a cru y suppléer par l'usage habituel de la flanelle, mais on s'est complétement trompé. On ne saurait nier pourtant les avantages de ce dernier tissu ; la flanelle brosse sans cesse la peau, elle en conserve la chaleur et elle absorbe la transpiration, trois avantages précieux. Mais, d'une part, les frictions de la flanelle sont peu actives ; en second lieu, recouvrant sans cesse la peau, ce tissu en augmente singulièrement la sensibilité, l'impressionnabilité : il en résulte qu'au bout d'un certain temps, les choses restent comme elles étaient avant ou à peu de chose près, et néanmoins on n'oserait quitter la flanelle sans risquer des maladies plus ou moins graves, car la peau, longtemps abritée sous un pareil *supplément*, perd sa force de réaction. Augmente-t-on l'épaisseur du tissu, on s'en trouvera bien d'abord, mais au bout d'un certain temps la sensibilité cutanée n'en sera que plus intense. Le célèbre Cuvier portait, dit-on, jusqu'à trois gilets de flanelle, et n'en était pas moins très sensible au froid.

Soins de propreté. — « Quand on devient vieux, il faut se parer, » dit Vauvenargues, et ce philosophe a raison. L'homme âgé qui a soin de sa personne paraît moins vieux, tandis que celui qui se néglige semble beaucoup plus âgé qu'il ne l'est en effet. Lorsqu'on est jeune, on a soin de sa personne pour plaire, quand on est vieux pour ne pas déplaire ; et, comme on l'a dit, c'est bien assez d'avoir des rides, il ne convient pas d'y trouver de la crasse. On peut ajouter que le vieillard propre, soigneux de sa personne, est plus recherché, mieux accueilli que l'autre, et cette bienveillance qu'on lui témoigne, flattant son amour-propre indépendamment des autres avantages, aide et soutient la santé. Mais faut-il donc, dira-t-on, tenir avec tant de soin et jusqu'à la fin à son enveloppe mortelle? faut-il la soigner comme un temple? Non, pas tout à fait; mais ne la négligez pas, car il n'y a rien de plus beau sur la terre que la vie humaine. La propreté, d'ailleurs, fait partie de l'hygiène des vieillards, soit pour maintenir la souplesse de la peau, soit pour faciliter la transpiration. Ces soins de propreté, qui s'étendent sur une infinité de détails, habituent d'ailleurs le vieillard à ne pas négliger d'autres choses plus importantes: la propreté moralise, c'est une vérité que confirme l'expérience. Il est bien rare, en effet, que le vieillard tant soit peu élégant, soigneux de sa personne dans une mesure convenable, ne fasse pas d'autres efforts pour maintenir sa raison, son jugement, son corps, ses organes dans l'ordre qu'il convient à son âge et à sa position. Malheureusement, il n'en est pas toujours ainsi; il est des vieillards qui, outre-passant certaines limites, pensant éternellement au passé, sont de vieux petits maîtres et singent la jeunesse avec cette frivolité comédienne d'un esprit sans lest et sans gravité. Absurdes prétentions! véritables *senilia* qui excitent le rire et le dédain? *Il faut des hochets pour tout âge*, sans doute, mais au moins que ces hochets aient quelques rapports avec l'âge où l'on est parvenu, sous peine de ridicule, et il est rarement épargné à ces vieux lions fourbus, égrillards surannés qui n'oublient qu'une chose, ce que le temps les a faits. Ajoutons que les cosmétiques qu'on emploie dans ce cas peuvent amener des accidents graves, d'affreuses maladies, et il serait possible d'en citer de nombreux exemples. Le maréchal de Richelieu, véritable héros dans ce genre, se faisait nouer, dit-on, la peau du crâne par derrière, pour effacer les rides de son visage. En supposant la vérité du fait, assurément très contestable, il est toujours honteux qu'un vieillard donne à la dignité de son âge un démenti si douloureux. Les femmes sur le retour, et qui ont été belles, ont ordinairement des soins d'elles-mêmes excessifs, afin d'obtenir et de prolonger un peu ce *regain* de jeunesse survenant à cet âge. Si les moyens qu'elles emploient ne sont que l'effet d'un luxe raffiné, comme les bains de lait couverts de feuilles de roses de madame de Pompadour, il n'y a pas grand mal, mais souvent elles ont recours à des mécaniques, à des drogues, à des compositions qui compromettent d'une manière sérieuse leur bien-être et leur santé. *Travailler* son teint, dont la jeunesse et la beauté n'ont plus droit qu'au culte des souvenirs, est une tâche difficile, surtout ingrate et dangereuse, mais cette crainte, il faut l'avouer, est souvent sans effet, car les femmes d'une coquetterie extrême craignent infiniment moins la maladie que la *laideur*, cette Méduse que les anciens avaient mise sur le bouclier de la sagesse.

Du reste, pour que la propreté fasse partie de l'hygiène du vieillard, on ne défend point une certaine recherche, quand elle n'est pas évidemment nuisible; elle donne, je le répète, de la satisfaction et du contentement de soi-même : l'homme est ainsi fait. L'art lui offre sur ce point certaines ressources, et pourquoi les dédaignerait-il? L'art rend parfois au vieillard une partie de ce que le temps lui a ravi : il le redresse, il lui donne du teint, il remplace un œil et des dents, il lui met un toupet sur la tête, puis l'illusion au cœur. Non, ces biens ne sont pas à dédaigner quand la raison tient toujours les rênes, quand les illusions rétrospectives ne se conservent pas aux dépens de la vérité et de la santé.

CHAPITRE VI.

DE L'EXERCICE. — SES EFFETS, SES AVANTAGES DANS LA VIEILLESSE.

Si l'on a bien compris que mouvement et vie sont en quelque sorte synonymes, on ne demandera pas si l'exercice est convenable aux personnes âgées : non seulement il leur est utile, mais indispensable. C'est l'âge du repos, dira-t-on, presque de l'inactivité; sans doute, aussi ne s'agit-il plus d'exercices violents, parfois obligatoires, auxquels se livrent les jeunes gens et les hommes faits pour remplir les devoirs de la vie civile, très souvent pour satisfaire ou leurs plaisirs ou leur ambition ; il s'agit de mouvements doux, plus ou moins continus, mais tenant les actes vitaux, les forces musculaires, dans un degré compatible avec la santé. Tout vieillard qui ne craint pas d'exercer le corps et les membres peut hardiment espérer prolonger son existence, tandis que celui qui se laisse aller à une vie molle, apathique, contracte des maladies qui ne tardent guère à devenir funestes. Les centenaires ont presque tous été remarquables par une vie très active. L'exercice imprime en effet à la circulation générale et capillaire non seulement plus d'activité, mais encore une direction qui reporte sans cesse les mouvements de l'intérieur à l'extérieur, mouvements toujours salutaires en ce qu'ils contrebalancent ceux de la vieillesse qui vont toujours dans un sens opposé. L'exercice augmente surtout la chaleur du corps, facilite la transpiration, et donne au corps une certaine alacrité qu'on croyait tout à fait perdue par l'âge. Les vieillards sont, en outre, sujets à des congestions à la tête, à des stases de sang abdominal, que dissipe complétement ou en partie un exercice convenable. Il est une chose bien remarquable, et qu'on ne doit jamais perdre de vue, c'est que plus on marche, plus on en conserve la puissance, parce que l'exercice maintient la force, l'élasticité des fibres musculaires et tendineuses, et par conséquent la souplesse des articulations. Rien de plus certain que la faiblesse, la pesanteur dont se plaint tel vieillard dépendent souvent de ce que, plongé dans une sorte de quiétude paresseuse où il se plaît à vivre, ses membres s'affaiblissent et s'engourdissent; puis, pour vaincre cette disposition, il faut faire des efforts qui coûtent, qui fatiguent, et l'on retombe dans une fatale inertie. Les hommes qui ont le plus besoin d'exercice sont ceux précisément qui s'en donnent le moins ; alors il est très rare qu'on ne tombe pas dans ce que Galien appelle des vieillesses *accélérées* par la perte rapide des forces et la dégradation des organes.

Un des avantages les plus notoires des mouvements du corps est de faciliter la digestion ; c'est au point qu'on a dit, et avec raison, que l'exercice était un second estomac. Quand on a dit encore que les morceaux *caquetés* se digèrent mieux, on a exprimé un genre particulier d'exercice pendant le repas, celui de la conversation. Mais cet avantage est surtout remarquable dans la vieillesse, époque où les digestions se font en général assez difficilement. Bien *mâcher* et bien *marcher*, tels sont, disait le docteur Bosquillon, ancien médecin de l'Hôtel-Dieu de Paris, les deux plus grands secrets que je connaisse pour vivre longtemps. Mais si le vieillard ne peut mâcher facilement, il peut au moins marcher, et aider à l'acte éminemment réparateur de la digestion. La vieillesse est plus relative qu'on ne croit : or, cette différence dans les individus du même âge tient souvent à ce que l'un fait de l'exercice, tandis que l'autre reste confiné dans une vie sédentaire. Le vieillard ingambe, dispos, est rarement malade par cela même. Comme la verdeur de l'existence se mesure par l'exercice du corps, sa décadence peut également s'apprécier par la tendance plus ou moins volontaire à l'indolence. Il est vrai que, par cette dernière, le corps acquiert quelquefois une exubérance d'embonpoint qui peut en imposer en simulant une belle santé; mais voilà précisément l'écueil à éviter, cela ne convient qu'aux êtres tout à fait inertes et matériels. Le duc de *** étant venu faire une visite à Voltaire, à Ferney, résidence qu'il n'avait pas vue depuis plusieurs années, fut frappé de la merveilleuse grosseur qu'avaient acquise les arbres du parc. Il en fit la remarque à Voltaire : « Je le crois, dit celui-ci, *ils n'ont que cela à faire.* » Rien de mieux, en effet, pour le règne végétal, et même pour certains animaux; mais l'homme a besoin de mouvement à toutes les époques de son existence, c'est une des conditions de sa vie, de sa santé, de son bien-être.

Un des premiers inconvénients, et l'on peut dire un des plus communs, de cette indolence, est une supersécrétion de graisse extraordinaire, pour peu qu'on y soit prédisposé. Ces individus deviennent lourds, obèses, *latamque trahunt inglorius alvum;* ils ont une répugnance comme invincible pour le mouvement, et s'ils sont riches malheureusement, non, l'expression n'est pas trop forte, ayant une voiture à leurs ordres, ils ne tardent guère à sentir l'affaiblissement des extrémités inférieures. Quoi de plus commun que d'entendre dire à plus d'un vieillard : « Mes jambes ne veulent plus me porter. » Précisément parce que vous leur avez refusé le privilége de vous porter quand elles en avaient la force. Il est des gens opulents qui ne prennent de l'exercice que pour se *délasser* de l'oisiveté, si toutefois on peut appeler exercice se placer sur les moelleux coussins d'une voiture à ressorts doux et souples, et s'y laisser aller passivement,

> Brisés par le repos, tourmentés sur des fleurs.
>
> (COLARDEAU.)

De pareils vieillards sont bientôt atteints par des infirmités d'autant moins curables que l'économie est tout à fait sans énergie : ce sont des hommes *quasi dissous*, comme on disait autrefois. Alors la vieillesse se hâte, se précipite, et le dernier terme de la vie se rapproche avec une effrayante rapidité. La richesse et l'obésité sont donc assez souvent deux obstacles à la santé, dans l'âge avancé, à moins qu'on ne cherche à lutter contre l'indolence corporelle par une constante, par une ferme volonté, ce qui est assez rare. J'ai pourtant vu un de ces infortunés gémissant sous le poids d'une masse graisseuse, condamné à une vie sédentaire, vouloir guérir et se sauver. Quand je lui parlai de s'exercer, de marcher, de courir même, il regarda mon conseil comme absurde, donné sous la forme d'une plaisanterie d'assez mauvais goût ; toutefois, à force d'insistance, il voulut essayer de cette *gymnastique de malade*, comme il l'appelait, mais sagement et par degrés successifs. Au bout de peu de temps, il fit cinq fois de suite et à pied le tour de son jardin, qu'il ne pouvait faire à peine qu'une fois ou deux appuyé sur le bras d'un domestique. Cet homme finit par se livrer à de longues promenades, sans essuyer qu'une fatigue très modérée, en observant toutefois les deux précautions suivantes que je lui avais recommandées : l'une, de ne point marcher vite ; l'autre, de s'arrêter, de se reposer de temps à autre, de ne jamais excéder ses forces. Au moyen de cette locomotion constante, mais mesurée, l'activité vitale reparut en partie ; bientôt cessèrent l'essoufflement, le malaise, la pesanteur du corps, l'ennui, le dégoût, et tout ce cortége d'affections physiques et morales qui accablent le vieillard obèse s'abandonnant à l'intempérance d'une vie molle et sédentaire.

Ce n'est pas que tous les vieillards dans la disposition dont nous venons de parler, celle d'un embonpoint maladif, soient les seuls qui répugnent à l'exercice du corps ; il en est d'autres qui, pour peu qu'ils se sentent débiles, souffrants, craignent d'exercer le corps et les membres. C'est une erreur préjudiciable à la santé ; car, à l'exception des paralysies ou d'autres affections analogues, il est certain que les membres se fortifient par le mouvement, même dans l'arrière-saison de la vie. On en voit qui, pleins de courage, appuyés sur une canne, font effort pour marcher, prendre l'air ; et l'expérience démontre qu'ils s'en trouvent toujours bien. D'ailleurs quand leur marche serait pénible, vacillante, cela vaudrait encore mieux que de rester sédentaires : l'essentiel est d'éviter les chutes ; encore, si l'on a ce malheur, pourrait-on répéter le fier propos de Zénon. Qui ne sait que ce philosophe devenu vieux, sortant un jour du Portique, fit une chute, mais que se relevant, il frappa la terre de son bâton en lui disant : « *Je viens... pourquoi m'appelles-tu?* » Cependant comme il est bon de ne répondre à cet appel fatal que le plus tard possible, rien n'est plus convenable que de maintenir la vigueur des membres par un exercice selon la mesure des forces, et qu'il est bon d'augmenter progressivement s'il est possible. Toutefois, qu'on se garde bien de confondre la faiblesse réelle avec la faiblesse apparente, très souvent le résultat d'une vie oisive, habituée à un repos excessif, à des précautions multipliées, extrêmes, pour se garantir des influences extérieures les plus ordinaires. On ne saurait croire, en effet, combien les gens âgés augmentent leurs maladies, combien ils en préparent de nouvelles, s'ils se laissent aller à l'inaction, à cette fatigante torpeur qui semble n'être qu'une moyenne proportionnelle entre la vie et la mort. Un des plus grands principes pour conserver sa santé est celui-ci : *Il faut varier ses occupations et ses exercices.* Les médecins ont souvent observé les fâcheux résultats de la vie sédentaire à l'époque de la vie dont il s'agit. Lorsqu'un homme d'un âge avancé est forcé de garder le lit, même sans une grave maladie, la détérioration organique marche rapidement. Ainsi, quand il y a fracture d'un os de la jambe ou de la cuisse, bien plus encore au col du fémur, ce qui exige un long séjour au lit, car la consolidation des os ne se fait que lentement chez les vieillards, l'inaction forcée, dans ce cas, altère plus promptement leur santé que la cause elle-même de cette inaction. Le célèbre abbé Morellet périt de cette manière ; s'étant fracturé le col du fémur à l'âge de quatre-vingt-huit ans, bien que cette fracture fût très simple, il ne put supporter l'immobilité du corps à laquelle il fut longtemps condamné, et il mourut peu de temps après.

Du reste, et par un contraste qui ne doit pas surprendre, s'il est des personnes âgées très disposées à négliger l'exercice du corps, il en est d'autres qui en font un abus véritable. Ce sont ordinairement les vieillards vigoureux, qui, fortement et depuis longtemps adonnés aux exercices du corps, n'y renoncent que le plus tard possible. Ils font de longues courses, ils vont à la chasse, ils montent à cheval, etc. Quand tout ce mouvement a lieu selon l'état actuel des forces, rien de mieux ; mais souvent il y a dans ce cas une certaine coquetterie de vieillards robustes, espèce de fanfarons qui veulent toujours faire ce qu'ils ont si bien fait autrefois. La vieillesse est arrivée, et ils la méconnaissent ; l'édifice est encore debout, et ils le croient toujours solide : de là des imprudences, des étourderies de septuagénaires qui leur coûtent de violentes, de subites maladies, et quelquefois la mort. Ce n'est jamais impunément que l'on presse les périodes de l'existence ; toutefois le danger est bien plus direct encore quand le temps a marqué nos organes de sa redoutable empreinte. N'est-ce donc pas assez de conserver ses forces, faut-il les prodiguer? Mais l'homme n'est jamais satisfait ; il en est de la vie comme de tout ce qui est bon et puissant : plus on reçoit de grâces, plus on en demande.

Maintenant, si l'on demande le genre d'exercice qui convient le mieux aux personnes âgées, je répondrai celui qui leur plaît davantage, celui auquel elles sont le plus habituées. Il faut pourtant distinguer, selon la méthode hygiénique, les exercices *passifs*, comme la voiture, le bateau, même l'équitation, et les exercices *actifs*, comme la marche, la course, la lutte, la natation, l'escrime, etc. S'il existe une faiblesse réelle et profonde, si les membres sont tout à fait débiles, s'il y a surtout de la difficulté de respirer, les premiers sont plus convenables, mais les seconds doivent être préférés lorsque la santé est bonne et qu'aucun organe ne menace d'être gravement altéré. L'équitation est en général peu convenable dans l'âge avancé; c'est un exercice trop rude et qui peut déterminer des *hernies*. Quand il en existe, il faut les observer et les contenir avec soin. Dionis, illustre chirurgien du temps de Louis XIV, disait à ces vieillards qu'*il fallait mieux qu'ils se passassent de chemises que de bandage*. Il ne s'agit pas non plus de régler l'exercice mathématiquement, de faire tant de chemin par jour ou par heure; toutefois il y a deux points importants à observer : le premier, je le répète, que l'exercice soit journalier, habituel autant que possible; le second, que cet exercice soit compatible avec l'état des forces, puis s'abandonner gaiement, librement à celui qu'on a choisi. Peut-être est-il bon d'avoir un but déterminé. On comprend ce vieillard qui, tous les jours, partait à pied de Passy pour *régler sa montre* au cadran des Tuileries, et qui s'en retournait satisfait. La *promenade* a toujours paru un exercice des plus favorables pour les personnes âgées, parce qu'on peut la régler comme on veut; aussi n'est-il rien de comparable à ces bonnes et douces flâneries dans la campagne, où l'on marche à son aise sans trop songer où l'on va. C'est par cet exercice bien entendu qu'on maintient sa santé, car on y a presque toujours ce degré de fatigue qui, sans avoir rien de pénible, suffit pour transformer en suaves délices le retour au gîte, le calme de la soirée, la table frugale et le doux sommeil de la nuit.

L'*horticulture*, facile, sans fatigue, sans trop d'entraînement, est aussi, pour les personnes âgées, un moyen hygiénique des plus salutaires. On y trouve ce degré d'activité qui donne de l'intérêt à ce qu'on fait, à ce qu'on espère, à ce qu'on prévoit. La culture des fleurs et des fruits est surtout ce qui convient le mieux, parce qu'elle n'exige ni force physique considérable ni une forte application de l'esprit, que les jouissances en sont aussi douces que variées et certaines. Un coin de terre qui nous appartient, enclos cultivé, planté, semé, arrosé, récolté par nos soins et sous nos yeux, est une grande source de plaisirs, de santé, de bien-être. Aussi, dit un illustre écrivain, « parcourez toutes les théogonies, toutes les religions, toutes les histoires, toutes les fables, il n'y en a pas une qui ne fasse commencer l'homme dans un *éden*, c'est-à-dire dans un jardin; il n'y en a pas une qui ne le fasse finir, après sa mort, dans un élysée; pas une qui ne mêle cette image d'un jardin abondant en eaux et en fruits aux images et aux songes de félicité primitive ou de félicité future dans le ciel. »

Mais l'hiver, cette cruelle saison pour le vieillard, ne tarde pas à arriver ; c'est alors qu'il faut abandonner la campagne, la culture, et cependant la santé réclame impérieusement l'exercice du corps et des membres. Il est bon d'ailleurs de toujours s'occuper et d'éviter l'ennui, cet avant-goût du néant. On peut alors remplacer les exercices de l'été par le billard, la musique, la lecture à haute voix, quelques promenades quand la température s'adoucit, toujours selon son goût et ses habitudes. Le vieux marquis de Candale faisait chaque matin des *ronds de jambe* pendant deux heures et s'en trouvait bien. Le prince russe Trufiakin, mort à Paris en 1845, avait, dans sa vieillesse, un maître d'escrime par principe d'hygiène, et le mouvement violent qui en résultait tourna constamment au profit de la santé.

Dans les différents modes d'exercice dont il a été parlé précédemment, les voyages n'ont pas été compris : c'est en effet une question souvent agitée de savoir si les voyages de quelque étendue peuvent ou non être utiles aux personnes âgées. Pour moi, je ne le crois pas ; mon opinion est que les vieilles gens sont comme les vieux meubles, ils ne durent qu'autant qu'ils restent en place. Les voyages, même quand ils sont faits avec toutes les précautions, tous les soins que la fortune permet, excèdent constamment les forces des vieillards. Il en est qui ne font que courir à droite et à gauche, *jetant au vent ces heures qui sont pour l'homme les semences de l'éternité*, ainsi que le dit Chateaubriand, mais ils y jettent aussi leurs forces et leur bien-être. Un grave inconvénient des voyages pour ces personnes, est l'obligation de changer forcément de manière d'être; en un mot, de quitter ce milieu auquel leur vie est pour ainsi dire conformée et moulée. Cet inconvénient est d'autant plus grave qu'il réagit sur tout ce qui comprend la manière de vivre, le régime, l'exercice, le sommeil; or cet ensemble de petites habitudes fait partie de la vie intime. Quand l'âge est arrivé, lorsqu'on s'est arrangé pour être le mieux possible selon sa fortune, selon ses goûts particuliers, le foyer domestique est assurément le meilleur abri du bonheur; plus la vie est calme, bien réglée, plus on a de chances de la prolonger. *Chi ben sta, non si muove,* dit un proverbe italien plein de sens. Il y a vraiment trop de chances contre la santé, lorsque avec un corps débile on s'expose à des agitations répétées, à des mouvements plus ou moins violents; presque toujours de graves maladies en sont les résultats. On a vu des centenaires qu'on déplaçait pour des motifs quelconques, souvent même dans les intérêts de leur fortune ou de leur bien-être, toujours s'en mal trouver. Voltaire lui-même en est un exemple fameux. Qui ne sait qu'exténué par l'âge, par les travaux de la pensée, il voulut enfin jouir de sa gloire à Paris? Il résiste assez longtemps; il assure que le *vieux malade*, le *vieux hibou des Alpes*, le *sec apoplectique* est hors d'état de faire ce voyage. « Comment faire voir, dit-il, l'individu le plus ratatiné, le plus souffrant de ce meilleur des mondes. » — « Vous ririez bien de ma figure, écrit-il à d'Argental, elle n'est ni transportable ni démontrable. » Cependant il cède, il arrive; mais bientôt cette nouvelle et turbulente vie de Paris l'accable et l'exténue ; *on l'étouffe sous des roses*, il est vrai, selon son expression, mais enfin il n'en succombe pas moins au bout de quelques mois (1). Rien de plus probable qu'il eût poussé plus loin sa carrière s'il fût resté dans le beau lieu qu'il avait créé, et respiré paisiblement l'air vivifiant et pur des Alpes, qui lui fut très salutaire, quoiqu'il s'en plaigne souvent. Mais le démon de l'orgueil l'avait piqué au vif, et cette fatale inspiration lui coûta la vie. Oh ! non, quand le temps s'est appesanti sur l'homme, il ne doit pas trop remuer ses vieux os, il en coûte trop à son être et à son bien-être.

Toutefois le conseil qui précède n'implique nullement celui de l'indolence; il faut au contraire, je le répète, exercer le corps dans la vieillesse, elle se maintiendra verte et forte plus longtemps. S'il est bon de ne pas trop aviver le feu de l'existence, il l'est également de l'entretenir avec soin, et l'exercice du corps, modéré, journalier, y contribue beaucoup. D'ailleurs, cet exercice se lie à tout ce qui constitue la manière d'être habituelle prise dans toute son étendue, c'est-à-dire à la vie de chaque jour, qui,

(1) Madame du Deffand ne s'y trompe nullement ; aussi écrit-elle à Horace Walpole : « Il prétend s'en retourner ce carême, je ne crois pas qu'il le puisse... Son extrême vivacité le soutient, mais elle l'use ; je ne serais pas étonnée qu'il mourût bientôt. » (Février 1778.)

« Il est mort d'un excès d'opium qu'il a pris pour calmer les douleurs de sa strangurie, et j'ajouterai d'un excès de gloire qui a trop secoué sa faible machine. » (31 mai 1778.)

sans être ni trop contrainte ni trop méthodique, doit néanmoins être réglée, et le plus possible sans écarts et sans secousses. Le repos de l'esprit, la douce agitation du corps, telle est la base de la santé du vieillard. On ne conçoit pas que, parmi tant d'institutions, tant de progrès dans les arts et dans tout ce qui influe sur notre existence, on n'ait pas encore établi dans les villes des *gymnases de vieillards*, comme on en a fondé une multitude pour la jeunesse des deux sexes : c'est une étrange et fatale lacune dans l'hygiène publique et particulière. Les anciens, nos modèles, surtout quand il s'agit de bonnes institutions hygiéniques, se livraient aux exercices gymnastiques très variés, non seulement dans les lieux publics consacrés à cet usage, mais encore dans leur intérieur, sans négliger davantage les exercices de l'esprit. Leur vie habituelle était un ensemble d'études, de travaux, de soins hygiéniques parfaitement réglés, et que l'on continuait dans l'âge le plus avancé. En voici un exemple tiré des *Lettres* de Pline le jeune (liv. III, 1), et dont j'ai donné ailleurs (1) un fragment plus étendu. Pline raconte à son ami Calvisius tout ce que fait le vieux Spurinna pour maintenir ses forces physiques et la vigueur de son intelligence. « Rien, dit-il n'est mieux entendu que son genre de vie. Le cours réglé des astres ne me fait pas plus de plaisir que l'arrangement dans la vie des hommes, et surtout dans celle des vieillards. Comme il y a une espèce d'agitation

(1) Voyez nos *Études de l'homme dans l'état de santé et de maladie* (2 vol. in-8, Paris, 1845), t. Ier, p. 118.

et je ne sais quel désordre qui ne sied pas mal aux jeunes gens, rien aussi ne convient mieux que l'ordre et la tranquillité aux gens avancés en âge. Pour eux, l'ambition est honteuse et le travail hors de saison. Spurinna suit religieusement cette règle ; il renferme même, comme dans un cercle, les petits devoirs qu'il s'impose, petits, si la régularité qui les rappelle chaque jour ne leur donnait du prix. Le matin, il se recueille quelque temps dans son lit ; à huit heures, il s'habille, il fait une lieue à pied, et pendant cette promenade *il n'exerce pas moins son esprit que son corps*. S'il est en compagnie, on s'entretient des meilleures choses ; s'il est seul, on lit ; on lit même quand il y a compagnie et qu'elle aime la lecture. Ensuite il se repose et reprend un livre, ou une conversation, qui vaut mieux qu'un livre; peu après, il monte dans une chaise avec sa femme, qui est d'un rare mérite, ou avec quelqu'un de ses amis, comme par exemple, ces derniers jours, avec moi..... Dès qu'un esclave annonce l'heure du bain (ordinairement à deux heures en hiver et à trois en été), il se déshabille et se promène au soleil s'il ne fait pas de vent. De là, il va jouer à la paume *longtemps et violemment*, car il oppose encore ce genre d'exercice à la pesanteur de la vieillesse. Après le bain, il se met dans son lit et diffère un peu le repas ; il s'amuse par une lecture divertissante. Pendant ce temps-là, ses amis ont, selon leur goût, la liberté de se divertir, ou aux mêmes choses, ou à des choses différentes. On sert, avec autant de propreté que de frugalité, dans de la vaisselle d'argent propre et antique ; il y a même un buffet d'airain de Corinthe qui le réjouit sans l'attacher. Souvent le repas est entremêlé de comédie, pour ajouter à la bonne chère les assaisonnements de l'étude. La nuit même, on le trouve encore à table, et personne ne s'aperçoit d'y avoir trop demeuré, tant le repas se passe agréablement. Par là, Spurinna s'est conservé, à *soixante-dix-sept ans* passés, la vue et l'ouïe saine et entière, le corps dans toute sa force, enfin, sans avoir rien de la vieillesse que la seule prudence (1). » Certes, voilà une vie de vieillard parfaitement entendue, et Spurinna put dire bien avant Montaigne : « Les ans m'entraînent, mais à reculons. » Quant à moi, j'aurais très bonne idée de la santé d'un vieillard qui chercherait à imiter Spurinna autant que possible ; si cet homme avait des neveux qui attendissent sa succession, je leur conseillerais d'avoir de la patience.

CHAPITRE VII.

HYGIÈNE RELATIVE AU SOMMEIL ET A LA VEILLE DANS L'AGE AVANCÉ.

Quod caret alterna requie, durabile non est.
(OVIDE.)

Le fil de notre vie se file aussi bien la nuit que pendant le jour : après quelques heures de néant apparent, l'homme renaît chaque matin, jeune de force

(1) Pline le jeune, liv. III, lettre Ire.

et de santé. Aussi le matin est-il le temps de sa pleine vigueur; pendant la journée, ses facultés s'exercent et s'émoussent; le soir, il a vieilli; de là le suprême besoin de se retremper dans un sommeil réparateur. Il résulte de cette vérité incontestable l'obligation hygiénique de surveiller le sommeil, cet important objet de notre existence et de notre bien-être. Un bon sommeil est tout à la fois le *restaurateur* et le *modérateur* de la vie, peut-être pourrait-on ajouter le *consolateur*. Le vieillard surtout a besoin de précautions particulières en raison des effets que cette fonction produit sur lui, soit par sa diminution plus ou moins normale, soit au contraire par son excès. Remarquons d'abord que le sommeil n'interrompt jamais la vie végétative ou intérieure. Il est certain que la digestion, la nutrition, la circulation, la respiration, les sécrétions, ont lieu pendant son action; et néanmoins le sommeil influe si fortement, si profondément sur notre économie, que de lui dépend souvent la santé, que sans lui elle ne peut exister; il en est à la fois une des causes les plus formelles, comme une des preuves les plus évidentes. Le sommeil, *ce donneur de biens*, comme dit un ancien, doit pourtant être soumis à certaines règles. Ainsi chez les vieillards, on remarque une tendance particulière à dormir, et plus on avance en âge, plus cette disposition devient marquée. Rien de plus évident qu'elle tient à la faiblesse du cerveau et à la facilité des congestions sanguines qui s'y forment dans la dernière période de la vie. Cela est tellement vrai que si la pléthore s'augmente par une cause extérieure, comme il arrive l'été dans un endroit chaud et renfermé, etc., cette disposition s'accroît dans un degré plus ou moins élevé, jusqu'à rendre imminente une attaque d'apoplexie. On peut croire qu'un pareil sommeil n'est nullement réparateur de ce qu'on nomme *vis vivida* de l'économie, il ne soutient, il ne relève pas les forces; loin de là, il annonce la détérioration des organes nerveux, et par conséquent la menace d'accidents graves. C'est donc une véritable *somnolence* dont il faut se méfier en évitant les causes qui peuvent la produire, l'augmenter, comme le trop de réplétion de l'estomac, les ligatures autour du corps et des membres, des veilles prolongées, une atmosphère lourde, à température élevée, etc. Le sommeil lui-même, habituellement prolongé, produit cet état, en ce qu'il prive l'organe cérébral d'une excitation modérée très favorable à ses fonctions. Il est des vieillards qui combattent cette somnolence par l'usage du café. Si l'on y met de la modération, le moyen peut être bon ; toutefois il présente des inconvénients : d'abord d'exciter artificiellement le cerveau, chose contraire à l'état naturel, ensuite de conduire à l'obligation d'augmenter la dose du stimulant ; en effet, au bout d'un certain temps, la même quantité de café ne suffit plus pour produire l'effet qu'on attendait. Alors où s'arrêtera-t-on?

Mais si cet état de somnolence sénile demande des précautions, le vrai, le bon sommeil, est singulièrement favorable à l'homme pressé par les années. La vieillesse ressemble en cela à la jeunesse, c'est qu'elle a besoin de dormir. A cette époque de la vie, la faiblesse du système nerveux de l'économie est telle, que rien n'en remonte les ressorts fatigués comme un bon et profond sommeil. On l'a comparé à la mort, comparaison qui manque tout à fait de justesse : singulière mort en effet qui, chaque nuit, nous redonne de la vie. Voyez un vieillard qui a peu ou mal reposé la nuit, c'est un homme affaissé, abattu, on dirait que l'âge a doublé chez lui. Examinez-le au contraire quand le sommeil a tempéré son sang, soulagé, rafraîchi son cerveau, la vieillesse n'est plus au même degré, son insupportable poids ne semble pas être senti au même degré. C'est donc une grande affaire hygiénique que le repos de la nuit pour tout vieillard qui veut et qui sait *raisonner* son existence. Or cette affaire, ou plutôt ce plaisir, très souvent et avec raison il le préfère à bien d'autres. C'était là l'opinion d'un homme d'esprit âgé auquel je donnais des soins ; aussi me disait-il : « Je trouve, en vieillissant, mon bonnet de nuit plus fidèle, plus chaud que mes autres amis et tout aussi gai. » Et cela n'est pas difficile à croire. Toutefois, je le répète, il ne faut pas trop prolonger le sommeil, même le meilleur ; il appesantit le corps et l'esprit, il épaissit le sang, il rend impropre à l'exercice, et favorise singulièrement l'obésité, pour peu que l'économie y soit prédisposée. La paresse *est bonne couveuse,* dit Montaigne, quelquefois quand il s'agit de l'esprit, mais nullement quand il est question du corps. Je signale surtout ce danger aux vieillards opulents, bien nourris, ayant trop de temps, trop de loisirs, et s'efforçant de combattre cette importune nullité des heures par un sommeil prolongé outre mesure. Il est fâcheux que les soins de la Providence

N'eussent pas au marché fait vendre le dormir.

Mais, n'en déplaise à l'illustre philosophe fabuliste, le riche en ferait, je crois, trop large provision. En général même, elle est trop forte chez lui, tandis que le sommeil fuit bien souvent la paupière de l'indigent et de l'infortuné. Mais est-il donc une règle d'hygiène positive pour déterminer le temps du sommeil? Non, assurément. Cette règle est subordonnée au besoin individuel, à certaines circonstances et aux habitudes. Dire, comme on le fait, qu'il faut régler les heures de sommeil ainsi qu'il suit : *Septem homini, octo juveni, novem porco*, est moins une règle positive qu'une plaisanterie. En général, on ne devrait jamais dormir moins de *six heures*, et plus de *huit*, la règle est fondamentale. On voit néanmoins des personnes âgées qui dorment fort peu et ne s'en portent pas moins bien. Madame du Deffand en est un exemple. « Je ne dors pas plus, dit-elle, de trois ou quatre heures par nuit, quoique j'en reste douze ou treize au lit (1). » Ailleurs, elle écrit à Horace Walpole : « Mes insomnies me feront perdre l'esprit; ce n'est pas assurément de me coucher trop tard qui en est la cause, je suis presque toujours couchée entre une ou deux heures du matin (2). » On doit convenir que ces heures-là

(1) *Lettres.*
(2) *Ibid.*

n'étaient pas dans une règle bien stricte de salubrité personnelle. Toujours est-il qu'il faut s'appliquer à régler son sommeil ; ainsi que tous les autres agents modificateurs de l'économie, ce sommeil est vivifiant ou morbifique, selon l'influence qu'il a ou qu'on lui accorde. Trois choses, en général, contribuent à lui donner la mesure convenable pour qu'il soit réparateur, la sobriété, l'exercice du corps, et la tranquillité d'esprit ; ce dernier point est le plus essentiel, mais aussi le plus difficile dans notre état actuel de civilisation. L'homme agité par les affaires, par les projets, les plaisirs, les chagrins, les regrets du jour, échauffé par la veille, se couche souvent avec des nerfs inquiets, une tête brûlante ; aussi son sommeil est-il troublé et agité. Heureux celui qui, en déposant ses habits, peut déposer en même temps tous les soins, tous les soucis du jour.

Il est aussi quelques précautions qui, sans être aussi indispensables que les précédentes, n'en ont pas moins leur degré d'importance. Le doux et bienfaisant sommeil peut s'obtenir en allégeant l'estomac le soir, en faisant en sorte que la chambre à coucher soit vaste, bien aérée, en évitant toute alcôve étroite, entourée d'épais rideaux ; ayez soin encore que la température de l'appartement soit douce, plutôt fraîche que chaude, excepté dans l'hiver ; qu'aucune ligature, je le répète, ne gêne la circulation, que la tête soit assez élevée, que le lit soit plutôt dur que mou : la plume et l'édredon ont leurs avantages, et plus encore d'inconvénients ; enfin, que l'excrétion des urines et des fèces ait eu lieu avant de se livrer au sommeil. Qu'on le croie bien, toutes ces précautions ont leur degré d'utilité ; la négligence ou l'oubli qu'on en fait ont une influence dangereuse sur notre frêle machine, plus ou moins usée par l'âge. Certes l'homme ne peut résister aux années qui l'emportent, mais il peut en ralentir le cours et faire attendre quelque temps encore la déesse cruelle dont parle la Fontaine.

Mais si les inconvénients, si les dangers d'un sommeil trop prolongé ou une somnolence habituelle sont manifestes chez le vieillard, c'est bien autre chose quand il s'agit de *veilles* excessives. Dans l'âge de la vigueur, cet état forcé de l'économie est éminemment dangereux : toujours veiller, a-t-on dit, c'est faire de son cerveau *une lampe qui brûle sans cesse*, mais le combustible est bientôt épuisé ; or, qu'on juge de ce qui peut avoir lieu lorsque l'économie est brisée par le temps, lorsque les sens ont perdu de leur vivacité, et surtout quand le cerveau, le centre, le dispensateur de toute sensibilité, est altéré, fatigué, tantôt durci, tantôt ramolli dans quelqu'une de ses parties. Le sommeil a pour effet d'augmenter la somme d'excitabilité vitale, de ralentir tous les mouvements organiques, de réparer les pertes éprouvées dans la journée. C'est pendant sa durée, nous l'avons dit, que s'opèrent la restauration, la nutrition, l'élimination des substances inutiles, ou nuisibles : eh bien ! toutes ces fonctions ne s'exécutent plus régulièrement dans des veilles prolongées. Il en résulte, d'une part, qu'elles prédisposent aux congestions encéphaliques ; de l'autre, qu'en stimulant trop le cerveau, elles tendent à le débiliter dans la cohésion et la vitalité de ses molécules. L'excitation étant alors infiniment au-dessus de l'excitabilité ou force organique, l'équilibre se rompt, la dose du sommeil due à l'organe pour se réparer lui étant refusée. Qui ne voit ici une cause permanente et formidable de maladies, et qui ne manquent pas de survenir? Combien d'affections graves, combien de redoutables infirmités, de douleurs, d'angoisses, de morts subites, chez les personnes âgées, dont on trouverait l'origine, en cherchant bien, dans des veilles imprudentes qui n'étaient plus de leur âge! Il est encore digne de remarque que souvent le sommeil, après une ou plusieurs veilles prolongées, n'arrive que difficilement, en raison de l'excitation sourde et continue du cerveau, notamment après un repas copieux et quand on a été agité par les chances du jeu; et s'il arrive enfin, ce sommeil est lourd, inquiet, coupé de rêvasseries, ne laissant après lui que lassitude et pesanteur. Or, est-il possible que l'homme, dans l'arrière-saison de sa vie, s'expose impunément à de pareilles secousses? Une constitution de fer y résisterait à peine : qu'on juge de la sienne, que le temps n'a pas épargnée; aussi le *lendemain*, cet imposteur pour tant de vieillards, lui refuse tout à coup sa lumière. D'ailleurs, que l'homme cherchant à illustrer son nom, à se faire une belle position dans le monde, que celui qui exerce certaines professions se condamnent à des veilles forcées, cela est fâcheux, mais doit être, la fortune et la renommée en imposent la rude obligation. Selon le proverbe, « celui qui veut réussir doit se lever à quatre heures, celui qui a réussi peut rester couché jusqu'à sept. » Mais l'homme qui a vécu de longues années a réussi, ou il ne réussira jamais ; sans avoir atteint le terme de sa carrière, il en a déjà obtenu le prix, quel qu'il soit ; qu'il se tienne donc en repos : la seule affaire qui doive sérieusement l'occuper, c'est de vivre, et de vivre le plus et le mieux possible.

Ces considérations, bien senties par des vieillards, sont néanmoins oubliées ou négligées par d'autres. Quoiqu'ils n'aient plus à dépenser cette séve exubérante de la jeunesse, qui fait supporter les impressions les plus vives, les plus prolongées, ils aiment encore les plaisirs du monde, et comme le plus grand nombre de ces plaisirs a lieu la nuit, ils s'y laissent aller sans trop réfléchir aux suites, presque toujours fâcheuses, car la vie s'use d'autant plus vite que la résistance est moindre depuis longtemps. Les grandes villes fourmillent de ces hommes qui, vieux par les années, mais jeunes par les goûts, dédaignent les charmes de la vie intérieure et domestique, qui, *comme les autres*, font de la nuit le jour, au grand détriment de leur santé. A la vérité, il est quelques vieillards, cultivant avec ardeur les lettres et les arts, qui se sont habitués à prolonger leurs travaux fort avant dans la nuit, et quelquefois impunément. Un ancien avocat ne se couchait jamais qu'à trois heures du matin, et même plus tard ; encore ne se couchait-il pas s'il entendait les cloches du matin : alors, comme Varignon, dont parle Fontenelle, *il était ravi de se dire à lui-même* que ce n'était pas la peine de se mettre au lit pour si peu de temps. Il n'en a pas moins vécu plus de quatre-vingts ans ; mais ce sont là des exceptions, et on les cite comme telles. On a beau dire avec le poëte,

> Ce que j'ôte à mes nuits, je l'ajoute à mes jours...

ce n'en est pas moins une pratique homicide : ce qu'on ôte à ses nuits, on l'ôte presque toujours à sa santé. Une chose certaine, c'est que, à peu d'exceptions près, tous les centenaires se couchent et se lèvent de bonne heure. Il faut l'avouer, la nécessité de suspendre ainsi les fonctions de relations extérieures par le sommeil, pour la restauration des forces, pour hâter surtout la réparation de l'éther nerveux cérébral, dépensé précédemment, rend la somme de la vie morale et intelligente beaucoup moins grande que celle de la vie végétative ou purement animale, qui la surpasse en durée de plus de moitié ; mais qu'y faire? La raison, le bon sens, nous prescriront toujours de nous conformer aux lois qui régissent l'économie ; notre bien-être en dépend. Souvenons-nous toujours que l'homme a besoin de rentrer tous les soirs dans le néant pour pouvoir vivre sa journée du lendemain ; l'essentiel est que ce sommeil soit pris dans une juste mesure, en un mot, qu'il soit réparateur : dormir ainsi, c'est faire provision de vie.

CHAPITRE VIII.

DES EXCRÉTIONS DANS LA VIEILLESSE. — SOINS HYGIÉNIQUES A OBSERVER.

Si l'on voulait examiner, même sous le rapport hygiénique, toutes les excrétions qui ont lieu dans l'économie, il faudrait entrer dans des détails infinis qui élargiraient le cadre de ce travail sans lui donner plus d'intérêt. Toutes ont leur importance, nous en convenons, et comme dit très bien le docteur Michel Lévy, « les excrétions représentent, par leur ensemble, comme un vaste appareil de dépuration du sang; intermittentes ou continues, elles le débarrassent des matériaux hétérogènes et assurent l'identité du fluide nourricier à toutes les époques de l'existence (1). » Cependant cette importance des excrétions n'est pas la même pour toutes. Contentons-nous donc de parler des trois principales, qui ont une influence directe et continue sur la santé. Telles sont la *transpiration*, les *urines* et les *fèces*.

La transpiration. — On connaît, en général, l'extrême importance de cette excrétion cutanée. Qui ne sait que c'est un des grands moyens dépuratoires qu'emploie la nature pour maintenir l'équilibre des fonctions, indépendamment de son influence sur la température de l'organisme, et que son abondance égale, si elle ne surpasse, l'exhalation pulmonaire?

(1) *Traité d'hygiène publique et privée*, t. II.

Qui ne sait encore que Sanctorius ou Santorio, en se mettant trente ans dans une balance pour évaluer avec le plus de rigueur possible les pertes qu'éprouve le corps dans cette circonstance, a fait un code de médecine et d'hygiène fondé, jusqu'à un certain point, sur l'expérience (1)? Je dis jusqu'à un certain point, car le médecin vénitien, se laissant dominer par son idée fixe, quoique vraie au fond, en a tiré des conclusions forcées. Toutefois la fonction perspiratoire de la peau perd infiniment de son activité à l'époque de la vieillesse. Dans les âges précédents, la transpiration est ordinairement douce, facile, plus ou moins abondante, et pourtant continue; il n'en est plus de même dans l'âge de déclin. Cette difficulté tient à trois circonstances : au défaut d'énergie vitale de la peau, à la disparition à peu près complète de la circulation capillaire dans cette partie, enfin à l'oblitération plus ou moins complète des pores de la peau, à son peu de perméabilité. Toutefois cette fonction n'est pas nulle dans la vieillesse, de sa diminution il ne faut pas conclure à sa suppression totale. Cette dernière n'a lieu que dans certains cas particuliers, et elle devient presque infailliblement la cause de plusieurs maladies graves, notamment de celles qui

(1) *De medicina statica aphorismi.* Venet., 1614. On compte plus de vingt éditions de ce livre remarquable, dont Boerhaave a dit : *Nullus liber in re medica ad eam perfectionem scriptus est.* « Aucun livre de médecine n'a été écrit avec cette perfection. » Pour la forme, nul doute ; mais quant aux principes, il y en a de très contestables.

attaquent le poumon. Un point très essentiel de l'*hygiène* des vieillards consiste donc à maintenir la transpiration cutanée dans un degré compatible avec l'équilibre vital. La transpiration régulière dans l'âge avancé est non seulement un bon moyen de maintenir la santé, mais il en est encore le témoignage certain; il prouve en effet que les mouvements vitaux ne tendent pas tellement à se concentrer que la périphérie ou la peau perde son énergie. En général, les hommes d'un certain âge qui transpirent facilement sont presque assurés de vivre sains, et si deux vieillards amis se rencontrent, ils peuvent dire indifféremment comment va la santé, ou comment va la transpiration.

D'après l'importance de cette fonction, il est facile de comprendre les dangereux effets de sa suppression à tous les âges. Cependant le danger est bien plus grand dans la vieillesse, parce que le refroidissement qui a lieu soit par la suppression, soit par l'évaporation subite sur la peau, se prolonge assez longtemps. Dans l'enfance et dans la jeunesse, la chaleur de la peau est élevée et constante; diminue-t-elle par une cause quelconque, elle reparaît facilement et en peu de temps, ce qui rend les accidents beaucoup moins fréquents et moins graves que dans l'âge avancé. Tout homme qui a vécu conçoit dès lors l'importance du précepte de faciliter et de maintenir la transpiration, et d'empêcher le refroidissement qui a lieu consécutivement après une sueur plus ou moins abondante. Ce dernier point est tellement essentiel qu'on trouve des vieillards qui, par une sorte d'exception ou par une constitution spéciale, suent très facilement; mais s'ils n'y apportent beaucoup de précautions, ils n'en sont pas moins sujets à de fréquentes affections catarrhales : c'était là ce qui étonnait un vieillard qui me consultait. « Je transpire facilement, abondamment, me disait-il, et néanmoins je m'enrhume souvent. » Mais je l'avertis que l'espèce de prérogative dont il jouissait était à peu près nulle, à cause du refroidissement consécutif de la peau, qu'il ne surveillait pas assez; il en comprit l'importance, et depuis il fut rarement atteint des maladies dont il se plaignait.

Mais que faut-il faire pour maintenir la transpiration? Le voici : Se vêtir convenablement, pas trop, néanmoins, puis faire un *exercice* convenable selon la saison, la température, et surtout selon la mesure de ses forces. L'exercice peut être même considéré comme le plus important, parce que la circulation étant activée, la chaleur de l'économie s'augmente proportionnellement, et que le sang se reporte du centre à la circonférence, à la surface tégumentaire. Les *frictions* sèches dont j'ai parlé précédemment ne doivent pas être oubliées; rien ne fortifie, ne ranime la peau comme ce moyen trop négligé. Les *bains*, soit simples, soit savonneux, sont également utiles pour débarrasser la peau de tout ce qui obstrue les pores, même des bains toniques et fortifiants pour redonner au système cutané une partie de l'énergie vitale qu'il a perdue. L'alimentation, ainsi que l'a remarqué Sanctorius et tous ceux qui ont répété ses expériences, a une grande influence sur cette fonction. Il est certain qu'une nourriture saine et substantielle favorise singulièrement la transpiration en maintenant les forces à un degré assez élevé d'énergie, tandis qu'une alimentation faible, débilitant l'individu, diminue chez lui la faculté perspiratoire. On ne saurait croire, en effet, combien la quantité, la variété, la qualité de la nourriture agissent sur l'économie, même dans un temps assez court. Fontenelle rapporte à ce sujet les curieuses expériences que fit le médecin Dodart sur lui-même : « Il trouva, dit son panégyriste, le premier jour de carême 1667, qu'il pesait 116 livres 1 once ; il fit ensuite le carême comme il a été fait dans l'Église jusqu'au XIIe siècle : il ne buvait ni ne mangeait que sur les six ou sept heures du soir ; il vivait de légumes la plupart du temps; et, sur la fin du carême, de pain et d'eau. Le samedi de Pâques, il ne pesait plus que 107 livres 12 onces, c'est-à-dire que, par une vie si austère, il avait perdu, en quarante-six jours, 8 livres 5 onces, qui faisaient la quatorzième partie de sa substance. Il reprit sa vie ordinaire, et au bout de quatre jours, il avait regagné 4 livres, ce qui marque qu'en huit ou neuf jours il avait repris son premier poids ; et qu'on répare facilement ce que le jeûne a dissipé. En donnant cette expérience à l'Académie, il prit toutes les précautions possibles pour se cacher, mais il fut découvert. Il est assez rare, non qu'un philosophe soit un bon chrétien, mais que la même action soit une observation curieuse de philosophie et une austérité chrétienne, et serve en même temps pour l'Académie et pour le ciel (1). » Au reste, les expériences qui, de nos jours, se font en Angleterre et dans d'autres pays sur les jockeys dont on se sert pour les courses de chevaux sont pleinement confirmatives de celles de Dodart. Mais on peut être assuré que, dans ce cas, la transpiration diminue proportionnellement à la dose de nourriture. La quantité moindre du sang, le ralentissement circulatoire, la décoloration de la peau, la faiblesse générale, expliquent ces phénomènes. Or, comme ces derniers ont constamment lieu chez les vieillards, il faut donc en contre-balancer le danger par les moyens précédemment indiqués.

Excrétion des urines.—Si le système utérin est celui qui, d'ordinaire, chez les femmes, est le plus souvent atteint d'affections morbides, le système urinaire présente assurément la même facilité de désorganisation chez l'homme. A peine la vie a-t-elle atteint une période, je ne dis pas extrême, mais un peu avancée, que les organes qui concourent à cette importante excrétion du superflu nuisible à l'économie, commencent à s'altérer. Que l'on consulte à cet égard le très grand nombre de vieillards, tous avoueront que, d'assez bonne heure, ils ont remarqué de l'affaiblissement, du désaccord dans l'appareil organique dont il s'agit. Tantôt il y existe une sorte d'excitation anormale, tantôt, et le plus souvent, un affaiblissement graduel plus ou moins constant. Les reins ne

(1) *Éloge de Dodart.*

sécrètent plus l'urine aussi facilement qu'autrefois, et ce fluide semble même altéré dans ses principes constituants. En général, toutes choses égales d'ailleurs, en suivant un régime modéré, la quantité ordinaire des urines varie de 900 à 1,500 grammes en vingt-quatre heures; et s'il y a de la variation dans la quantité, elle porte sur l'eau de l'urine plutôt que sur ses éléments chimiques; or, chez le vieillard, l'urine est peu fluide, odorante, colorée, par conséquent plus irritante et très propre à produire ou à entretenir des inflammations latentes ou prononcées.

Mais l'organe qui semble le plus ordinairement atteint par l'âge est la vessie, cet important réservoir des urines, destiné à les recevoir et à les conserver quelque temps. Dans la partie physiologique de cet ouvrage, j'ai fait remarquer que, par suite de l'âge, la vessie perdait de sa capacité, de sa contractilité, tout en conservant, par une fatalité singulière, une vive irritabilité intérieure ; de là ces difficultés d'expulser l'urine à tous les degrés, suppression de ce fluide, ou bien, au contraire, ces incontinences d'urine, grave incommodité, vrai fléau de la vieillesse, et qui rendent son existence si languissante, si pénible et si instable. On remarquera qu'il ne s'agit ici que de l'état naturel, physiologique, et non de ces nombreuses maladies qui attaquent les organes des voies urinaires, soit que ces maladies dépendent d'une disposition individuelle, soit qu'on puisse les regarder comme des suites de maladies honteuses, si bien nommées par Fernel, *prostibuli flagitium*, « le châtiment du libertinage. » On comprend maintenant, dès que l'âge s'avance, la nécessité de surveiller cet organe, de faciliter, *autant que possible*, le cours des urines, non seulement pour ne pas compromettre la santé présente, mais pour préparer la santé à venir. En supposant même qu'on n'obtienne pas un succès complet, du moins on diminue le mal, on l'arrête, on le circonscrit, et ces résultats peuvent être considérés comme un immense avantage.

Admettant donc qu'il n'y a aucune maladie des organes urinaires, c'est-à-dire ni calcul, ni gravelle, ni catarrhe de la vessie, ni engorgement de la prostate, il est évident qu'on peut faciliter le cours des urines : 1° Par un exercice convenable, journalier, qui, sans fatigue, provoque l'écoulement de ce fluide. 2° Par un régime qui ne soit ni excitant ni échauffant, soit en aliments, soit en boissons. Rien de plus avéré que des aliments de haut goût, des condiments à saveur forte et âcre, que des liqueurs alcooliques impriment au sang des qualités phlogistiques qui se communiquent rapidement aux reins, et par conséquent aux urines. Des boissons tempérantes, une infusion légère de thé, de chiendent, l'usage modéré des fruits bien mûrs, facilitent au contraire cette excrétion dans son action, dans ses produits, dont la nature influe si directement sur les organes eux-mêmes. 3° Des bains à une température peu élevée aident également le cours des urines ; ils en provoquent la facile émission en rendant le fluide beaucoup plus limpide.

Il est une précaution indispensable à ne pas négliger

quand il s'agit de cette fonction, c'est de satisfaire le besoin aussitôt qu'il se fait sentir d'une manière impérieuse. Ce précepte convient à tous les âges, mais particulièrement à la vieillesse; car, à cette époque, la vessie, distendue par l'urine, perd facilement son ressort ou sa contractilité, et la miction devient très difficile, parfois même impossible. De graves maladies peuvent être la suite d'un pareil retard, tantôt une inflammation, tantôt un affaiblissement tel de l'organe qu'il faut recourir à l'usage de la sonde. Non seulement on doit accomplir cette fonction sans délai, mais bien s'assurer encore, et autant que possible, que la vessie est complétement vide; des efforts réitérés d'expulsion ont ici des avantages marqués, et la sortie des flatuosités qui peut avoir lieu en même temps en augmente le salutaire effet. De là le fameux vers de l'école de Salerne :

Mingere cum bombis, res est saluberrima lumbis.

C'est donc un précepte d'hygiène important que l'évacuation immédiate de l'urine pour l'homme arrivé à la dernière saison de la vie. Il doit fuir par conséquent toutes les circonstances qui le forcent pour ainsi dire à ne pas satisfaire ce pressant besoin. On sait que Tycho-Brahé, le célèbre astronome, se trouvant dans la voiture de l'empereur Rodolphe de Hapsbourg, éprouva un vif besoin d'uriner; mais n'osant pas, par bienséance, le manifester, il fut pris, le soir même, d'une inflammation de vessie qui ne tarda pas à être mortelle. Il est néanmoins des personnes qui, mieux avisées, trouvent le moyen de concilier la politesse avec les soins de leur santé. A l'un des dîners de Frédéric II, où l'on restait plus de quatre heures à table, il survint, à un certain abbé nommé Bastiani, un besoin si pressant qu'il se leva. Le roi lui dit : « Où allez-vous donc, l'abbé? » Celui-ci lui répondit : « Je n'en puis plus. — Mais, dit le roi, que ne faites-vous comme moi? — Oh! sire, c'est que chez vous tout est grand, jusqu'à la vessie. » Les assistants éclatèrent de rire, et le patient courut se soulager. Quoi qu'il en soit de cette présence d'esprit, qui n'appartient pas à tout le monde, il n'en faut pas moins être constamment sur ses gardes dans certaines circonstances, quand on est âgé, quand le besoin se fait sentir, bien plus encore si la vessie a déjà manifesté quelques symptômes d'affaiblissement.

Le moyen auquel on a recours dans cet affaiblissement porté à un certain degré est l'introduction d'une sonde; mais l'expérience a démontré qu'il ne faut y recourir que le plus tard et le plus rarement possible. Si, en effet, on l'emploie prématurément et sans précaution ni réserve, les urines coulent facilement à travers la sonde, mais la vessie tombe assez vite dans une inertie touchant de près à la paralysie; on ne peut ensuite lui rendre quelque énergie que par des moyens actifs et d'une efficacité très douteuse. On voit des vieillards condamnés à porter, le reste de leur vie, une sonde dans la vessie, parce que, dans le commencement, ils n'ont pas pris les précautions nécessaires pour éviter de recourir à ce moyen, d'abord facile et commode, mais dans la suite très assujettissant.

La défécation. — Pour que la digestion soit complète, achevée, éminemment réparatrice, il est nécessaire que le dernier produit, ou *détritus* fécal, soit expulsé avec facilité ; or, c'est ce qui n'a pas lieu chez la plupart des vieillards. La constipation est en effet très ordinaire dans l'âge avancé, disposition fâcheuse de l'économie exigeant une surveillance toute particulière. Il est des personnes dont le corps est naturellement resserré, même à un haut degré, et qui n'éprouvent aucune altération de leur santé. On a souvent cité en exemple ce chirurgien de Rochefort, qui allait à la garderobe, partait ensuite pour un voyage au Sénégal, et ne satisfaisait à un nouveau besoin qu'à son retour. Ce sont là de véritables exceptions, qu'on cite par cela même. Mais ce qu'il y a de constant, c'est que la constipation habituelle, dans la vieillesse, dépend de deux causes qu'il est très essentiel de bien distinguer. L'une, que la difficulté des garderobes tient à la constitution plus ou moins sèche du canal intestinal ; les individus ainsi constitués ont toujours éprouvé ces difficultés, et en général on a remarqué que ce sont presque toujours des personnes vigoureuses, ayant longtemps joui d'une bonne et ferme santé. Toutefois cette constipation peut avoir lieu à divers degrés, mais elle ne doit pas être excessive. Selon un médecin anglais, Cheyne, le passage complet des aliments, depuis le repas jusqu'à la défécation, est de trois jours pour les personnes qui ont le ventre libre, et de six jours pour les personnes naturellement resserrées. Toutefois il est bon de rappeler qu'il n'y a rien d'absolu dans l'organisme pris dans son ensemble, et qu'individuellement la limite des variations est souvent très considérable. La seconde cause de la constipation dans la vieillesse est celle qui a lieu par la débilité même du canal intestinal, débilité tout à fait sénile et qui augmente par les progrès de l'âge. Maintenant il est facile de comprendre l'importance de distinguer ces deux causes de resserrement du ventre, car dans le premier cas, les moyens rafraîchissants, tempérants, même laxatifs, conviennent parfaitement, tandis que dans le second, il est utile de recourir aux fortifiants, aux toniques, pour faciliter les évacuations alvines, autrement l'intestin perd de plus en plus sa faculté contractile.

Maintenant est-il nécessaire de faire sentir combien la constipation opiniâtre, chez les vieillards, peut avoir d'inconvénients graves, de combien de maladies elle peut être la cause? On a dit que pour avoir l'esprit libre il faut avoir le ventre libre : sans contredit; mais il est bon d'ajouter que la liberté du ventre, ce *bene moratus venter* si vanté par les anciens, est aussi une des principales conditions de la santé matérielle. Qu'elle cesse d'avoir lieu, bientôt la présence des matières fécales accumulées dans l'intestin, passant sur les gros vaisseaux abdominaux, gêne la circulation viscérale, détermine des congestions à la tête, à la poitrine ou dans le ventre, produit des hémorrhoïdes, des abcès, des fistules à l'anus, etc., enfin une foule de maux qu'il n'entre pas dans le plan de cet ouvrage d'énumérer ici. De là cette nécessité de régler avec soin, minutieusement même, la défécation, toutefois selon le tempérament, les habitudes du malade. Terme moyen, chaque homme sain rend, dans les vingt-quatre heures, 125 à 160 grammes de matières fécales, mais qu'importe la quantité relative ? L'essentiel est que le canal intestinal se trouve débarrassé, allégé ; enfin, que la digestion soit complète.

Pour faciliter cette fonction, les moyens les plus doux, les plus tempérants, sont toujours à préférer, et j'en fais la remarque positive. S'il est possible même de n'avoir recours qu'au régime, c'est-à-dire à des aliments et à des boissons convenables, on s'en trouvera beaucoup mieux. Les pilules à base d'aloès qu'emploient certaines personnes, et très souvent préconisées par le charlatanisme, ont deux inconvénients qu'il est bon de signaler : le premier, d'irriter à la longue l'intestin, de déterminer même des hémorrhoïdes ; le second, d'être obligé d'en augmenter progressivement la dose. Il ne faut donc recourir à ce moyen qu'à de longs intervalles, quand il y a une nécessité bien prononcée. Les lavements même, quoique moins dangereux, ne sont pas sans inconvénients : trop répétés, ils rendent l'intestin paresseux, inerte, cessant peu à peu ses fonctions par défaut de contractilité ; c'est donc un moyen qu'on ne doit employer que rarement, et surtout ne pas en faire une habitude. Il est commode, sans doute, d'obtenir l'exonération du ventre par un moyen simple, facile, qu'on peut se procurer en tout temps, en tous lieux, mais les inconvénients se manifestent plus tard et quand il n'est plus temps d'y remédier. Il est bon d'observer, toutefois, que nous parlons seulement de l'abus, et non d'un usage rationnel, compatible avec l'entretien de la santé. Remarquons encore qu'il ne s'agit ici que des lavements simples, adoucissants, et nullement de ceux qui sont composés, irritants; ces derniers doivent toujours être prescrits par le médecin : malheur à celui qui se hâte d'y recourir avec une imprudente légèreté! Que Molière se moque tant qu'il voudra des mots *adoucir*, *tempérer*, *lubrifier* les entrailles, tout cela est bon pour la verve comique, pour l'effet théâtral : mais quand il s'agit de la santé, de l'être qui souffre et qui implore les secours de l'art; quand on veut établir une règle hygiénique ayant pour but de prévenir une foule de maladies, de prolonger l'existence, oui, il faut adoucir et tempérer, il faut lubrifier les entrailles, non les irriter, les enflammer par le séjour prolongé de matières que la nature rejette au dehors comme dangereuses. Certainement le *vis comica*, employé par un homme de génie, a son charme, son entraînement; mais ce qu'on pourrait désigner sous le nom de *vis medica* a bien aussi son prix et demande une sérieuse attention. Ne s'agit-il pas de la santé, le bien le plus précieux de notre courte vie?

D'ailleurs, les hommes qui réfléchissent sur leur manière de vivre, voulant se conformer aux lois de la nature et de leur propre constitution, ont compris l'importance de la défécation : Voltaire en est un exemple célèbre. On sait qu'il combattait sa constipation habituelle par un régime exact et par des moyens toujours doux, toujours lénitifs, jamais par des remèdes tant soit peu irritants. C'est alors qu'il fit un long usage de la pulpe de *casse*, qui est en effet une substance très convenable ; bien plus, il la conseillait à différentes personnes. « Le père putatif du maréchal de Richelieu, dit-il, qui était le plus sec et le plus constipé des ducs et pairs, s'avisa de prendre du *lait à la casse.* Cela avait l'air du bouillon de Proserpine ; il s'en trouva très bien (1). » Tant il est vrai que les moyens les plus doux, les plus simples, employés avec méthode, et surtout avec persévérance, sont toujours ceux qu'il faut préférer dans le cas dont il s'agit : or, c'est une règle fondée sur une expérience qui n'a jamais été trouvée en défaut.

CHAPITRE IX.

PRÉCEPTES HYGIÉNIQUES RELATIFS AUX FONCTIONS DE LA GÉNÉRATION DANS LA VIEILLESSE.

Deposui arma, miles iuermis...

Une idée mère domine la création : vivre et donner la vie ; mais cette dernière fonction doit être considérée comme la plus importante. Si les hommes se conformaient aux lois de la nature, lois d'ailleurs immuables et éternelles ; s'ils se soumettaient aux con-

(1) *Correspondance générale*, janvier 1756.

ditions de leur être, de leur organisation, sachant renfermer le désir dans la sphère du besoin réel, la sagesse et la santé naîtraient d'elles-mêmes et se perpétueraient sans effort : mais il n'en est rien, surtout quand il s'agit des fonctions de la génération. Don suprême de transmettre la vie, fatale prérogative dont l'homme abuse sans cesse, point d'appui de la morale par la famille, cause puissante de dépravation, ressort énergique de vie et de santé, intarissable source de maladies et d'infirmités, cette faculté renferme tout ce que l'homme peut atteindre de bonheur et de malheur, de plaisirs ou de douleurs, et l'arbre de la science du bien et du mal en est le symbole aussi vrai qu'expressif. Ainsi l'amour, qui reproduit par le seul attrait de la volupté tout ce que la nécessité dévoue à la mort, seconde néanmoins celle-ci par ses excès (1) : mais la plupart des hommes sont d'une étonnante faiblesse contre les abus de la fonction génératrice, et ce qui surprend toujours, c'est que ceux qui sont avancés en âge ne sont pas toujours à l'abri de ce reproche. Il est certain qu'à la dernière époque de la vie, époque où les passions ont fait place à la raison, il est encore beaucoup d'individus qui se laissent aller aussi facilement qu'imprudemment sur la pente de dangereuses jouissances. Ils croient beaucoup faire en consultant une modération plutôt forcée que volontaire, très souvent même ils ne s'arrêtent qu'à bout de force et de vigueur, lorsque, décidé-

(1) Voyez ce qui a été dit sur ce sujet, chapitre IV de la deuxième partie : *La passion de l'amour à deux points de vue opposés.*

ment, *silent organa.* Quelle héroïque sagesse! Toutefois, comme la nature est impitoyable, elle fait payer cher la transgression de ses lois, et la multiplicité hâtive des maladies ne tarde guère à en donner la preuve. Ce résultat est d'autant plus certain et prompt que presque toujours les excès remontent très haut : le vieillard libertin a été le jeune homme libertin et l'homme dissolu, qu'on juge alors de l'état de détérioration organique.

Cependant, avec un peu de réflexion et de connaissance physiologique de l'homme, comment ne pas savoir combien il importe d'observer avec rigueur les préceptes de la continence, d'autant plus que tous sont établis, calculés dans l'intérêt de la vie, soit en durée, soit en intensité. Rien de plus connu que, de toutes les fonctions de l'économie, il n'en est aucune que la nature accorde avec plus de magnificence que celle de la génération, mais aussi avec le plus de mesure. Cette fonction est celle qui se manifeste la dernière, elle est celle aussi qui finit la première. Pourquoi ces étroites limites? C'est qu'elle exige, pour son exercice, que le corps ait acquis son entier développement, elle diminue et cesse entièrement aussitôt qu'il commence à faiblir; elle est la preuve, le couronnement de sa force, puis la démonstration de sa décadence. Ne faut-il pas en effet une sorte d'exubérance vitale pour en transmettre le superflu à un autre? Or, cette prérogative n'a lieu que dans la belle période de l'existence. Aussi la liqueur spermatique est-elle préparée par la nature avec des soins multipliés, des précautions infinies : on dirait qu'elle ne la laisse échapper qu'à regret, par l'excessive complication des organes qui la filtrent et la préparent. J'ai dit ailleurs, et non sans raison, que cette liqueur semblait la vie elle-même *sous forme fluide*, le principe vital lui-même condensé et perceptible. Le médecin le Camus a soutenu que le sperme était composé de *cerveaux microscopiques* directement émanés du grand cerveau; c'était aussi l'idée des anciens, qui considéraient cette liqueur comme un écoulement de la moelle épinière et du cerveau, *cerebri stillicidium*. Quoi qu'il en soit, l'importance du sperme est démontrée par cela même que la plus petite parcelle contient la vie *en puissance* et peut la communiquer, que sa présence, sa sécrétion impriment à l'organisme un surcroît de force, d'énergie, tandis que ses pertes réitérées énervent et fatiguent rapidement le corps. Rien donc ne coûte à notre économie comme la production du sperme et comme sa déperdition forcée, car on a calculé que la perte d'une once de cette liqueur équivalait à la perte de quarante onces de sang. Selon Bichat, la sécrétion du sperme est en raison inverse de la sécrétion de la graisse : on en sent la raison. Comprend-on maintenant combien est meurtrière sa prodigalité et comment il en résulte une rapide détérioration de l'organisme, indépendamment du spasme érotique, agitant si fortement le système nerveux, Or, s'il y a excès, on peut dire que ce n'est plus alors le sens vénérien, c'est le délire vénérien, le plus dangereux de tous, puisqu'il détruit la vie dans son principe même. Cause de jouissances, cause de souffrances, il n'est pas de plus cruelle vérité et qui soit plus applicable qu'à l'exercice abusif de cette fonction.

Bien plus, en examinant avec soin les phénomènes physiologiques qui se manifestent lors de la sécrétion de la liqueur fécondante, on trouve que non seulement le sperme est l'EXTRAIT du tout individuel, ce qui fit dire à Fernel, le célèbre médecin de Catherine de Médicis, *totus homo semen est*, mais qu'après avoir été déposé dans ses réservoirs naturels, il communique à son tour, et *continuellement*, à l'économie entière, un principe de vigueur extraordinaire, phénomène d'autant plus remarquable que le liquide a été conservé plus longtemps. Ainsi l'absorption du sperme et sa récohobation soutiennent et accroissent constamment la force vitale. Cette liqueur, mêlée de nouveau à la circulation, et produisant de cette manière une sorte d'ubiquité spermatique, devient pour ainsi dire le baume de la vie, ou plutôt un de ses meilleurs et plus puissants stimulants : ce qui donne la vie est fait pour la conserver. La révolution qui se fait dans l'économie à l'époque de la puberté, la castration des animaux, et, par la même raison, la faiblesse et l'imperfection organique des eunuques, dont pas un n'a vécu un siècle, sont des preuves évidentes de ce qui vient d'être dit. De l'importance dans l'économie du rôle de la liqueur spermatique naît, par une conséquence forcée, l'épargne excessive qu'on doit en faire, car c'est une perte incessante de la force nerveuse. L'acte vénérien est l'acte des forts, malheur à celui qui ne comprend pas bien cette vérité ! Et néanmoins, en général, les hommes exagèrent la nécessité de la fonction génératrice ; poussés par la passion, par la luxure, par une imagination pervertie, par de fatales habitudes, ils prennent souvent pour une nécessité irrésistible l'effet d'excitations étrangères et peu en rapport avec leur constitution. N'est-il pas étrange de demander au désir, même le plus vif, le plus capricieux, ce que la condition organique et physiologique de l'homme lui refuse et lui refusera toujours? Qu'importe! beaucoup d'imprudents n'en continuent pas moins leurs excès, et ici plus qu'ailleurs on peut dire qu'on n'apprend à économiser son fonds que quand on est ruiné.

Mais si l'acte vénérien exige beaucoup de prudence à tous les âges, que sera-ce donc à l'époque de la déchéance vitale? Si c'est folie de vouloir une somme de jouissances au delà de la capacité organique, qu'est-ce donc quand cette capacité est diminuée? N'est-ce pas aller directement contre les fins conservatrices de la nature? Les jeunes gens, les hommes faits, pleins de santé, sont en quelque sorte excusables sur ce point, bien qu'on ne doive jamais adopter l'odieuse maxime de la vertu clouée au pilori du tempérament ; mais enfin la vie chez eux est en excès, le sang bouillonne, le désir est impétueux, tourmentant, la nature est presque complice si le frein est parfois rompu ; mais y a-t-il rien de semblable chez le vieillard? Pour lui, l'impuissance n'est-elle pas la loi ordinaire? La nature ne fait-elle pas les frais de la sagesse? Il n'a donc qu'à suivre les indications les plus formelles, s'examiner lui-même, avouer, reconnaître

« La factice vigueur d'un désir qui s'éteint. »

En affaiblissant les organes, la nature semble positivement nous en défendre l'usage. Eh bien! s'il est des vieillards qui écoutent ce salutaire avertissement, il faut le dire, d'autres y sont rebelles, soit par illusion, soit entraînés par le souffle impur d'une débauche surannée. En révolte permanente contre les inflexibles réalités de l'âge, ils cèdent parfois assez facilement sur tout autre point; mais quant à celui-ci, ils disputent tant qu'ils peuvent à la nature une triste victoire qu'ils ne remportent que par les mensonges qu'ils se font à eux-mêmes : chercher partout le plaisir, le ramasser assez tristement de tous côtés, ils appellent cela prolonger la jeunesse : erreur d'une imagination débile et corrompue. Il n'est que trop vrai, la chasteté n'est pas toujours la vertu des hommes qui ont vécu ; c'est une divinité à laquelle ils ne sacrifient pas volontiers. Dans les grandes villes, surtout, on en voit qui affectent toute la gravité de l'âge, et qui, pourtant, *bacchanalia vivunt*, comme dit Juvénal. De là ces spectres vivants et souffrants que la mort semble oublier de frapper parce qu'elle les croit depuis longtemps dans le tombeau ; vieillards faibles, usés, blasés, dégradés, mais impénitents, qui ne savent pas qu'à leur âge il faut fuir l'amour et ses plaisirs comme on fuirait un assassin.

En recherchant avec soin les causes d'un désordre

si contraire aux vrais principes de l'hygiène ; on en trouve plusieurs qui méritent d'être remarquées. Une des premières, je l'ai déjà dit, c'est que l'homme, encore dans la verte vieillesse, répugne longtemps à se croire tel qu'il est : les souvenirs, presque synonymes de regrets, sont toujours là dans sa mémoire et dans son cœur pour le tourmenter, car il jette sans cesse son regard en arrière pour contempler à l'horizon lointain cette terre promise de l'amour et de ses plaisirs, où il serait si doux de vivre s'il était possible d'y rester. Difficilement il s'accoutume à l'idée que la haute prérogative de procréation lui est à peu près retirée, et il ne veut s'avouer à lui-même que le plus tard possible cet état de décadence dont l'a frappé la nature. Cette nouvelle manière d'être paraît comme injurieuse, comme flétrissante, car il est bien peu d'individus capables d'accepter la vieillesse sans faiblesse d'esprit, sans trouble de raison ; le temps blanchit leur tête sans désenchanter leur esprit. D'ailleurs, un homme bien constitué, que l'âge n'a pas encore accablé, éprouve encore des réminiscences perfides et tentatrices : tout semble jeune en lui, excepté la date de sa naissance; ses années sont dépensées, mais non sa force. Il s'avoue bien que l'aiguillon du besoin n'est pas aussi pressant qu'autrefois ; qu'il ne sent plus cet *excès de vie*, ce feu, cette ardeur qui jadis embrasaient son sang et son cœur, mais il ne se croit nullement un athlète tellement désarmé qu'il doive renoncer tout à fait à la lutte et au triomphe, et, comme dit Fénelon, le jeune homme n'a pas encore été tué chez lui. Beaucoup de vieux fous, d'étourdis chargés d'années, se reconnaîtront ici ; je ne leur demande que d'être sincères. N'est-ce pas aussi le rôle avilissant de certains fats surannés dont les disgrâces en amour sont méprisables et les succès complétement ridicules? Quelquefois le mal est enraciné dans les habitudes, et, comme l'a dit un penseur de notre époque, « le châtiment de ceux qui ont trop aimé les femmes est de les aimer toujours. » Il n'y a que des défaites réitérées, des maladies redoutables, la marche hâtive et précipitée de la vieillesse qui apprennent enfin à l'imprudent ce qu'il devrait savoir depuis longtemps, que le bien-être et la santé consistent, surtout à la dernière période de l'existence, dans le juste accord d'un reste de force, d'une raison éprouvée et d'une sage conduite.

Un autre motif pousse également certains hommes qui ont vécu à de dangereux excès : ce sont les exemples de vieillards qui, réellement ou en apparence, conservent des facultés que l'âge ravit toujours ; aussi ils les rappellent, ils les citent avec complaisance, avec une sorte de satisfaction intérieure, toujours disposés qu'ils sont à se ranger dans cette catégorie des prédestinés : ainsi, le maréchal d'Estrées se maria en troisièmes noces, à l'âge de quatre-vingt-onze ans, et se maria, dit-on, très sérieusement ; le duc de Lauzun vécut longtemps après avoir fait des excès de tout genre ; le maréchal de Richelieu se maria en secondes noces, à madame de Roth, à l'âge de quatre-vingt-quatre ans, et il se maria, dit-on, gaillardement et impunément. Alors comment croire ce que dit Bacon, que les débauches de la jeunesse sont des conjurations contre la vieillesse, et qu'on paie cher le soir les folies du matin. On voit qu'il n'en est pas toujours ainsi, et le vieillard guilleret qui se croit rajeuni par quelques désirs cachés sous la cendre est ravi de se citer à lui-même de pareils exemples. Cependant, que signifient quelques faits isolés et assurément très rares? Faudra-t-il se guider par de tels exemples, à moins qu'on n'ait aussi reçu de la nature une de ces constitutions exceptionnelles dont la salacité érotique ne finit qu'avec la vie? Que ce serait une bien fatale erreur!

Toutefois, on a beau faire, les illusions persistent bien souvent à cet égard : les forces s'usent, le regret seul demeure. Ce qui n'est nullement rare, c'est qu'à moins d'être appuyés sur des principes d'une morale sévère, beaucoup d'hommes âgés, au lieu d'éteindre le plus possible en eux ces lascives ardeurs, semblent les exciter, les satisfaire à l'aide de l'imagination; et comme il n'y a jamais loin de la vie sensuelle à la vie corrompue, les forces et la santé ne tardent guère à être altérées. *Virgo libidinosa senem jugulat*, voilà une de ces vérités fondées sur une constante expérience, encore l'adjectif n'est-il pas toujours nécessaire. Il est encore des gens âgés qui, dominés par une de ces passions violentes qui s'emparent quelquefois des vieillards, leur ôte toute la gravité de leur âge sans leur donner l'attrayante vivacité de la jeunesse, ou qui, prédisposés, ou se croyant prédisposés à ce tempérament exceptionnel dont j'ai parlé, mais voulant rester fidèles aux lois de la morale, se marient volontiers, et presque toujours, quand ils sont riches, à de jeunes filles. C'est beaucoup risquer, car dans cette extrême disparité d'âge, la nature se venge ordinairement par la perte des mœurs, l'incertitude des naissances et les troubles domestiques : tout diffère, l'âge, l'humeur, les caractères, les goûts, les amusements. Aussi, disait une jeune personne de dix-huit ans qu'on voulait marier à un vieillard : « Que ferais-je de lui ? que ferait-il de moi ! » Quant à la santé, à la force vitale, objets principaux de cet ouvrage, il est aisé de présumer ce qu'elles deviennent dans ces mariages disproportionnés, où l'on veut qu'une femme jeune et fraîche soit la chair de la chair d'un homme usé par l'âge et souvent par les jouissances. Évidemment, celui-ci se condamne à un suicide plus ou moins prolongé. En effet, presque toujours l'expérience a démontré que le vieillard qui hasarde ainsi son repos, son existence, ne tarde pas à voir sa santé gravement s'altérer, et, fût-il capable d'*estrenner la couche nuptiale*, comme dit Montaigne, on peut lui appliquer ces deux vers d'un de nos vieux poëtes français, Alexandre Hardy :

On ne se servira que d'un même flambeau
Pour te conduire au lit, et du lit au tombeau.

Les plaisirs de l'amour produisent, en général, dans la frêle machine du vieillard, une commotion telle qu'on en a vu périr subitement d'apoplexie ou de rupture des gros vaisseaux dans l'acte même qu'ils consommaient. Cet effort exorbitant de l'homme pour transmettre une portion de sa vie, les pertes de l'*esprit d'animation* inhérent au sperme, expliquent facilement ces funestes résultats. On conçoit, dès lors, combien le danger s'augmente en raison du nombre des années. Aussi, que de vieillards insensés tombant de la faiblesse dans l'abattement, dans la décrépitude, et même dans la démence sénile, ne tardent pas à réaliser ces *espérances*, qui corroborent si bien la dot de certains mariages. Le plus certain est donc d'enrayer le plus tôt possible, ou même de dételer tout à fait, comme le conseillait le chirurgien La Martinière à Louis XV, et, lorsque la nature nous en avertit, de subir cette ligne de rigoureuse modération sans illusions, sans regrets, sans mécomptes. Quant à la limite précise où il faut s'abstenir, c'est une question relative à la constitution, et surtout aux antécédents. L'abbé Maury, alors cardinal, disait au docteur Portal, son ancien ami : « Je tiens pour certain que, passé cinquante ans, un homme de sens doit renoncer aux plaisirs de l'amour ; chaque fois qu'il s'y livre, c'est une *pelletée de terre qu'il se jette sur la tête.* » Il avait raison ; mais, malheureusement, ce qui suffit pour la nature est bien peu de chose pour la folie ou la débauche.

Jusqu'à présent il n'a été question que des vieillards qui se laissent trop facilement entraîner aux dangereux plaisirs qui ne sont plus de leur âge ; de ces vieillards tempérés, sinon par leurs désirs, au moins par leurs forces et la crainte de la maladie. Malheureusement il en est d'autres qui, plus aveugles, plus emportés, plus dépravés, font effort pour réaliser des désirs qu'il n'est plus possible de satisfaire, sinon par la complicité forcée des organes génitaux. Non seulement l'énergie, le trop-plein de la vie signalés dans la jeunesse ont disparu, mais la force organique de reproduction est à peu près anéantie ; tout est-il fini? Qui le croirait? Il en est autrement. C'est alors que Vénus l'impudique prodigue aux gens blasés ses irritantes excitations du vice, les cyniques appas de la débauche; l'imagination souillée d'impuretés va quêtant des plaisirs que la raison et le bon sens réprouvent. Il y a de ces vieillesses débauchées, sans pudeur, qui, manquant de ressources vitales, tâchent d'y suppléer par des excitations factices, sorte de brute salacité, toujours punie d'autant plus sévèrement par la nature que l'affaiblissement immédiat est en raison directe du degré de stimulation provoquée qui a précédé. Réduit à des jouissances de commémoration, ayant, tout à la fois, l'amour et l'impuissance des voluptés, une sensualité éteinte et non assouvie, il est tel vieillard libertin, toujours à la recherche des moyens de raviver des organes usés, flétris, comme si cela était possible sans être éminemment dangereux ; l'arrêt de la nature est définitif, sans appel. Or, le subir, est l'effet d'un bon jugement, et la récompense ne se fait pas attendre. Malheureusement il n'en est pas toujours ainsi; les hommes sages, les personnes chastes conçoivent difficilement ce que peuvent inventer, à cet égard, la folie, le caprice, la luxure et l'impudicité, ni ces monstrueuses voluptés, ces indicibles saturations des sens qui en sont la suite. Le médecin seul, par les révélations qui lui sont faites, ou qu'il devine par son expérience, sait jusqu'à quel point de profondeur peut descendre la corruption, et les maux qu'elle entraîne surtout dans les grandes villes. Une des excitations les plus ordinaires employées par ces lovelaces séniles est le changement, la variété dans les personnes qu'ils recherchent. Or, quoi de plus fatal à l'organisme? Un grand seigneur demandait un jour à Chirac, médecin du régent, et celui-ci très coutumier du fait, si l'usage des femmes était aussi dangereux pour la santé qu'on le disait : Non, répondit Chirac, pourvu qu'on ne prenne pas de drogues, mais je déclare que le *changement* est une drogue. Ce sage médecin avait complétement raison; la stimulation dans ce cas est trop facile, trop violente, trop répétée, pour ne pas produire des effets désastreux. Vieux, riches et célibataires, combien de gens, réunissant ces conditions, font usage de la *drogue* pernicieuse signalée par Chirac et jamais impunément! La jeunesse surtout est sacrifiée à ces vieillards déhontés. Les charmes aphrodisiaques d'une belle femme ne leur suffisent plus, ils s'adressent à de très jeunes personnes, au grand scandale des mœurs et de tout ce qu'il y a de saint et de sacré dans ces victimes de la débauche. Montaigne, assez libre d'ailleurs dans son langage, blâme les folies que certains hommes font dans ce genre. Cependant il ajoute : « Ralliez-vous, me dira-t-on, à celle de vostre condition, que la compagnie de mesme fortune vous rendra plus aysée... Oh! la sotte composition et insipide... Xénophon emploie pour objection et accusation à l'encontre de Menon, qu'en son amour il embesongnast des objets passant fleur. » (Liv. III, ch. 5.) Certes, ce reproche ne peut être adressé à ces libertins surannés, qui, ayant l'habitude du marché de la prostitution, se soucient fort peu des objets passant fleur. *A barbon gris, jeune souris*, ce proverbe, trop souvent mis en action, décèle dans nos sociétés, qu'on dit civilisées, un stupre infâme, résultat de la corruption des mœurs. Toutefois, qu'on le croie bien, il est rare, très rare, que le châtiment arrive *pede claudo;* une vieillesse que les maladies changent chaque jour en décrépitude, souvent une mort rapide, ou une mort qui dure des années, suite de cruelles infirmités, prouvent toute la justice de la nature. Du reste, que le lecteur ne s'étonne pas de ces détails, le fond d'un ulcère doit être sondé si l'on veut en connaître l'étendue et la virulence; aussi la médecine ne craint-elle pas de descendre dans ces égouts pour les éclairer du flambeau de la science. Avouons pourtant, qu'en parlant de pareilles choses, il est impossible de ne pas dire avec Bossuet: on ne doit songer ici qu'à son devoir et *ne toucher la terre que du bout des pieds.*

Nous ne devons pas néanmoins, en fait de stimulations vénériennes, oublier d'avertir les hommes âgés qu'il en est qui doivent cependant éveiller particulièrement leur méfiance. Celles-ci sont toujours l'effet d'une action morbide et nullement d'un besoin réel. L'acte vénérien, même modéré, entretient dans les organes urinaires, toujours faibles dans la vieillesse, un état d'irritation sourde capable de déterminer souvent les maladies les plus graves ; à plus forte raison quand il y a un état maladif préexistant. Ainsi, des hémorrhoïdes, l'irritation du rectum, l'âcreté des urines, quelques graviers dans les uretères ou dans la vessie, une névralgie du col vésical, une disposition dartreuse, etc., sont autant de causes d'excitations sourdes, provocatrices, qu'il faut bien se garder de confondre avec celles qui sont le produit d'un état positif de force et de santé. Il n'est pas jusqu'à la présence d'une forte quantité d'urine dans la vessie, qui, pressant dès lors les vésicules séminales, ne détermine des érections qui ne sont pas de bon aloi. On sait que Louis XV, vieux et blasé, disait à l'un de ses familiers : « Savez-vous que je ressens encore quelques désirs le matin? — En ce cas, sire, répondit le courtisan, gardez-vous bien de lâcher de l'eau. » Réponse vraie, mais qui n'annonçait pas, dans celui qui la faisait, une disposition à faire sa cour au Sardanapale français. Cette distinction dans les stimulations des organes de la génération est d'autant plus importante que si l'on s'y méprend, bien plus encore, si l'on n'y fait que peu d'attention, les causes morbifiques ne font qu'augmenter par les excès mêmes auxquels on se livre. Peut-être plus coupables encore ceux qui, n'étant en rien stimulés, cherchent de faux et dangereux plaisirs par des excitations factices, soit physiques, soit morales ; imprudents qui s'enorgueillissent d'une apparence de résurrection et qui la paient cher !

Si la nature ne dit rien, c'est qu'elle n'a rien à dire ; la provoquer, l'exciter est un attentat contre elle, et toujours elle s'en venge cruellement. Pourquoi donc ne pas écouter les conseils de l'âge? Ah ! que de passions, que d'écarts, que de folies dont nous guérit le temps quand nous voulons nous prêter à ses merveilleux avertissements !

Une chose digne de remarque, et à l'honneur des femmes, c'est que leur vieillesse est bien rarement avilie par de pareils excès. Quelque *virago* hystérique, que la nature semble n'avoir fait femme qu'à regret, peut bien s'abandonner à de grossiers appétits de jouissances que l'âge n'a pu tempérer, mais il est très rare de voir des femmes, même dont la vie fut loin d'être irréprochable, se livrer dans leur vieillesse à des actes qui souillent l'esprit et le corps. Messaline était jeune quand elle déshonorait la couche de Claude par d'étranges impudicités ; Tibère était vieux quand, retiré dans l'île de Caprée, il se livrait à ces monstrueuses débauches, à ces *spintries* dont les auteurs nous ont tracé de dégoûtants tableaux (1). Martial, lui-même, met la pudeur au nombre des nécessités de la vie, il la veut jusque dans le lit nuptial, *non tristis torus*, dit-il, *tamen pudicus ;* c'est précisément ce que font instinctivement la plupart des femmes ; très sou-

(1) Domitien, ce fou sanguinaire et atroce, n'avait-il pas considéré l'acte vénérien continué comme une sorte d'exercice qu'il appelait tout simplement un exercice du lit. Ce sont les paroles mêmes de Suétone : *Assiduitatem concubitus, velut exercitationis genus,* CLINOPALEN *vocabat.* (Domitien, XXII.)

vent elles savent épurer leurs sentiments dans tout ce qui touche à l'amour et à ses plaisirs. S'il arrive à quelques unes, ce qui est rare, de commettre dans leur vieillesse quelques énormités de dépravation amoureuse, encore ont-elles l'art de les couvrir d'un voile de prudence et de réserve; en un mot, elles savent ne jamais renoncer entièrement à la décence quand elles en violent les lois secrètement. Plus communément, les femmes âgées et qui jadis ont trop sacrifié à la volupté, prennent le parti de la dévotion; pour ces pécheresses, n'est-ce pas une dernière planche de salut, de ce besoin d'aimer qui ne les abandonne jamais? Sous ce rapport le clavier passionnel qui constitue l'humanité a changé de ton, mais c'est toujours le même.

Est-il besoin maintenant, d'après les considérations précédentes, de rappeler aux hommes atteints par l'âge, d'être excessivement prudents quand il s'agit de plaisirs qui exigent une grande ressource de forces, de se commander une prudente et habile économie de soi-même? Chasteté, c'est encore prudence, parce que c'est force. Le mieux, en effet, serait souvent d'éviter tout à fait les écueils de la volupté et les syrènes qui les entourent. Rien de plus convenable dans cette circonstance qu'une rigoureuse application de ce principe: faire le vieux de bonne heure, si l'on veut être longtemps vieux. De deux choses l'une, ou le corps est épuisé par des excès de jeunesse, alors l'impuissance et des infirmités expiatrices ont décidé la question. Ont-ils lieu de se plaindre, ceux qui, ayant enfreint les lois de la nature, osent encore et vainement lui demander des faveurs? Dans le second cas, c'est à la raison à tenir le gouvernail, et cela est d'autant plus facile qu'à cet âge, le sens vénérien n'est pas le sens dominateur. Rien n'épuise autant notre organisme que l'effort et la dépense de la chose dont on a peu. On ne saurait croire combien, par cette hygiène dynamique, par cette sévère économie d'une force nerveuse, qui ne se produit qu'aux sources vitales, on peut prolonger sa carrière. La continence, dans la vieillesse, est, par dessus tout, le régime confortateur de la santé. Non seulement, je le répète, on évite des ébranlements très pernicieux, mais la résorption et l'imprégnation des miasmes spermatiques dans l'économie en maintiennent longtemps la vigueur : les hommes les plus faibles naturellement, l'éprouvent d'une manière évidente. Voltaire, d'un tempérament assez délicat, renonça d'assez bonne heure aux plaisirs énervants, et malgré la variété, la continuité de ses travaux, il poussa fort loin sa carrière. Il écrit à d'Argental : « Je suis bien étonné d'avoir vu finir l'année des trois sept, 1777 ; il avait en effet quatre-vingt-trois ans. Il est facile, néanmoins, de présumer que le temps ayant détérioré l'organisme, que la liqueur spermatique, affaiblie elle-même, puisque les animalcules qui la composent diminuent de plus en plus et finissent par disparaître, la force virile s'abaisse d'autant plus et graduellement, toutefois l'action roborante et conservatrice du sperme n'en est pas moins aussi réelle qu'importante et prolongée.

Sous le rapport physique, on conçoit que rien n'est mieux démontré que les avantages dont il a été parlé. Toujours s'abandonner à des penchants salaces, rester perpétuellement l'homme de la chair et conserver sa santé dans la vieillesse, c'est vouloir les contradictoires, c'est-à-dire l'impossible. A quoi sert donc l'expérience, si elle devient inutile dans cette grande circonstance? Le meillleur produit du jugement des lumières acquises n'est-il pas d'appliquer la raison aux instincts, aux besoins pour les guider, les asservir? S'obstiner dans les goûts de la jeunesse, avec la défaillance de la vieillesse, c'est marcher dans une voie bien périlleuse. D'ailleurs, il est prouvé que quand les années ont blanchi nos têtes, que le drame de notre vie touche à son dénouement, presque toujours l'amour et ses plaisirs se changent en dépravation : rêveries, confiance, doux abandon, illusions chéries de nos jeunes années, tout a disparu, il ne reste que le vice, mille fois plus hideux dans la vieillesse que dans le jeune âge : l'animal a tué l'homme.

Sous le rapport moral, les avantages d'une modération excessive sont peut-être encore plus marqués. Quand vous voyez un vieillard plein de jugement, doué d'une ferme raison, dont l'esprit éclairé, actif, est encore capable de bien diriger ses affaires, d'être utile à la société, soyez convaincu que cet homme est sage, continent, que la tempérance, si justement appelée *Sophrosine*, gardienne de la sagesse, chez les anciens, a en lui un fervent adorateur. Dans le fait, sa complète liberté morale ne lui est-elle pas acquise? Ne s'est-il pas affranchi d'une violente tyrannie? C'était l'opinion de Cicéron. « Voici, dit-il, une bonne réponse de Sophocle à quelqu'un qui lui demandait si, étant vieux, il jouissait encore des plaisirs de l'amour : — Que les dieux m'en préservent, répondit-il, je les ai abandonnés aussi volontiers que j'eusse quitté un maître sauvage et furieux (1). » Certes un homme qui a pris son parti d'une manière si nette et si ferme annonce une vigueur morale très remarquable. Du reste, il faut le dire, cet homme n'a suivi que les indications de la nature ; la doctrine accommodante et dangereuse des impulsions irrésistibles, cette excuse des âmes lâches, n'était pas à son usage ; quoi qu'il en soit, les imitateurs de Sophocle n'en seront pas moins dignes de louanges, tant les hommes, sous ce rapport, sont peu disposés au plus léger sacrifice. Il faut pourtant vous y résoudre, vous que la vieillesse touche de près, et vous qu'elle a déjà atteints ; vous désirez vivre le plus longtemps possible et avec le moins de douleur possible, difficile solution du grand problème de l'existence ; eh bien ! renoncez à ce qui n'est plus en rapport avec votre âge, avec votre tempérament, avec vos forces ; acceptez, de la vieillesse, la paix, le repos, la sagesse, en échange des transports et des feux de l'amour. Sachez d'ailleurs que quitter avant de perdre entièrement est, sous bien des rapports, un

(1) « Bene Sophocles, cum ex eo, quidam jam confecta ætate quæreret, uteretur ne rebus venereis : Dii meliora ! inquit, libenter vero isthinc tanquam a domino agresti ac furioso profugi. » (*De senectute*, XLVII.)

article essentiel du *code hygiénique* des vieillards. Vous serez privés de quelques plaisirs violents, perfides et dangereux, mais vous aurez la joie de vivre, et, après tout, il n'est trésor comparable à celui-là : il n'y a rien de beau et de bon au monde que la vie. Outre la raison et les inspirations du bon sens, un moyen assuré de retenue est d'éloigner avec soin toute excitation morale et physique, et d'éviter les occasions au-devant desquelles se précipitent au contraire ceux que l'âge rend nécessairement continents sans les rendre chastes. « Dieu t'a fait trop faible, dit Rousseau, pour résister à la tentation, parce qu'il t'avait fait assez fort pour ne pas t'y exposer. » Quoi de plus évident et de mieux fondé? Qu'on se garde donc, avec un soin extrême, d'éveiller le démon de la luxure, qui dort au fond de toute argile humaine, quelque durcie, quelque insensible qu'elle paraisse à l'extérieur. Encore une fois, l'homme parvenu à son arrière-saison ne doit ambitionner qu'un succès, celui de vivre, de favoriser la conservation, la prolongation de ses forces, enfin, celui de dire, avec un légitime orgueil, qu'il possède encore *mens sana in corpore sano*.

CHAPITRE X.

ORGANES DES SENS DANS L'AGE AVANCÉ. — SOINS QU'ILS EXIGENT.

Une des lois de l'existence la plus remarquable, c'est que, quand l'homme est sur son déclin, la vie diminue par une gradation de l'extérieur à l'intérieur (1). Le cercle de son expansion se rétrécit continuellement dans ce sens, et les dernières fonctions qui nous sont accordées sont précisément celles qui s'affaiblissent les premières. Ainsi, dans cet acharnement de la mort contre l'homme une fois parvenu à son summum de perfection organique et fonctionnelle, les actes de la génération s'éteignent les premiers, puis viennent les fonctions de relation, enfin la vie de nutrition, dernier refuge de l'existence.

La vie de relation, on le sait, s'exerce au moyen des sens et de l'entendement; le monde ne nous est connu que par leur intervention plus ou moins étendue, plus ou moins harmonique. Malheureusement, chez l'homme qui a vécu, les premiers, au moins en partie, ont singulièrement perdu de leur activité, de leur intégrité, et les sensations qu'ils apportent sont nécessairement obtuses et affaiblies. Le vieillard n'entend plus, ne voit plus, ne sent plus, ne perçoit plus comme autrefois, et un voile d'obscurité s'épaississant de plus en plus, semble s'abaisser entre

(1) Voy. IIe partie, chap. II.

lui et le monde extérieur. Toutefois, la perte n'est pas égale pour tous les sens, il en est même qui se conservent assez bien jusque dans la dernière période de la vie. Le *tact* ne perd pas beaucoup chez les vieillards d'une certaine classe ; on voit des hommes âgés dont les sensations tactiles ont encore beaucoup de finesse. L'*odorat*, à moins de l'avoir émoussé de bonne heure par la détestable habitude du tabac, se conserve assez bien chez des personnes d'un âge avancé, et même on en remarque quelques unes où ce sens paraît se perfectionner par un exercice particulier. On connaît le *flair* aussi fin que subtil de certains vieux gastronomes célèbres sous ce rapport. Il en est de même du *goût*, sens que les vieillards conservent assez longtemps pour distinguer parfaitement la saveur des mets les plus variés. Il serait facile d'expliquer la persistance du goût et de l'odorat, malgré le progrès des années, en considérant que ces deux sens paraissent plus intimement liés que les autres à l'alimentation, ou, si l'on veut, à la vie animale.

Le malheur est que de ces cinq sens ou *porte-idées*, selon l'expression de l'abbé Sicard, les deux plus essentiels, l'ouïe et la vue, véritables sources des plus grandes jouissances de l'homme, sont précisément ceux qui perdent le plus par le progrès des années et qu'il est très rare de conserver dans leur plénitude d'action. Sans parler de leurs maladies, malheureusement trop fréquentes, on peut remarquer en vieillissant un affaiblissement graduel de ces deux sens, et souvent sans cause connue ou appréciable. Ainsi pour l'oreille, il y a pour ainsi dire l'*ouïe obtuse*, puis l'*ouïe dure*, enfin la *surdité*, symptôme marqué de détérioration organique. Qui ne sait, qu'en général, le vieillard craint le bruit et les clameurs, que les sons très aigus frappent péniblement son oreille, qu'il éprouve parfois une espèce de commotion ou d'ébranlement désagréable, par un bruit violent et subit. Dans la conversation même, ressource pour lui si précieuse et dont il use volontiers, il redoute d'entendre à la fois plusieurs interlocuteurs, parce qu'il se produit alors une espèce de désordre dans les ondes sonores qui l'empêche de saisir le sens précis des paroles prononcées; en vain il se fatigue, il prête plus d'attention, mais la tension trop grande qu'éprouve son esprit, le rend par cela même moins actif et moins pénétrant. Si la parole est volubile ou brève, empâtée et mal exprimée, comme l'ont certaines personnes, le vieillard éprouve alors beaucoup de difficultés pour en lier, en comprendre les idées, et son impatience à cet égard l'afflige quelquefois profondément; enfin l'ouïe devient tout à fait insensible ; s'il y a surdité complète, le vieillard semble déjà retranché du monde et des vivants : la mélancolie sénile n'a souvent pas d'autre origine, notamment lorsque cette infirmité tient à des plaisirs particuliers, ou bien encore à la profession qu'on avait embrassée: qui ne sait l'immense malheur qui frappa, sous ce rapport, l'illustre Beethoven, alors que son génie musical était dans toute sa force.

Il est évident que, dans le cas de simple affaiblissement de l'ouïe, le vieillard doit éviter les sons qui frappent trop violemment, ou d'une manière confuse, sourde et trop prolongée, son oreille. Qu'il se garde donc alors de la cohue des grandes réunions, des assemblées tumultueuses où un grand nombre de personnes discutent et parlent avec plus ou moins de force et d'impétuosité. A cet âge le tête-à-tête, la conversation douce et intime avec des amis dont le son de voix est connu et habituel, conviennent particulièrement : c'est là que le vieillard est à son aise, qu'il rappelle ses souvenirs, émet ses pensées, ouvre son cœur avec confiance aux épanchements les plus doux. En général, l'homme âgé se fatigue moins à parler qu'à écouter ; il considère même comme un bonheur ce besoin, ce désir qu'il éprouve sans cesse à parler de lui, à entretenir les autres de ce qu'il a vu, de ce qu'il a fait, senti, pendant sa longue carrière. On dirait alors qu'il entend mieux, qu'il voit mieux et qu'un souffle d'animation lui a été récemment inspiré.

Lorsque l'ouïe a baissé sensiblement, il est bien rare qu'elle revienne à son état normal. Dans ce cas, la seule chose à faire est d'empêcher autant que possible les progrès du mal. On y parvient quand la cause n'est ni trop intense, ni trop ancienne, par la précaution de ne pas s'exposer à des courants d'air froid, de ne pas rester la tête nue, surtout quand elle est en moiteur ou en sueur ; d'éviter les chocs de la tête contre les corps durs, les chutes, les ébranlements violents ; de diminuer l'afflux de sang aux parties supérieures, soit en ayant soin d'entretenir la liberté du ventre, soit en maintenant la chaleur aux extrémités, soit enfin en renonçant à tout travail de l'esprit, à toute fatigue du cerveau. On doit encore s'assurer si le conduit auditif n'est pas obstrué par une masse de *cerumen*, ordinairement plus épais et concret dans la vieillesse que dans les âges précédents. S'il en est ainsi, il faut amollir et extraire cette substance ; assez souvent la paresse dans ce cas est un ennemi dangereux.

Le *bourdonnement* habituel des oreilles est peu à craindre en général, mais il est fort incommode ; on peut le calmer, bien que sa guérison radicale soit difficile à obtenir. Ce n'est point ici le lieu de parler des autres altérations, suite naturelle de la décadence sénile, qui gênent et empêchent l'audition ; tels sont, par exemple, les abcès de la caisse du tympan, la carie de l'os temporal, la paralysie du nerf auditif, le desséchement de la lymphe au milieu de laquelle nage et s'épanouit ce nerf, qui, dès lors, n'étant plus humecté et convenablement disposé pour recevoir l'impression des ondes sonores, ne les transmet plus au cerveau : de là cette surdité absolue, résultat de l'âge avancé, et contre laquelle les secours de l'art sont tout à fait inefficaces.

Par une bizarrerie assez inexplicable, on voit peu de vieillards atteints de dureté d'oreille ou même de surdité, se servir de *cornets acoustiques*. Il serait difficile d'en trouver d'autres raisons que celles d'un amour propre qui répugne à montrer une infirmité !

Il est certain néanmoins que ces instruments, quand ils sont faits avec soin, que leur résonnance est bien conforme à l'état maladif de l'ouïe, ont deux grands avantages : le premier, de faciliter l'audition, en un mot, de faire entendre assez distinctement ce qui est obscur et confus ; le second, d'empêcher l'organe, déjà affaibli, de se fatiguer par des efforts de tension presque toujours impuissants et sans résultat. On sait d'ailleurs que, pour un homme d'esprit, un cornet acoustique est une ressource précieuse contre les importuns, les fâcheux et les bavards. Fontenelle et l'auteur de Gil Blas possédaient l'art de s'en servir avec tant d'à-propos, que ce dernier l'appelait son *bienfaiteur*. On voit que le Sage savait *être sourd*, comme Montesquieu savait être aveugle.

La *vue* se conserve parfois jusque dans l'extrême vieillesse sans la moindre altération, sans avoir éprouvé une seule des six cents maladies auxquelles, selon Richard Banister, oculiste anglais, les yeux de l'homme sont exposés, mais c'est là une rare exception. Je ne parle point ici du *presbytisme* ou vue longue. On sait qu'arrivé à une certaine époque de l'existence, la portée de la vue s'éloigne sans cesser d'être normale. Cette disposition n'est point en effet une maladie, elle a lieu pour les yeux les plus sains, les mieux conformés. Elle exige seulement l'usage de verres convexes proportionnés au degré du presbytisme. Le point hygiénique à saisir ici est de ne pas trop se hâter de recourir à ces verres, ni de trop en retarder l'emploi. Dans le dernier cas surtout, on fatigue singulièrement les yeux par les efforts qu'on les oblige de faire pour distinguer les objets. Il est pourtant quelques personnes qui retardent d'y recourir, et notamment les femmes; porter des lunettes! Est-il un signe plus évident du cours prolongé des années? On éloigne donc autant que possible d'en montrer le témoignage irréfragable. Malheureusement c'est toujours au détriment de l'organe et de ses fonctions.

Quant à la *myopie*, elle n'est point ordinairement le produit de l'âge; mais aussi cette disposition de la vue, si fâcheuse, si incommode, ne guérit nullement par la vieillesse, comme on le dit si faussement dans certains ouvrages de physiologie. Il n'y a rien de plus commun, au contraire, que des vieillards myopes, et certainement ils ne le sont pas moins que dans leur jeunesse; heureux encore si, par les fatigues de la vue et de l'esprit que nécessitent certaines professions, la vue basse n'augmente pas avec les années, comme j'en ai vu des exemples. Peu de personnes ignorent que l'on corrige ce vice de la vision au moyen de verres *concaves*, mais une chose qu'on oublie ou qu'on ne connaît pas, c'est que l'usage abusif de ces verres est singulièrement nuisible aux yeux; il ne faut donc y recourir qu'avec une certaine réserve et ne pas trop se laisser aller à la séduction de leur emploi (1).

(1) On pourra consulter, pour plus de détails, mon *Hygiène ocu-*

Pour prévenir l'affaiblissement trop rapide de la vue, il faut donc ne pas trop tarder à se servir de lunettes ; ajoutons qu'il est important que ces verres ou lunettes soient travaillés avec soin et parfaitement adaptés à l'état des yeux et à la portée de la vue. A ce conseil, j'en ajouterai un autre non moins essentiel, je dirai : voulez-vous conserver vos yeux sains et intacts? ***Ménagez-les*** ; c'est l'axiome par excellence, c'est le précepte le plus vrai, le plus simple et le plus utile ; c'est la première règle qu'indiquent l'art, l'expérience et le bon sens. Savoir s'*ennuyer* est, en général, un très bon moyen de se conserver les yeux ou de les rétablir, surtout quand ils ont été longtemps fatigués. Dans les dernières années de leur vie, l'illustre Galilée et Cassini devinrent aveugles par l'énorme abus qu'ils firent des instruments d'optique. Aussi, dit Fontenelle, « selon l'esprit des fables, ces deux grands hommes qui ont fait tant de découvertes dans le ciel ressembleraient à Tirésias, qui devint aveugle pour avoir vu quelque secret des dieux (1). » Mais s'il est permis, jusqu'à un certain point toutefois, aux personnes dans la force de l'âge de travailler la nuit, c'est une pratique éminemment dangereuse pour les vieillards : veiller est la pire chose pour les yeux. L'école de Salerne, qui a rassemblé tout ce qui peut être nuisible à ces organes,

laire, ou Conseils aux personnes dont les yeux sont faibles ou d'une grande sensibilité, avec de nouvelles considérations sur les causes de la myopie ou vue basse, 3e édition. Paris, 1845.

(1) *Eloge de Cassini.*

signale néanmoins les veilles comme ce qu'il y a de plus pernicieux.

Balnea, vina, Venus, ventus, piper, allia, fumus,
Porrum cum cœpis, fletus, lens, faba, synapis,
Sol, coitusque, ignis, labor, ictus, acumina, pulvis,
Ista nocent oculis, *sed vigilare magis* (1).

Nécessairement on doit comprendre dans les travaux de la veille, si fatigants pour les yeux, la déplorable habitude qu'ont certains vieillards de passer une partie de la nuit à jouer aux cartes. On remarquera également dans cette énumération de choses nuisibles aux yeux, les plaisirs de l'amour. Je l'ai dit précédemment, l'homme avancé en âge et qui ose encore livrer sa vie à de tels plaisirs, paie sa folle hardiesse d'une foule de maladies parmi lesquelles la faiblesse rapide ou graduée de la vue ou même sa perte totale se manifestent des premières. Celui qui a dit *bonjour lunettes, adieu fillettes*, a donné, en se jouant, un conseil d'hygiène qu'on ne saurait trop méditer et mettre en pratique. Le soin d'entretenir la liberté du ventre, de ne pas s'exposer brusquement à une vive lumière, de se laver les yeux tous les jours avec de l'eau légèrement aiguisée d'un peu de liqueur spiritueuse, eau fraîche ou tiède selon la saison, de ne pas trop fixer des objets fins et déliés, surtout vive-

(1) J'en donne ici une vieille traduction en vers :

Les bains, les vins, le vent, la nymphe trop aimée,
Le poivre, les ognons, le soleil, la fumée,
La moutarde, le feu, les lentilles, les aulx,
Les larmes, le travail, les fèves, les porreaux,
Poussière, épice, coups, aux yeux portent dommage :
Mais la *trop longue veille* y fait mal davantage.

ment éclairés, de ne jamais lire que des caractères faciles et bien formés, que la lecture ne soit ni longue ni fatigante, et jamais à la lueur du feu, d'une chandelle ou d'une mauvaise lampe ; de faire en sorte que la chambre à coucher ne soit ni trop éclairée ni trop obscure, etc., sont autant de règles d'hygiène importantes pour quiconque désire conserver sa vue, c'est-à-dire le plus précieux de nos sens, jusqu'au bout de sa carrière. Quel est l'homme, en effet, qui ne dirait avec le grand Boerrhaave, dans son élégant laconisme : *oculus ad vitam nihil facit*, *ad vitam beatam nihil magis*, « l'œil ne fait rien pour la vie, mais pour la vie heureuse, il n'est rien au-dessus. » Le malheur est que la plupart des hommes n'arrivent à la vieillesse que quand les organes des sens ont déjà été altérés tantôt par le poison d'une vie molle et de jouissances continues, tantôt par des travaux excessifs, par l'exercice de certaines professions qui exigent une application continuelle des organes des sens, surtout des yeux, et ces professions sont nombreuses. Cela est triste à dire, mais il n'en est pas moins vrai que les hommes se plaignent à tort, au déclin de leur vie, des maux qui les affligent. Ne dirait-on pas que les infirmités nous viennent fortuitement comme la tempête ou comme de brûlants rayons de soleil, sans que nous y soyons pour quelque chose? Avant de se plaindre d'être malade, il faudrait prouver qu'on a mérité de se bien porter, et c'est ce qui serait difficile pour le plus grand nombre des hommes.

CHAPITRE XI.

DES HABITUDES DANS LA VIEILLESSE, ET DE LEUR INFLUENCE NUISIBLE OU AVANTAGEUSE.

Fit ex his consuetudo, deinde NATURA.
(QUINTILIEN.)

Quiconque étudie les phénomènes qui constituent la vie ou morale ou physique dans l'intention d'en déduire des règles applicables à la conduite de l'homme social, ne tarde guère à découvrir que l'habitude joue un rôle immense dans la vie humaine, rôle qui n'est pas encore apprécié dans toute sa valeur. Ce qui nous séduisait hier peut cesser de nous plaire aujourd'hui; mais une chose même indifférente dans son principe s'identifie à notre être dès qu'elle est, en quelque sorte, consacrée par l'habitude. A dire vrai, tout n'est qu'habitude dans l'homme : habitude qui tient à son organisation ; habitude qu'enfante le caprice ou l'agrément ; habitude que fait naître la nécessité en diverses circonstances de la vie ; habitude, enfin, qui est la suite d'une maladie. Qu'elles soient bonnes ou mauvaises, toujours et partout l'homme est l'esclave de ses habitudes, et, lorsqu'elles sont fortement établies, elles deviennent, comme on dit, une seconde nature; malheur à lui si le joug lui en est onéreux, parce qu'il lui est rarement donné de les secouer, et même, en eût-il la force et le pouvoir, ce n'est pas toujours sans danger.

L'habitude, cette puissante raison du monde sentant et intelligent, tient à une grande loi de physiologie, loi en vertu de laquelle *toute impression stimulante répétée sur un ou plusieurs organes tend à s'affaiblir, et cependant détermine le besoin de sa rénovation.* D'où il résulte que l'économie s'étant accoutumée à un stimulus quelconque, en réclame impérieusement l'action, le retour, de telle sorte que cette impression se confond plus tard avec les actes ordinaires de la vie. La nature fournit la base physiologique ; l'éducation, les mœurs, les institutions politiques et religieuses, la conduite particulière, donnent ensuite la forme, la direction particulière aux habitudes, et des aptitudes nouvelles succèdent pour ainsi dire aux aptitudes originelles. Comme le dit très bien le docteur Lévy : « L'habitude fait à chacun son lit : aux efféminés, leur molle et souple couche d'édredon ; à l'homme de travail, le plan moins élastique du crin ; au soldat, la planche inclinée qu'on appelle lit de camp ; au matelot, le hamac flottant, etc. (1). « Rien donc de plus évident, qu'en avançant dans la vie une partie notable de notre activité échappe non-seulement à notre connaissance, mais à notre puissance ; qu'elle sort de la sphère de la liberté pour entrer dans celle de l'habitude, et que, dès lors, elle cesse d'être soumise à notre influence directe ; la veille décide du lendemain sans notre participation, et cela pendant une grande partie de la vie. Or, comme il est des habitudes qui s'élèvent jusqu'au despotisme de la passion, on sent combien leur pouvoir est étendu, énorme, car il re-

(1) *Ouv. cité.*

pose sur ce que l'homme recherche le plus, l'*excitement*, c'est-à-dire le sentiment de son existence porté au-delà du rhythme ordinaire, quoique toujours dans certaines limites fixées par l'organisation primitive. Maintenant, il est facile de concevoir que, dans l'habitude, se trouve une masse de jouissances ou de douleurs, de biens ou de maux ; que c'est chose utile ou pernicieuse au plus haut degré ; que c'est une fée bienfaisante et tutélaire de la vie ou une sorte de démon odieux et destructeur ; dispositions d'autant plus cruelles, qu'une longue habitude saisit, enveloppe et subjugue presque sans retour la volonté : le temps ronge l'amour et l'acier, mais non pas l'habitude.

C'est surtout dans l'enfance et la jeunesse, alors que les organes jouissent de toute leur flexibilité, que le moral et l'économie sont vierges de penchants prononcés, que se forment les habitudes, dont l'influence est si marquée sur notre destinée, et c'est en quoi consiste l'éducation. Quel est le but de celle-ci ? De combattre les déterminations instinctives et égoïstes, par les déterminations de la raison et de la morale, de donner de la force au *moi* réprobateur de l'organe ; en un mot, de dompter jusqu'à un certain point l'homme naturel pour le faire homme social. Ainsi, sous bien des rapports, la première nature fait place à la seconde, et l'homme, en définitive, devient ce qu'on le fait et ce qu'il se fait. Le plus vaste champ s'ouvre ici à la philosophie morale et pratique, à l'esprit de bonnes et sages institutions, en même temps qu'à l'hygiène publique et particulière.

Mais, rentrant plus particulièrement dans l'objet de cet ouvrage, il me suffira de remarquer combien l'éducation, c'est-à-dire un ensemble bien coordonné de directions morales dans l'enfance, est importante, puisque la plupart des habitudes, bonnes ou mauvaises, partent de cette époque de la vie, selon Montesquieu : « Nous recevons trois éducations différentes, celle de nos pères, celle de nos maîtres et celle du monde. Ce qu'on nous dit dans la dernière renverse les idées des deux premières. » J'en demande pardon à l'ombre de ce grand homme, mais il n'en est pas toujours ainsi : des habitudes prises de bonne heure par une sage et forte éducation ne s'effacent que très difficilement, et c'est dans ce sens qu'on peut dire : *domus paterna, schola perpetua.* On peut être assuré que le contrecoup de ces habitudes se fait toujours ressentir pendant le cours entier de la vie, mais surtout dans la vieillesse. Un âge mûr diminue la vivacité des penchants, mais il augmente en proportion la force des habitudes. Or, qu'on juge ce qu'elles doivent être dans la dernière période de l'existence ! Leur empire est alors véritablement indestructible. De là le précepte si important, et si peu suivi, qu'il faut songer de bonne heure à vivre comme on voudrait toujours avoir vécu. Malheureusement, les hommes toujours actifs, intelligents pour leur fortune et toujours inconséquents, imprévoyants quand il s'agit de leur santé, ne voient jamais que le présent : est-il passable, est-il tolérable? alors ils pensent que rien ne peut le changer ou l'empirer. Il n'y a que la maladie, ce terrible avertissement de la nature, qui puisse les éclairer ; encore, ne sais-je ? du moins n'a-t-elle que bien peu d'effet sur des habitudes depuis longtemps enracinées : le pli est fait ; il est profond, il tient pour ainsi dire radicalement à la vie elle-même. Ainsi, chez le vieillard, la voie est frayée, battue, et il la suit ; les jours se suivent et se ressemblent ; tout se fait comme par le passé ; la personnalité, chez lui, n'est autre chose qu'un composé de souvenirs et d'habitudes continués par le sentiment de l'existence. C'est ainsi que l'histoire de la vie est souvent écrite dans celle des habitudes, notamment chez l'homme qui a longtemps vécu. Tant mieux pour lui, mille fois, si ces habitudes sont bonnes et conservatrices ; tant pis pour lui, mille fois, si ces habitudes usent peu à peu les forces et la trame organique ; sa vie, qu'il a traînée jusqu'à la dernière saison, sera toujours pénible, douloureuse et languissante ; la fatalité de l'habitude y a mis son empreinte d'airain (1). *Qui a bu, boira*, et ce proverbe, dont la trivialité atteste, par cela même, la vérité, peut s'appliquer à toutes les habitudes plus ou moins meurtrières. Un vieillard a fait cinquante ans usage du tabac ; cette habitude est devenue une tyrannie et un

(1) On raconte que Pierre le Grand, désirant changer les mœurs barbares des Moscovites, voulut faire voyager en Europe un certain nombre de seigneurs russes. Tous les courtisans louaient ce projet, un vieux boyard seul gardait le silence. Pierre lui demanda s'il n'approuvait pas son plan. « Non, dit le vieux boyard ; ce plan n'aura pas d'effet, et vos voyageurs ont trop de barbe au menton ; ils reviendront tels qu'ils seront partis. » L'empereur, plein de son idée,

besoin ; or, vous aurez beaucoup plus de peine à le *sevrer* de cette âcre et corrosive substance, qu'on me passe cette expression, qu'on en aura à sevrer un enfant du lait de sa mère, qui est cependant sa nourriture naturelle. Jamais le vieillard chinois, habitué à fumer de l'opium ; le Theriaki, qui en prend habituellement par la déglutition; l'Arabe, qui s'enivre de haschich, etc., n'abandonneront une coutume qui, en échange de quelques sensations plus ou moins agréables, consume leur existence. Sous le rapport moral, l'habitude fait également sentir son irrésistible pouvoir. Lorsque La Rochefoucauld dit : « On peut trouver des femmes qui n'ont jamais eu de galanteries, mais il est rare d'en trouver qui n'en aient eu qu'une, » il peint énergiquement l'indomptable pouvoir de l'habitude. On s'habitue à une vie réglée ou à une vie où tout est désordre ; on s'habitue à l'économie ou à la prodigalité ; on s'habitue au travail ou à la paresse et à la nonchalance, etc. ; partout et toujours on retrouve cette puissance ou protectrice ou destructive : les révolutions septennales de l'économie, l'intermittence obligée de certaines fonctions organiques, nos occupations sociales même, exigent la répétition de cer-

railla le vieux boyard sur son humeur frondeuse, et le défia d'appuyer son objection d'aucune preuve solide. Celui-ci prit alors une feuille de papier, la plia, et après avoir passé fortement l'ongle sur le pli, il le montra au czar et lui dit : « Vous êtes un grand empereur, un monarque absolu, vous pouvez tout ce que vous voulez, rien ne vous résiste ; mais essayez d'effacer ce pli, et voyons si vous en viendrez à bout. » Pierre se tut, révoqua son ordre, et s'occupa de l'éducation de la jeunesse avant de la faire voyager.

tains actes, à l'exclusion de plusieurs autres; tout nous pousse sous la pression des habitudes, l'essentiel, encore une fois, est qu'elles soient conservatrices de l'économie, notamment dans la vieillesse.

On ne saurait croire, en effet, à moins d'être médecin ou de vivre dans l'intimité de certaines personnes, jusqu'à quel point les habitudes dominent les hommes âgés; leur but, comme on l'a dit, est de substituer, *aux plaisirs de la nouveauté*, *les douceurs de l'habitude;* rien de mieux assurément, et, à tout prendre, il n'y a peut-être pas de meilleur moyen, pour le veillard, « d'appâter commodément ses vieux ans et les endormir, » ainsi que le veut Montaigne. Il est certain que c'est la continuité des habitudes qui nous fait descendre au dernier terme de la vie par une pente tellement imperceptible qu'elle n'est presque pas sentie; on peut donc regarder comme salutaire de ne pas secouer le joug de ces longues uniformités. D'ailleurs, les habitudes nous font vivre non seulement avec douceur, mais avec régularité, avec moins d'efforts sur nous-mêmes, moins de besoin de raisonner et de conclure; elles nous font distribuer nos heures, nos jours avec économie. Le temps semble couler avec plus de lenteur, plus d'égalité, et, toujours soutenus par la flaible lueur de l'espérance, nous passons doucement des douceurs de l'habitude dans l'impénétrable obscurité de l'avenir. Et qu'on ne s'imagine pas que les hommes d'un mérite transcendant soient exempts de leur joug, le contraire s'observe le plus ordinairement, parce que l'esprit, l'imagination, le génie même ne supposent pas toujours cette force immense et persévérante de volonté pour combattre des habitudes fatales à leur bien-être. Frédéric II avait adopté, sous beaucoup de rapports, le régime le plus dangereux; vieux, malade, il n'en voulut point changer, et Zimmermann, son médecin, ne put remporter aucune victoire sur la *polenta* et le *pâté d'anguille.* Voltaire, consumé par l'abus du café, n'eut jamais la force d'y renoncer; tout ce qu'il put faire, ce fut de le mélanger d'un peu de chocolat pour en adoucir l'extrême activité. Napoléon aimait aussi prodigieusement le café, quoique son estomac eût peine à le tolérer. Il est probable que l'abus de cette substance contribua à déterminer les progrès de la maladie dont il avait reçu le germe par l'hérédité. Dans leur conduite, dans leurs travaux même, les plus grands hommes s'assujettissent parfois à des habitudes particulières qui constituent les bizarreries, les excentricités de quelques uns d'entre eux.

Il s'en faut néanmoins que tous les vieillards aient contracté des habitudes de régime éminemment dangereuses; on en voit au contraire qui en adoptent de bonnes, au grand profit de leur santé. Ce qu'on remarque le plus ordinairement, c'est que l'homme, ayant longtemps vécu et restant soumis aux habitudes, est, pour ainsi dire, poussé instinctivement à faire chaque jour, chaque semaine, chaque année la même chose, et avec une étonnante patience, presque sans acception du moi, sans qu'il y participe, et l'organisme n'en conserve pas moins son équilibre. Ce n'est pas toujours un grand malheur ; nous ne sommes pas créés pour tant de sagesse qu'un peu d'oubli mental n'ait de l'utilité à son tour. Le célèbre Kant, cet homme si maître de ses actions, se promenait invariablement dans le même lieu, à la même heure, et le même espace de temps ; cela était si connu, que les habitants le saluaient amicalement et réglaient d'après lui leurs montres. Cuvier en rapporte un exemple bien remarquable en parlant du célèbre chimiste anglais Cavendish : « Parmi les nombreux problèmes qu'il avait résolus, il mettait au premier rang celui de ne perdre ni une minute ni une parole, et il en avait trouvé, en effet, une solution si complète, qu'elle étonnait les hommes les plus économes de temps et de mots. Ses gens connaissaient à ses signes tout ce qu'il lui fallait, et comme il ne leur demandait presque rien, ce genre de dictionnaire n'était pas très long ; il n'avait qu'un habit à la fois et que l'on renouvelait à des époques fixes, toujours avec le même drap, et toujours de la même couleur. Enfin, l'on va jusqu'à dire que quand il montait à cheval, il devait trouver ses bottes toujours au même endroit, et le fouet dans l'une des deux, et toujours dans la même (1). » De telles habitudes, pour ainsi dire mécaniques, ont, je le répète, des avantages incontestables ; il semble alors que les rouages de la machine fonctionnent mieux et plus activement, qu'on n'a presque plus à s'en occuper, et qu'en y accommodant insensiblement ses actions, ses idées même, on n'a plus qu'à se laisser aller

(1) *Éloge de Cavendish.*

au cours lent et paisible du temps. Posséder et jouir de chaque instant est le grand art de vivre, mais cet art exige une direction quelconque, et l'habitude réitérée dans ses actes en est une donnée essentielle. Peut-être faut-il à la mobilité, à l'incertitude du cœur humain, ou l'uniformité pour le fixer, ou une variété perpétuelle qui le surprenne et le séduise toujours. Or, ce dernier moyen convient-il à l'homme âgé? est-il approprié à l'état de ses forces, à celui de ses organes? Non, sans doute ; il préfère donc se confier à ce qu'il connaît, à ce qu'il a mille fois éprouvé, ce qui s'est transformé chez lui en une nouvelle nature. D'ailleurs, s'accoutumer depuis longtemps à un existence réglée, c'est éviter de gâter, par une prévoyance inquiète, les courts instants de bonheur arrachés à la nature et à la fortune; quand ils arrivent, on les goûte du moins en paix sur l'oreiller de ses bonnes habitudes.

Cependant, il est des vieillards ou timorés, ou atteints d'un peu d'hypochondrie, dont les habitudes dégénèrent parfois en soins minutieux, en pratiques pusillanimes. D'autres s'abandonnent à des habitudes de mollesse d'une excessive quiétude qui tiennent de près ou les conduisent inévitablement à la torpeur, à l'imbécillité séniles. Vivre pour vivre, vivre pour durer est certainement l'objet principal qu'on doit se proposer quand la vie est à son déclin, ses devoirs d'homme et de citoyen accomplis. Mais c'est une grande erreur de croire qu'on parvient à ce but sans une certaine activité du corps et de l'esprit ; j'insiste de nouveau sur ce grand principe. Qu'on le néglige, qu'on se condamne à passer le reste de ses années dans une sorte de *stupidité paisible*, l'économie devient pesante, l'esprit s'engourdit, on vit passivement, on est réduit à ce triste bonheur fait de paresse et d'oubli, encore en jouit-on peu de temps, car les infirmités ne tardent guère à se prononcer. C'est ce que ne comprennent pas assez certains vieillards, surtout quand ils joignent un caractère faible, indolent, à une certaine aisance de fortune. Une vie sans cesse caressée, mijotée, dorlotée par des soins journaliers, scrupuleux, devient une vie pour ainsi dire végétative, mais dont les chances de longévité ne sont pas aussi nombreuses qu'on le croirait d'abord ; une pareille existence est pourtant assez commune dans les grandes villes. Un poëte du dernier siècle, Pons, de Verdun, en a fait la description sous ce titre : *La vie d'un bonhomme :*

Il se lève tranquillement,
Déjeune raisonnablement ;
Dans le Luxembourg fréquemment
Promène son désœuvrement ;
Lit la *Gazette* exactement.
Quand il a dîné largement,
Chez sa voisine Clidament
S'en va causer très longuement ;
Revient souper légèrement ;
Rentre dans son appartement,
Dit son *Pater* dévotement ;
Se déshabille lentement,
Se met au lit tout doucement,
Et dort bientôt profondément.
Ah ! le pauvre monsieur Clément !

L'auteur de ce *monorime* peint sous une forme de plaisanterie, et néanmoins avec exactitude, l'existence d'une foule de vieillards dont la conduite, les facultés de l'âme sont absorbées dans une sorte de vie automatiquement mesurée et calculée, afin de combler l'abîme de chaque journée; mais est-il nécessaire de remarquer qu'endormir ainsi son activité dans de longues et monotones habitudes, dans une perpétuelle uniformité du rhythme vital, présente aussi quelques dangers. Le moindre écart de régime, le plus petit excès, les plus minimes variations de l'atmosphère, une foule de circonstances, d'événements fortuits, peuvent déranger cet ordre, qui semble d'abord immuable, dès lors, autant de causes de maladies; on ne peut tout éviter, et tout devient nuisible, même les plus petites occasions. Le pouvoir de s'accommoder aux circonstances est comme un remède mis en réserve dans notre constitution contre beaucoup de maux accidentels que l'action des lois générales peut amener; mais quand ces circonstances, réduites à peu de chose, peuvent néanmoins troubler l'économie trop accoutumée à un même ordre d'actes constamment répétés, c'est s'exposer à l'influence des causes morbifiques qu'on voulait éviter et rester dans une crainte qui ne finit pas. Ainsi on voit des vieillards qui tremblent pour leurs conditions hygiéniques et s'effraient au moindre mouvement d'une girouette ou de l'absence d'une bassinoire, d'un habit pris pour un autre, d'un lit qui n'est pas tout à fait selon l'ordre de tous les jours, d'un dîner qui n'est pas cuit à point, etc.; leur vie ne semble raffermie que par le ciment intact de vieilles et chères habitudes, et souvent ils se trompent : la mollesse et l'oisiveté entées sur la richesse en offrent très souvent des exemples aux médecins observateurs. Vivre ainsi, par un amour mal raisonné du repos, c'est manquer de prévoyance, c'est s'exposer à de graves accidents. Ce n'est pas que je conseille de rompre dans la vieillesse avec d'anciennes habitudes, car outre qu'un héroïsme dans ce genre est chose rare et difficile, la santé s'en trouverait mal, et, à tout prendre, la perturbation vitale qui en serait la suite amènerait peut-être plus d'inconvénients que ces habitudes elles-mêmes. Il faut donc les respecter, même dans les choses qui semblent, au premier coup d'œil, inutiles, superflues, ce qui a lieu notamment chez les personnes opulentes ; c'est dans ce sens qu'il faut entendre ces paroles, souvent citées, de la duchesse du Maine : « Je ne suis point assez heureuse pour pouvoir me passer de choses dont je ne me soucie pas. » Toujours est-il que rien n'est plus important que de combattre cette torpéfiante oisiveté à laquelle quelques vieillards s'abandonnent par certaines habitudes du corps et de l'esprit. En vain, d'ailleurs, espère-t-on, par elles, combattre cet ennui qui se cache au fond de l'âme, et qu'on sent mieux qu'on ne peut le décrire.

Mais si l'on a été assez heureux, dans le cours de sa vie, pour ne pas contracter d'habitudes évidemment destructives de l'organisme, non seulement on doit s'en féliciter, mais il faut, dès que les forces commencent à décliner, s'en faire qui soient conservatrices. Persuadez-vous bien que la nature se prête tout aussi bien à celles-ci qu'aux premières ; il ne s'agit que de persévérer. Choisis, dit Pythagore, le plan de conduite le meilleur, et l'*habitude* te le rendra bientôt le plus agréable. Rien n'est plus vrai : ainsi il n'y a d'efforts que tant que nous sommes à l'apprentissage de ce qu'il y a de mieux à faire ; l'habitude peut tout, elle répand même de la douceur jusque dans le mépris de la volupté. Peut-être, dira-t-on, que se contraindre sans fin, que s'assujettir éternellement à la règle, c'est payer au-dessus de sa valeur la dure nécessité de vivre? Je ne sais! c'est à vous de choisir ; songez pourtant qu'il y a d'immenses dangers à rendre l'instinct et de mauvaises habitudes irrésistibles. L'homme est grand, sans doute, il l'est jusque dans sa misère, car elle n'a pas de bornes, et néanmoins, par le raisonnement, par l'expérience et par de bonnes habitudes, il lui est donné de diminuer, de circonscrire cette misère jusqu'à un certain point.

Ce que peut l'homme avec de la volonté, l'homme lui-même ne le sait pas, à moins d'en faire l'expérience; cependant quelle est la conduite à tenir quand en est parvenu à un certain âge, avec et malgré des habitudes dangereuses, compromettant la santé? La solution d'un tel problème est éminemment difficile, car la lutte est contre soi-même, contre ce qui flatte, ce qui séduit et, en quelque sorte, contre l'organisation. Il faut bien le dire, la *Minerve médicale* ne peut couvrir de sa protection, aider de ses conseils des individus assez malheureux pour s'être créé des besoins qui d'abord n'existaient pas, pour avoir fait de la nature une marâtre sans pitié, pour s'être laissé entraîner par des plaisirs qui usent les ressorts de l'existence, et infusent de bonne heure dans l'âme cette indéfinissable amertume qui corrompt toute félicité humaine. Briser tout à coup de pareilles habitudes, il n'y faut pas penser ; *hæc optantis, non ratiocinantis*, comme dit Leibnitz : « C'est du désir et non du raisonnement. » Les laisser à leur libre cours, c'est achever de ruiner l'économie au physique et au moral. Je l'ai déjà dit, l'homme adonné aux liqueurs alcooliques, le fumeur d'opium, le joueur forcené, le gastrolâtre irrassasiable, le libertin suranné, etc., sont impitoyablement livrés à tous les dangers de leurs funestes habitudes; le temps, dans sa course homicide, n'épargne ni leurs forces, ni leur existence. D'ailleurs, comment guériraient-ils? D'une part, ne trouvent-ils pas un charme sans cesse renaissant dans la satisfaction d'un besoin tyrannique ; de l'autre, ne manquent-ils pas d'une volonté ferme et constante, de cette volonté qui sait commencer et poursuivre, combattre et persévérer? Admettons pourtant qu'il se trouve des hommes assez courageux pour entreprendre cette œuvre de Titan, quelle méthode conviendrait-il d'adopter? Je pense qu'elle doit être la même que j'ai indiquée autre part en parlant d'une constitution épuisée (1).

(1) *Physiologie et hygiène des hommes livrés aux travaux de l'esprit*, etc. 4e édition, t. II, p. 449.

Une pareille méthode doit porter sur la base suivante : la *volonté*, le *temps*, la *gradation*. Il est certain qu'avec ce triple levier, méthodiquement employé, on produit des effets aussi étendus qu'importants sur notre économie, et j'en ai cité de notables exemples. La *volonté* commande et persévère, le *temps* améliore et accoutume, la *gradation* facilite et soutient. Or, qu'on le croie bien, il ne faut pas moins que la réunion et la persévérante action de ces puissants moyens pour combattre une habitude fatale et invétérée. Enfin, si la victoire n'est pas possible, si le besoin, quoique factice et meurtrier, est devenu insurmontable par l'habitude, il n'est pas d'autres ressources que les suivantes : 1° de ne jamais augmenter la dose ou l'intensité du stimulant qui constitue radicalement l'habitude ; 2° de mettre autant que possible de longs intervalles dans les moments où la nécessité de recourir à ce stimulant se fait sentir ; 3° enfin, d'en neutraliser, autant que possible, les effets par des habitudes contraires, par d'autres réserves dans l'ensemble des moyens hygiéniques de la vie. Avouons cependant la nullité ou au moins l'insuffisance de ces ressources dans la plupart des cas ; l'habitude est une hydre qui reparaît sans cesse ; en peut-il être autrement ? n'a-t-elle pas pour auxiliaire le plaisir de satisfaire un besoin impérieux, de donner, dans l'instant même, plus de force et d'activité à l'action vitale, ou bien de placer l'homme dans ce doux état où la fatigue de vivre semble ne plus exister ?

Toutefois ces avantages, si évidents qu'ils soient,

ne contrebalancent-ils pas les inconvénients de certaines habitudes? On ne saurait acquiescer à une pareille opinion. Quand, sur la trace mobile des années viennent figurer sans cesse les anxiétés d'une vie pénible, liée, assujettie à des besoins presque contre nature, et dont la force s'accroît avec le temps, la douleur et les infirmités l'emportent de beaucoup. Heureux au contraire le vieillard dont l'intelligence, pleine de bon sens et de bon esprit, a su éviter de bonne heure de fatales habitudes, qui a pu vivre librement, sans esclavage et selon les lois ordinaires de son être; pour lui, les maux et les jouissances seront dans la juste mesure de ses forces, et, parvenu à la fin de sa carrière, il pourra dire comme Saint-Évremond, plus qu'octogénaire :

« J'aime la vie et n'en crains pas la fin. »

CHAPITRE XII.

DE LA LONGÉVITÉ. — DE SES CAUSES PROBABLES.

Chaque être organique a sa mesure de temps : l'éphémère vit un jour, l'homme peut vivre un siècle, une plante des millions de siècles, un monde un milliard de siècles, et pourtant dans ces diverses périodes, tous croissent, dépérissent et meurent, c'est la loi générale. L'essentiel est que tous parcourent la durée de vie qui leur appartient : c'est en effet la tendance de quiconque jouit de l'existence. Ainsi vivre en santé, vivre longtemps, puisqu'on ne peut vivre toujours, tel est le but que tous les hommes se proposent d'atteindre; mais combien peu ont le privilége d'y parvenir! Les uns meurent dans l'enfance, d'autres succombent dans la fleur de la vie; il en est que la mort frappe dans la maturité de l'âge, d'autres touchent à la vieillesse, quelques uns la prolongent, enfin le très petit nombre accomplit une période séculaire et même au delà. Quant à ces derniers, on les compte, on les regarde avec raison comme autant d'exceptions à la loi générale. Cela doit être : on a calculé, d'une part, que de mille individus qui naissent en même temps, la moitié périt dans la première période de la vie, un peu plus d'un quart dans les périodes suivantes, qu'un vingtième seulement parvient à la vieillesse; d'une autre part, qu'un million d'individus ne donne en général que deux cent sept centenaires, seize individus âgés de cent cinq ans, et zéro de cent dix ans. Aussi quand la loi fatale du temps marque le terme de l'existence d'un centenaire, il peut se regarder à bon droit comme un privilégié de la nature, comme un de ces élus qu'elle a pourvus d'une grande force de vitalité. Du reste, peu importe dans le fond pour l'ordre universel; à ceux qui meurent, succèdent ceux qui naissent, et dans une proportion convenable pour la perpétuité des races, principal objet, la fin suprême de la nature. La loi est immuable pour la génération qui existe, et aussi pour les générations reculées que Dieu tient en réserve dans la profondeur des temps. A quelques fractions près, on sait qu'il meurt un individu *par seconde* sur la terre, en sorte que le milliard probable de la population du globe se trouve absorbé dans une moyenne de trente-huit ans, mais aussi se trouve-t-il renouvelé dans les mêmes proportions. Ainsi les générations se succèdent sans qu'il y ait à leur égard de notables changements. Mais il n'en est pas de même des individus, la somme de vie qui leur est départie est singulièrement inégale, ou quelques jours, ou quelques années, çà et là une longévité phénoménale.

Cependant d'où proviennent d'aussi grandes différences de vitalité individuelle? Comment la vie passe-t-elle rapidement chez l'un, tandis que chez un autre elle se prolonge de longues années? Il faudrait, pour répondre à de pareilles questions, résoudre l'insoluble problème des principes élémentaires qui régissent l'économie. Or, toutes les données de ce problème sont couvertes du voile le plus épais : évaluer l'intensité, la régularité, l'équilibre de ces éléments, est malheureusement impossible. C'est là ce qui faisait dire au célèbre chirurgien Scarpa, sérieusement ou ironiquement : « Il est des malades que vous ne pouvez *toucher;* il en est que vous ne pouvez *tuer.* » La durée de la vie est sans doute mesurée sur une certaine force de cohésion moléculaire organique, sur un certain degré de force vitale intrinsèque, constituant le degré de résistance que l'économie oppose aux causes de sa destruction ; mais il n'est pas possible de déterminer avec précision la loi des variations de cette force. Qu'en résulte-t-il? qu'il y a toujours dans la durée de notre existence quelque chose d'incertain, de *fatal*, qui trompe toutes les prévisions, déjoue tous les calculs, *vita incerta, mors certissima.* Il est néanmoins une chose démontrée, c'est que dès la conception de l'individu, la durée de son existence est pour ainsi dire prédéterminée au moyen de l'organisation qu'il a reçue. Dans l'*homoncule-germe* fécondé, se trouve déjà la raison d'une vie courte ou prolongée. Je l'ai dit précédemment, on naît centenaire: or, cette disposition est radicale et rudimentaire. En effet, tel qui est né avec un riche fonds de force et de vitalité, emploiera un grand nombre d'années pour arriver au terme de son existence, tandis qu'un autre, né dans des conditions inverses, même plus favorisé sous le rapport des conditions extérieures, parviendra plus tôt à sa fin, sans autre cause qu'un défaut primitif de vitalité. C'est donc dans le sein de sa mère que chacun de nous a puisé les éléments organiques qui influent ensuite si puissamment sur toute sa vie, sur ses facultés, sur ses passions, son bonheur, son bien-être, son avenir et sa durée. C'est là ce qui rend, sans qu'on puisse l'expliquer *à priori*, les tempéraments si différents, les conditions humaines si diverses, les parts si inégales dans la persistance de la vie. Toutefois il ne faut pas aller trop loin ; il est bon de remarquer que les circonstances extérieures, souvent indépendantes de l'individu, c'est-à-dire que la bonne ou mauvaise direction imprimée à la vie, en modifiant, en altérant plus ou moins profondément l'organisme, abrégent ou prolongent l'existence. Tel individu doué d'une grande *ténacité* de vie présente de bonne heure les orbites creusés, le front dévasté, une constitution détériorée, et il vit peu de temps, c'est que la trame organique a été usée par des travaux ou des excès hors de mesure; tel autre au contraire, d'une constitution assez faible, pousse assez loin sa carrière, parce qu'il s'est trouvé dans des conditions favorables, ou bien encore parce qu'il a su raisonner sa vie et la diriger selon les lois de la nature : c'est alors qu'on voit de ces hommes auxquels pendant quatre-vingts ans et plus on n'a pas donné six mois de vie.

Ne pouvant donc connaître les causes cachées, radicales de la longévité humaine, c'est-à-dire la force attractive de composition et le degré juste d'énergie vitale qui existent, on ne peut établir à cet égard que des données approximatives, autrement dit des causes *probables.* Toutefois, ces causes ont de la valeur parce qu'elles sont fondées sur une expérience constante et sur des observations multipliées. Ces causes peuvent se réduire à deux fondamentales : d'une part, un tempérament bien constitué, autant du moins qu'il est possible d'en juger; de l'autre, des circonstances extérieures, des agents modificateurs parfaitement en rapport avec cette constitution, qui la maintiennent dans cet état d'activité modérée, si favorable aux lois de notre être, qui ne demandent ni surexcitation, ni sursédation. L'intégrité, l'égalité de la vie, autant que possible, sont donc des conditions très favorables à la longévité; il ne faut pas tenir compte des exceptions. On peut le dire, la vieillesse est un combat où l'on est vaincu à chaque champ de bataille par le progrès des années ; mais il y a de belles défenses, et l'on doit en rechercher avec soin les moyens. Entrons maintenant dans quelques détails relatifs aux causes probables de la longévité.

1° *Une bonne constitution*, c'est-à-dire bien équilibrée. On se trompe quand on croit que les gens robustes en apparence ont le plus de chances de vivre longtemps. Nullement : de gros os, de gros membres, beaucoup de chair, beaucoup de sang, un tempérament athlétique, ne préjugent rien sous ce rapport. Loin de là, le plus grand nombre des longévités remarquables était d'une constitution assez délicate ! Les femmes vivent en général plus longtemps que les hommes ; il est certain que quand elles sont arrivées sans accident dans l'âge crépusculaire de la femme, celui de quarante-cinq à cinquante ans, toute probabilité de vie semble augmenter. Plusieurs physiologistes pensent que le mélange des tempéraments sanguin et bilieux est le type constitutionnel qui présente le plus de chance de longévité. On a également remarqué que les individus maigres prolongent leur carrière plus que les autres, toutes choses égales d'ailleurs ; il en est dont les os semblent faire effort pour sortir de leur linceul de peau et qui résistent de longues années : c'est un roseau qui fléchit au moindre souffle de maladie, mais qui se relève facilement ; Voltaire en fut un exemple.

2° *Être né de parents sains et qui ont vécu longtemps*. Cette cause tient aux lois de l'hérédité organique, dont on ne saurait nier la réalité ; il y a, pour ainsi dire, de ces virtualités physiologiques spéciales imprimées par l'hérédité, et qui, dans les familles, se transmetttent de génération en génération. Le duc de Saint-Aignan, frère du duc de Beauvilliers, gouverneur du dauphin, fils de Louis XIV, avait quatre-vingt-douze ans quand il mourut ; son père l'avait eu d'un second mariage, à l'âge de quatre-vingts ans. La plupart des centenaires sont dans ce cas ; le contraire se voit quelquefois, et seulement par exception, *fortes fortibus creantur*.

3° *Les soins d'une bonne nourrice.* Rien de plus important ; le lait qui, dans la première enfance, sert uniquement d'alimentation, forme en quelque sorte les racines de la vie ; la santé, le bien-être, une future existence durable dépendent très souvent d'une nourrice jeune, forte et saine. Qu'une mère délicate, nerveuse, malingre, aux débiles et sèches mamelles, confie son enfant à une pareille femme, les probabilités de longévité ne tarderont pas à se montrer pour le nouvel être. Le moral même est plus lié qu'on ne croit à une nourrice, à son caractère et à ses soins. Un ancien attribue la cruauté de Caligula à l'habitude qu'avait sa nourrice de barbouiller de sang son mamelon.

4° *Le pouls naturellement lent.* Cette disposition organique annonce, en effet, que la vie ne bouillonne pas, ne s'agite pas, ne se précipite en aucune manière. Il en résulte que les ressorts qui la constituent ne s'usent que lentement, d'où la prolongation presque certaine de son action ; je dis presque certaine, parce qu'on a remarqué qu'il n'en était pas toujours ainsi, surtout quand le système nerveux est facilement irritable et souvent irrité. Napoléon en est un insigne exemple ; aussi sa vie fut-elle assez courte, parce que nulle existence ne fut plus orageuse que la sienne.

5° *Un bon et franc dormir*. Le pouvoir réparateur par excellence de notre économie est certainement le sommeil ; par son bienfait journalier, la reproduction des forces est alors si certaine, si facile, si complète, que la résistance vitale se maintient à un degré convenable. Qui dort bien vit longtemps, il y a peu d'exceptions à ce principe.

6° *Digérer avec facilité toute espèce d'aliments.* Il est vulgaire que l'estomac est la base de toute bonne constitution, et il la soutient très longtemps. Qu'on suppose un individu faible, chétif, et cependant ayant un estomac digérant bien, cet homme aura de grandes chances de longévité, pour peu que les circonstances extérieures ne lui soient pas trop contraires. On voit des vieillards abattus, usés sous bien des rapports, et qui se soutiennent longtemps par cela seul qu'ils ont un bon estomac. Cette heureuse disposition tient évidemment à la préformation originelle, mais l'usage qu'on fait ensuite de l'estomac aide beaucoup ou nuit infiniment aux fonctions de cet important organe.

7° *Pouvoir monter une colline ou un escalier sans effort et sans trop d'essoufflement.* En effet, rien n'indique mieux le bon état des organes respiratoires ; on peut ajouter à ces dispositions une poitrine ample, une voix sonore, la rareté de la toux, une grande facilité de respirer, ce qui prouve l'excellente disposition non seulement des poumons, mais encore du cœur et des gros vaisseaux. Dans le cas contraire, c'est-à-dire quand, pour monter ou pour hâter la marche, on est obligé de s'arrêter souvent, que la respiration est tant soit peu pénible, haletante, c'est une disposition d'autant plus fâcheuse qu'elle s'augmente avec les années et imprime de bonne heure une direction funeste aux forces de la vie.

8° *Un caractère doux, égal, sans trop d'exaltation ni d'apathie.* Toutes choses égales d'ailleurs, la bonté est un élément de longévité, tandis que l'envie, la haine hâtent et précipitent l'existence. Une passion malfaisante prolongée est un délétère moral qui, sourdement, ronge et détruit l'économie. Maintenant, en supposant que les conditions précédentes existent, conditions excellentes et favorables pour entretenir l'action vitale, suffisent-elles donc pour assurer la longévité? Non sans doute, il faut encore y joindre le concours des circonstances extérieures, comme l'éducation, la fortune, les événements, en un mot, tout ce qui compose la vie sociale de l'homme. Certes, ainsi que l'expérience le prouve, il y a quelque chose de fatidique dans les constitutions individuelles, une cause profonde, cachée, insaisissable, qui les trempe, les fait durer ou bien les affaiblit rapidement, mais cette fatalité est bien autre quand il s'agit des événements de la vie. Gui-Patin disait : *Sortes mittuntur in urna, sed temperantur a Domino :* quelles sont ces destinées jetées dans l'urne universelle? Comment sont-elles modifiées par la providence? L'intelligence humaine ne parviendra jamais à résoudre de pareilles questions ; et d'ailleurs, pourquoi s'enquérir d'un avenir incertain, soit qu'une invincible fatalité gouverne toute chose, soit plutôt qu'une sage providence, dans ses inscrutables desseins, dispose de cet univers par des lois établies dès son origine? Toutefois, ne nous plaignons pas trop ; s'il est des choses que nous ne pouvons ni connaître, ni changer, il en est d'autres que la sagesse, que la bonne conduite, que la prudence font tourner à notre avantage, ou dont elles diminuent le danger. On voit des insensés qui emploient toute leur activité à contrarier l'organisation, à la tourmenter de leurs folies, à l'épuiser par leurs désordres, oubliant que ces crimes de lèse-nature tournent définitivement contre eux. Mais tous n'agissent pas ainsi, heureusement : celui qui est avisé, habile, se connaissant bien, prend de bonne heure ses précautions ; c'est l'homme attentif qui éclaircit le verre de sa lorgnette pour voir nettement le fond des choses, ou plutôt c'est le bon joueur qui gagne plus quand la fortune le favorise et perd moins quand elle lui est contraire ; l'essentiel est de bien connaître les circonstances extérieures et de les apprécier. A dire vrai, ces circonstances, au moins en partie, sont celles qui forment la partie hygiénique de cet ouvrage, et que j'ai amplement exposées ; mais outre qu'il peut être utile de les rappeler brièvement, il en est quelques unes qui se rattachent plus directement aux causes probables de la longévité. Ainsi, avec une heureuse constitution, il faut ajouter, s'il est possible, les avantages suivants :

1° *Habiter un lieu salubre.* Cette condition est des plus importantes; on peut s'acclimater, c'est-à-dire mettre l'organisme en rapport avec les températures extrêmes, mais on ne s'accoutume jamais à un air malsain, c'est un poison continuellement introduit dans l'économie. La fièvre jaune fait toujours des ravages parmi les habitants des contrées où elle se manifeste, et ceux qui habitent des pays marécageux en éprouvent constamment les funestes effets.

2° *Une éducation convenable*, c'est-à-dire l'initiation de l'homme à la société. Mais il faut que cette éducation soit conforme à la constitution individuelle, au caractère, aux forces, à la position, à la fortune de chacun; qu'elle nous apprenne ce que nous sommes, ce que nous devons être, et qu'elle soit, dans bien des occasions, la *victoire de l'homme sur l'animal.* Ne rien mûrir avant le temps, favoriser, d'une manière égale, la nature dans le complément de tous les organes, tel doit être son but, et la vieillesse en recueille infailliblement les bénéfices. Selon le Décalogue, « père et mère honoreras, afin *que tu vives longuement*, » ce beau précepte renferme en effet la somme de toutes les vertus; il infuse pour ainsi dire la vertu, il apprend comme on vit, comme on respire, et avec la vertu, la modération, la santé, le bien-être, la longévité.

3° *Une profession conforme à ses goûts.* Rien de plus

nuisible à la santé qu'un état pris en dégoût : c'est, dans la vie, une contrariété perpétuelle, parce qu'elle fausse l'esprit, parce qu'elle met à la gêne l'intelligence et les sentiments, enfin, parce qu'il est rare qu'on parvienne à la célébrité et à la fortune. Il n'y a de chances de repos, de santé, de longue vie que pour celui qui fut assez bien avisé ou assez heureux pour deviner, dans son âme et son esprit, le secret de sa vocation. Il est aisé de faire provision de soins, de bon régime pour son bien-être, pour obtenir de longs délais de la nature, quand on est dans une voie sociale qu'on aime parce qu'on l'a choisie.

4° *Un mariage heureux*. Dans les nombreuses statistiques faites récemment, on a cru prouver que les célibataires vivaient moins longtemps que les personnes mariées. Cette assertion n'est positive que s'il s'agit des gens heureux dans le mariage, le contraire est certainement à l'avantage des célibataires. Dans un mariage heureux, tout est profitable au bonheur, au bien-être, à la santé, à la longévité, car la vie coule sans secousses et sans agitation ; il y a là un noyau de félicité autour duquel se superposent tous les autres plaisirs pouvant survenir, et qui adoucit des malheurs inévitables. Dans un mariage malheureux, où chaque époux est une croix perpétuelle pour l'autre, tout est angoisse, tourment, trouble et inquiétude ; aujourd'hui, demain, toujours, à chaque instant, la coupe amère, pleine jusqu'aux bords, s'approche et touche vos lèvres ; est-il alors une constitution assez solide, une santé assez robuste, une âme assez ferme pour se flatter de résister à d'aussi cruelles atteintes ? Notez qu'une pareille union se présente sous mille formes différentes qui tiennent à la fortune, au cœur et au caractère ; bien plus, à un homme d'esprit, il ne faut, dit-on, qu'une femme de sens, c'est trop de deux esprits dans un ménage. Un mariage malheureux ! le Dante a oublié un pareil tourment dans les cercles profonds, les *maledette Bolge* de son Enfer. Mais l'expérience médicale n'en démontre pas moins le danger à tous les âges, et surtout pour la vieillesse, *Dî avertant !*

5° *Une vie modérée.* Ce conseil de haute hygiène, si souvent recommandé dans le cours de cet ouvrage, doit l'être encore quand il s'agit de longévité. On ne double pas la vie alors qu'on en double l'usage, on l'use et on l'épuise rapidement ; l'intensité de l'action vitale est proportionnelle à la mesure de sa durée, c'est une vérité presque aussi démontrée qu'une proposition de géométrie. Il y a longtemps qu'Hippocrate a dit : *Labor, cibus, potus, somnus, Venus, omnia mediocria sunto,* et la vie humaine, depuis son origine jusqu'à la fin, est une confirmation de l'excellence de ce précepte. Avec une constitution saine, avec une de ces bonnes et placides natures que rien n'émeut trop, ayant presque toujours la gaieté dans le cœur, le calme dans la raison, avec une manière de vivre correspondant à cette disposition organique, contraignant rarement les organes à faire usage de leurs *forces radicales* et profondes, on a de grandes chances de longévité. Tous n'ont pas ce bonheur, mais on l'obtient plus ou moins en le cherchant avec soin et patience, en s'aidant de la connaissance de soi-même et de l'action des agents modificateurs du corps; c'est une étude qu'il faut faire et dont nul ne saurait nier l'utilité. Aimez la vie, la vie vous aimera.

6° *N'avoir point éprouvé de fréquentes et longues maladies.* Il en est quelques unes qui, dans l'enfance et la jeunesse, n'influent pas sur l'avenir; on en a même observé qui semblaient ranimer et comme retremper l'économie, mais il est des maladies longues, graves, qui épuisent radicalement les forces, par exemple, la syphilis, le scorbut, etc., affaiblissent si profondément la trame première de l'organisme, et ce qu'on nomme *vis vivida*, qu'il est bien rare que l'existence se prolonge au delà d'un terme fort ordinaire.

7° *Des habitudes qui ne soient pas nuisibles.* Ce qui a été dit précédemment sur cet important sujet fait voir combien il est nécessaire que les habitudes soient bonnes pour le maintien de la santé et par conséquent pour la longévité; je n'y reviendrai pas. Rappelons seulement que, dans la vieillesse, le corps prend des habitudes pour ainsi dire mécaniques qui suppléent à la force de l'âme. Il convient aussi de remarquer que beaucoup de personnes très âgées attribuent leur longévité et même se promettent une existence séculaire, grâce à certaines habitudes même fort innocentes : c'est une conviction plus ou moins fondée, mais qu'il faut respecter. Ainsi, se mettre souvent au régime de l'eau abondante, comme faisait Mallebranche, Theden, etc., boire un verre d'eau avant ou après le repas, prendre chaque soir une infusion de thé, de tilleul, de mélisse, de gingembre, etc., faire constamment une promenade avant ou après le repas, parcourir tant de fois son appartement, se lever ou se coucher à telle ou telle heure très précise, se couvrir beaucoup ou ne mettre que très peu de vêtements, ouvrir portes et fenêtres pour renouveler l'air à chaque instant ou se tenir clos dans sa chambre, porter une lancette sur soi pour se rassurer, prendre à ses repas quelques grains de rhubarbe et de magnésie, mâcher de l'angélique, etc., sont des habitudes de certains vieillards qu'on ne doit jamais changer sans de graves motifs. Chacun a son régime particulier, ses principes d'hygiène plus ou moins justes et fondés. Cuvier nous apprend que Daubenton, le collaborateur de Buffon, était dans ce cas. « On se demande, dit-il, comment, avec un tempérament faible et tant d'occupations pénibles, il a pu parvenir, sans infirmités douloureuses, à une vieillesse si avancée; il l'a dû à une étude ingénieuse de lui-même, à une attention calculée d'éviter également les excès du corps, de l'âme et de l'esprit. Son régime, sans être austère, était bien uniforme : ayant toujours vécu dans une honnête aisance, n'estimant la fortune et la grandeur que ce qu'elles valent, il les désira peu (1). » Aussi Daubenton recueilla-t-il le fruit de cette excellente hygiène, c'est-à-dire la santé, la longévité, la conser-

(1) *Éloges.*

vation d'une grande partie de ses forces. Un de ses collègues lui ayant offert, lorsqu'il fut nommé sénateur, de le soulager dans son enseignement : « *Mon ami*, lui répondit-il, *je ne puis mieux être remplacé que par vous; lorsque l'*AGE *me forcera de renoncer à mes fonctions, soyez certain que je vous en chargerai* (1), » et il avait alors quatre-vingt-trois ans.

8° *Une profession convenable.* Suffit-il donc de suivre la vocation qu'on a reçue comme instinctivement de la nature, de se livrer à ses aptitudes spéciales? Non sans doute, il faut encore que cette profession n'ait rien de nuisible, par elle-même, à la santé. Parmi les artisans, il en est une foule qui, par les substances qu'ils emploient, par les fatigues qu'ils éprouvent, par trop d'activité du corps ou par un état trop sédentaire, et même par certaines positions forcées du corps et des membres, usent rapidement leurs forces et sont condamnés à une vie aussi courte que laborieuse. On a remarqué qu'il est peu de mineurs qui vivent longtemps; leur état exige, en effet, un concours de circonstances presque toutes fatales à la santé.

Parmi les professions libérales, il en est beaucoup qui fatiguent excessivement l'organisme, soit au physique, soit au moral, et même certains organes en particulier. Ainsi un orateur, un avocat, un chanteur qui ont la poitrine faible, irritable, dont la respiration est courte, bien plus encore quand ils éprouvent des crachements de sang ; un homme d'état, un homme

(1) *Éloges.*

de lettres menacés de congestions cérébrales et qui sont obligés de se livrer à des veilles, à des travaux assidus, etc., ont fort peu de chances de longévité.

Peu de rois ont vécu très longtemps, l'histoire en fait foi, et notre temps peut en fournir de nombreuses et tristes preuves.

Parmi trois cents papes arrivés tard au pontificat, on n'en cite guère que quatre qui aient dépassé quatre-vingts ans.

L'auteur de la galerie des centenaires n'a rencontré qu'un seul centenaire parmi les gens de finances, c'est Jean Rica, agent de change, mort à Venise le 8 février 1680, à l'âge de cent seize ans ; pourtant il cite encore comme longévité, dans cette profession, Pallias, banquier, mort à quatre-vingts ans, et le Dureau, capitaliste, à quatre-vingt-neuf, laissant une fortune de sept millions.

Les statistiques de ce genre ne sont point non plus favorables aux médecins, quoiqu'il y en ait un certain nombre qui aient poussé très loin leur carrière. Les fatigues du corps, la tension perpétuelle de leur esprit, l'air qu'ils respirent dans les hôpitaux ou chez les malades, expliquent facilement ce résultat, aussi a-t-on dit des médecins, et avec raison, *aliis in serviendo consumuntur, aliis medendo moriuntur.*

9° *Une certaine aisance.* J'ai déjà fait remarquer l'avantage d'un peu de fortune sous le rapport de la santé, et ce que j'en ai dit peut s'appliquer à la longévité. Une existence pénible, besoigneuse, toujours en peine de son lendemain, diminue singulièrement les chances d'une longue vie : tantôt et le plus souvent on est condamné aux privations, d'autres fois on se livre à des excès ; la vie manque alors de cette activité puissante et bien réglée qui lui est si favorable. C'est là ce qu'on voit parmi les peuples et les personnes qui ont de la peine à satisfaire les plus urgentes nécessités de la vie. *Res angusta domi*, voilà une cause souvent destructive de toute probabilité de longévité. Une aisance convenable favorise, au contraire, et soutient le dynamisme vital en satisfaisant les besoins dans une juste proportion. Quand on a beaucoup de fortune et qu'on sait l'employer avec un certain art, on a également l'espérance de prolonger sa carrière. En effet, la grande richesse fournit une multitude de ressources utiles : elle permet de changer de milieu à volonté, de combattre les modifications nuisibles à la santé par d'autres plus favorables ; elle neutralise presque toutes les résistances, vous rend en quelque sorte maître du temps et de l'espace, avantages précieux qui profitent à la santé, à la longévité, quand on sait y recourir avec discernement et mesure. Malheureusement il n'en est pas toujours ainsi, le vulgaire des gens riches tombe souvent dans l'abus du raffinement poussé à l'extrême, car ce qu'ils craignent par-dessus tout est *l'affreuse monotonie* d'un bonheur perpétuel, ou bien encore dans l'abus des précautions infinies ; or, ces deux excès finissent par amener cette délicatesse de tempérament, cette susceptibilité nerveuse, l'incurable malaise qui ronge l'humanité opulente. Espérances éteintes, désirs insatiables, besoins démesurés, ennuis renaissants, infirmités multipliées, tel est le résultat ordinaire d'une vie si excitée, si surmenée. N'est-ce pas mourir martyr de l'abondance et des commodités de la vie? Il n'y a guère que les médecins observateurs voyant de près l'origine de pareils maux qui reconnaissent toute la vérité de ces paroles de Burke, « que la sagesse n'est pas le censeur le plus sévère de la folie. »

C'est là néanmoins ce que ne comprend pas l'homme d'une petite fortune et n'ayant que juste pour satisfaire ses besoins : renfermé dans certaines limites de satisfaction, il ne va jamais jusqu'à cet intolérable malaise, cet accablement physique et moral qui sortent de toutes choses, de toutes jouissances humaines, dont on touche imprudemment le fond. La médiocrité de la fortune ne dispense, sans doute, d'aucune douleur, mais ne privant aussi d'aucun plaisir modéré, elle est plus capable que l'opulence et la pauvreté de fortifier ce salutaire équilibre de bien et de maux d'où dépend le bien-être organique. Toutefois, en parlant des dangers de l'opulence sous le rapport de la longévité, il ne faut pas croire non plus que tous les gens riches ne savent point gouverner leur santé. Loin de là, si l'on rencontre des sages rustiques et sous la bure, il y a aussi, comme dit Horace, des philosophes à 5 millions de sesterces. Ceux-là sont maîtres d'eux-mêmes comme de leur fortune, et ils savent user de l'un et de l'autre avec calcul et prudence. Il faut d'autant plus les louer que cette manière d'agir exige une force de raison supérieure : aussi le nombre de ces riches d'élite est-il assez limité. En général, quoiqu'il ait, selon l'expression vulgaire, toujours son *pain cuit* ou son avenir assuré, l'homme opulent s'inquiète trop; il est rare qu'il sache prendre le temps comme il convient, le monde comme il va, le soleil quand il luit, la brise quand elle souffle ; il ignore le bonheur plus tranquille, parfois insouciant, des existences médiocres; or combien cette disposition est une garantie presque assurée de vivre sain et de vivre longtemps.

Telles sont la plupart des conditions extérieures qui, d'après les lois vitales, paraissent indispensables pour fournir une longue carrière; je dis la plupart, car s'il fallait les énumérer toutes, il conviendrait de faire, d'un côté, le tableau complet de tout ce qui peut modifier l'économie humaine, de l'autre, démontrer les rapports de chacun de ces agents avec tel ou tel tempérament; or il s'en faut que la science ait atteint ce degré de perfection. Quoi qu'il en soit, comme l'expérience nous apprend que les causes d'une longue vie se trouvent dans des conditions organiques pour ainsi dire spéciales, puis dans l'ensemble de certaines circonstances extérieures, il convient donc de les obtenir, ou du moins de s'en rapprocher le plus possible. On ne saurait trop le répéter, il entre certainement du hasard dans les chances d'une longue vie ; mais il dépend aussi de notre volonté, de notre caractère d'en trouver, d'en employer les moyens par une hygiène bien combinée, par la raison, le bon sens appliqués à soi-même. Un naturel doux et pacifique y contribue également. « J'ai toujours remarqué, dit M. de Lamartine, que la bonté était un élément de longévité ; l'amour qui crée conserve aussi ; la haine, au contraire, ronge et détruit. » Et l'illustre auteur a complétement raison. D'ailleurs l'histoire des centenaires et ce qu'on remarque dans les biographies détaillées prouvent que ceux qui ont atteint une longévité extraordinaire, objet d'admiration et d'envie de la plupart des hommes, se ressemblent en quelques points, malgré la différence des conditions sociales : tous étaient d'une bonne constitution, et tous ont eu une vie active, égale, exempte d'excès énervants ; tous étaient bons et bienveillants. S'il y a quelques exceptions, elles sont infiniment rares.

Toutefois, en parlant des conditions extérieures, il est nécessaire de combattre quelques préjugés, acceptés d'abord, puis maintenus sans trop de réflexion. Un des premiers est de croire que les anciens vivaient plus longtemps que nous. Non, certainement, et la remarque en a été faite ; il est vraisemblable que toutes les races humaines ont joui d'une vie à peu près aussi courte que la nôtre. Comme les animaux, les arbres, toutes les productions de la nature ont toujours eu la même durée ; n'est-il pas ridicule de nous en excepter ? Il est un autre préjugé aussi peu fondé, c'est de penser que la longévité extraordinaire ne s'observe que dans les pays froids. On peut affirmer qu'elle a lieu dans tous les pays, pourvu qu'ils soient salubres, et qu'il n'y ait pas une température extrême, comme dans les régions polaires ou la zone torride ; encore des voyageurs assurent-ils avoir trouvé des nègres d'un âge extrêmement avancé. Les anciens patriarches, si renommés sous ce rapport, malgré d'évidentes exagérations, habitaient des pays chauds. On trouve dans l'Arabie des scheiks d'une extrême vieillesse, et s'il y avait chez eux un état civil tenu régulièrement, on serait étonné de la longévité d'un grand nombre de Maures et d'Arabes. J'ai vu en Espagne, et même en Dalmatie, pays en général chauds et arides, des morlaques ou paysans ayant atteint un âge très avancé. Au rapport de Pline le naturaliste, lors du mémorable recensement fait en Italie sous l'empereur Vespasien, on constata qu'il existait alors dans la seule partie de l'Italie comprise entre le Pô et l'Apennin, plus de 180 centenaires, parmi lesquels on comptait 57 individus de cent dix ans, 2 de cent quinze ans, 4 de cent trente-cinq à cent trente-sept ans, et 3 de cent quarante ans. Les mêmes recherches faites de nos jours, sous les mêmes latitudes, produiraient sans doute les mêmes résultats, et peut-être mieux, l'aisance étant devenue plus générale.

Un autre préjugé non moins enraciné que le premier consiste à croire que les paysans vivent plus longtemps que les habitants des villes. Au premier aspect on est tenté d'adopter cette opinion, mais on ne tarde pas à se détromper en l'examinant plus profondément. Les relevés comparatifs prouvent, du reste, qu'il n'y a aucune différence. Le citadin, il est vrai, a contre lui des influences tout à fait nuisibles à la conservation et à la prolongation de la vie; mais le peuple des campagnes les compense par d'autres non moins pernicieuses. Il est certain que la balance serait en faveur des paysans, s'ils ne négligeaient pas de graves et importants préceptes d'hygiène; si, par nécessité ou par avarice, ils n'étaient excédés de travail; si les habitations n'étaient presque toutes obscures, humides, remplies d'exhalaisons malsaines; si, après avoir respiré dans le jour un air pur et vif, ils n'étaient plongés la nuit dans une atmosphère totalement opposée. Mais il n'en est pas ainsi, l'hygiène publique est à peine ébauchée dans les campagnes; il en résulte que, pour les hommes du peuple qui les habitent, on doit être plus surpris encore de la durée de leur vie que de sa brièveté. En tout cas, une longévité très avancée y est assez rare comparativement à la masse de la population.

Ce serait ici le cas de rapporter l'histoire de plusieurs individus qui ont obtenu de la nature une longévité exceptionnelle. On peut consulter les auteurs qui ont traité exclusivement ce sujet, ainsi que les recherches spéciales, les rapports officiels sur la vie moyenne, ses progrès, ses différences, et sur la mortalité en général. Il faut néanmoins remarquer, quant aux longévités extraordinaires, qu'il convient de se méfier d'une foule d'histoires où le terme de la vie a été, chez certains sujets, prodigieusement exagéré. Pline le naturaliste, assez crédule d'ailleurs, se moque pourtant de ces longévités de deux ou trois cents ans, attribuées à des hommes privilégiés; lui-même en cite d'assez remarquables, mais qui n'ont rien que de conforme aux lois ordinaires de la vie; du reste, il est loin de les admirer, ainsi que j'en ai fait la remarque; n'a-t-il pas dit : « La brièveté de la vie est certainement le plus grand bienfait de la nature, » *natura vero nihil hominibus brevitate vitæ præstitit* (lib. VII). Bien peu de vieillards, assurément, partagent sa triste opinion. Les exemples de longévité rapportés par Pline prouvent néanmoins deux choses : que les hommes très avancés en âge n'étaient pas rares en Italie, ensuite, que la plupart conservaient une vigueur qui les rendait aptes, très longtemps, aux fonctions publiques. Ainsi, dit-il, « Valerius Corvinus vécut cent ans; il y eut un intervalle de quarante-six ans entre son premier et son sixième consulat; il obtint vingt et une fois la chaise curule, ce qui n'est arrivé qu'à lui (1). » Dans le moyen âge, on a également rapporté des exemples de longévité en dehors du possible, du vraisemblable, et d'autres cas de cent quarante, cent soixante ans et au-delà. Sans nier positivement ces derniers, on doit remarquer que beaucoup d'entre eux ont manqué d'authenticité, soit par défaut d'ordre dans les registres de l'état civil, soit par supercherie, quelques hommes très avancés en âge ayant la faiblesse, ou par vanité, ou par calcul, de grossir le nombre de leurs années, comme nous

(1) « M. Valerius Corvinus C annos implevit : cujus inter primum et sextum consulatum XLVI anni fuere; idem sella curuli semel ac vicies sedit, quoties nemo alius. (P. N., lib. VII, cap. 49, 50.)

en avons eu plusieurs exemples à Paris. La longévité la plus extraordinaire de notre temps a été celle du médecin Dufournel, qui fut présenté à Napoléon en 1810; il avait cent douze ans accomplis.

Une chose assez remarquable, c'est que la vie moyenne est généralement augmentée, sans néanmoins que la longévité soit plus commune qu'autrefois; les mêmes causes ne devraient-elles pas produire des effets identiques? Il n'en est rien cependant, et l'existence humaine devenue séculaire est toujours une existence extraordinaire (1). Encore, si l'homme ayant atteint sa période de détérioration organique se résignait entièrement, s'il se disait : laissons sans amertume les années s'écouler, laissons le temps accomplir son œuvre, j'ai vécu, je vais finir ; mais il n'en est rien : plus la vie se rapproche de la mort, plus il semble que le vieillard s'attache à l'existence, malgré les infirmités, les ennuis qui l'accablent. On a calculé qu'une vie d'une durée moyenne produisait tout au plus trois années de bonheur délayées dans soixante ou quatre-vingts ans de misère, de dégoûts, d'infirmités. Une vie qui excède les limites ordinaires est-elle donc un avantage à désirer? N'est-ce pas rester isolé dans un monde inconnu? Meure le dernier de ta famille, dit le sauvage par imprécation, et cependant l'homme a beau vieillir, il ne se lasse jamais du

(1) Voy. *Mémoire sur la mortalité en France dans la classe aisée et dans la classe indigente*, par le docteur L.-R. Villermé. (*Mémoires de l'Académie de médecine*, Paris, 1828, t. Ier, p. 51 et suiv.)

banquet de la vie ; tous tant que nous sommes, nous nous efforçons d'épuiser, jusqu'à la lie, la coupe de l'existence. Pourquoi ce désir inné et vivace ? C'est que l'homme répugne à l'anéantissement, c'est que s'il y a en lui une partie de son être qui décline fatalement et se décompose, il en est une autre qui, douée d'une vie supérieure, brave la puissance de la mort, car elle aspire au ciel et elle espère en Dieu.

BIBLIOTHÈQUE NATIONALE IMPR. R.F.

FIN.

TABLE DES MATIÈRES.

DEUXIÈME PARTIE.

Psychologie. — La vie de l'esprit.

TROISIÈME PARTIE.

Pathologie. — La vie anormale. — Les maladies.

QUATRIÈME PARTIE.

Hygiène. — La vie protégée.

FIN DE LA TABLE DES MATIÈRES.

BIBLIOTHÈQUE NATIONALE RF IMPRIMÉS

X – 3e

1889 – 1890

70
120
217
239
353
316
457

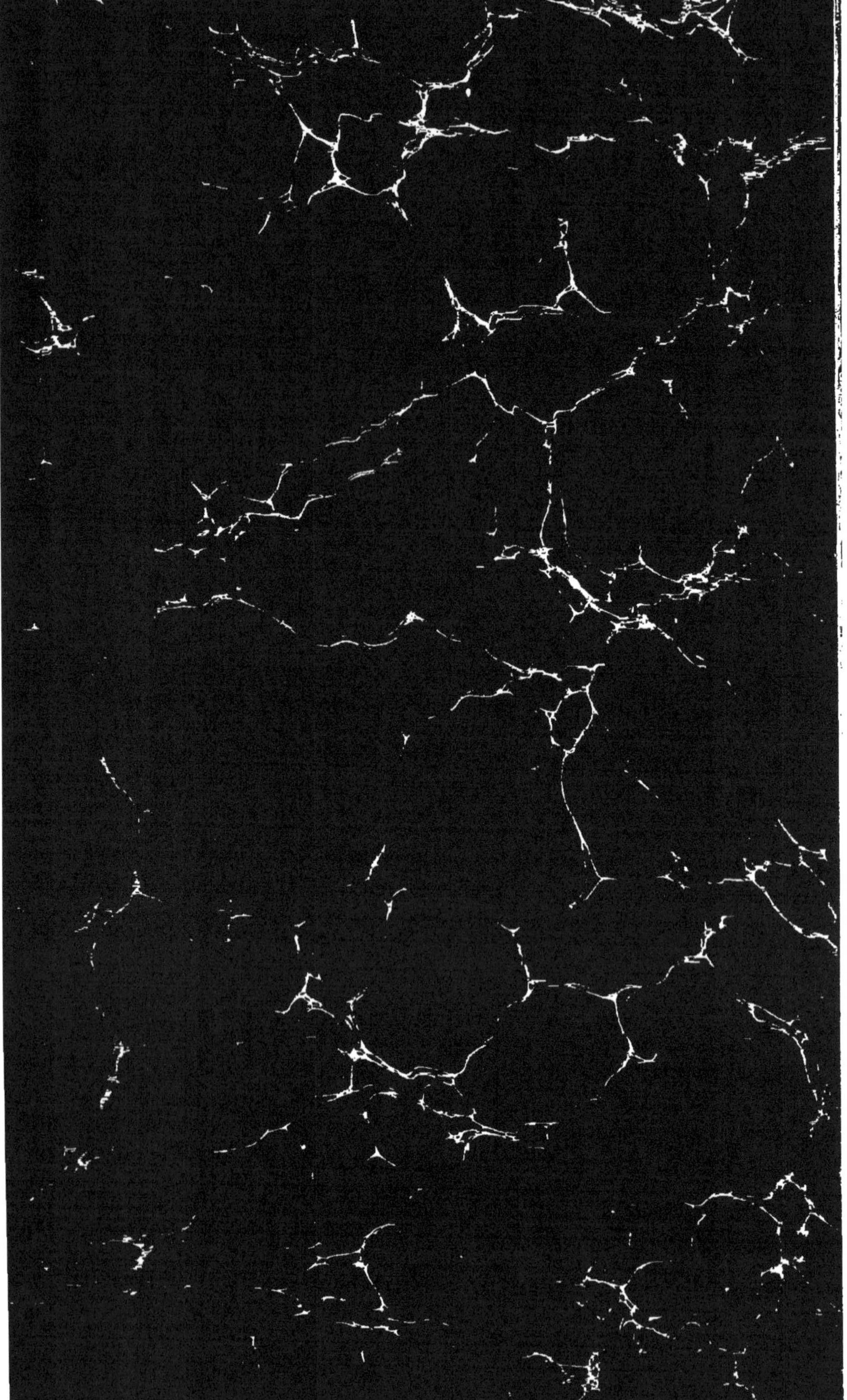

BIBLIOTHEQUE NATIONALE DE FRANCE
3 7531 00192741 8

www.ingramcontent.com/pod-product-compliance
Lightning Source LLC
Chambersburg PA
CBHW031607210326
41599CB00021B/3083
* 9 7 8 2 0 1 1 2 8 4 3 1 0 *